临床常见外科疾病诊疗与手术技巧

姚　磊　主编

中国纺织出版社有限公司

图书在版编目（CIP）数据

临床常见外科疾病诊疗与手术技巧/姚磊主编. --
北京：中国纺织出版社有限公司，2021.12
ISBN 978-7-5180-9238-3

Ⅰ. ①临… Ⅱ. ①姚… Ⅲ. ①外科—常见病—诊疗 ②
外科手术 Ⅳ. ①R6

中国版本图书馆 CIP 数据核字（2021）第 272969 号

责任编辑：樊雅莉 高文雅 责任校对：高 涵 责任印制：王艳丽

中国纺织出版社有限公司出版发行
地址：北京市朝阳区百子湾东里 A407 号楼 邮政编码：100124
销售电话：010—67004422 传真：010—87155801
http://www.c-textilep.com
中国纺织出版社天猫旗舰店
官方微博 http://weibo.com/2119887771
三河市宏盛印务有限公司印刷 各地新华书店经销
2021 年 12 月第 1 版第 1 次印刷
开本：787×1092 1/16 印张：14
字数：318 千字 定价：88.00 元

编 委 会

前　言

随着现代外科学在广度和深度方面的迅速发展，外科学在专业化发展的基础上，专业细化和亚专业的发展成为必然；同时，新技术的应用和新设备的开发，使诊疗方式和手段持续改进，新的诊疗方法层出不穷，推动了专业技术和诊疗理念向高精尖方向发展。特别是近年来，基础外科随着生物、物理、病理生理、免疫学等基础理论的深入研究，临床诊疗手段、治疗方法均有了显著发展，在外科领域内它们又相互渗透。鉴于临床外科的飞速发展，编者编写此书，希望为广大外科一线临床医务人员提供借鉴与帮助。

本书共分为七章，介绍外科常见疾病的临床诊断、手术技巧及进展，具体包括乳房疾病、胸部疾病、心脏疾病、胃肠疾病、肝疾病、泌尿生殖系统疾病以及运动系统疾病。对涉及的各种疾病均进行系统阐述，包括疾病的病理生理、病因、发病机制、临床表现、辅助检查方法、诊断标准、鉴别诊断方法、手术适应证与禁忌证、手术治疗方法与技巧、围手术期管理、手术并发症的防治、预后以及预防等，十分方便临床参考应用。

由于本书编者均身负外科临床治疗工作，故编写时间仓促，难免有错误及不足之处，恳请广大读者见谅，并给予批评指正，以更好地总结经验，达到共同进步的目的。

编　者

2021 年 12 月

目　　录

第一章　乳房疾病

第一节　急性乳腺炎

急性乳腺炎,是由病菌侵染而引起的乳房的急性炎症,通常出现于产后哺乳期的3~4周内,尤以初产妇多见。致病菌主要是金黄色葡萄球菌,少数是由链球菌引起。病菌通常由乳房破口或皲裂部进入,也可径直进入乳管,继而传播至乳房实质。一般来说,急性乳腺炎病程比较短,且预后很好,但如果处理不善,则会使病情进一步迁延,甚至可诱发全身性的化脓性感染。

一、病因和病理

1. 乳汁淤积

乳汁淤积有助于入侵病菌的生长。乳汁淤积的原因:乳房过小或内陷,妨碍喂奶,或者孕妇在生产前未能及早矫正乳房内陷;新生儿吸奶障碍;奶水太多,或排泄不完全,产妇无法把乳房里的奶水尽快排空;乳管不通或乳管自身炎症,或肿块以及外在的压力;内衣掉落的化纤物,也可能堵塞乳管而引起乳腺炎。

2. 病菌进入

急性乳腺炎的主要传染途径:①病原菌直接进入乳管,再上行到腺体小叶,腺体小叶中的乳汁潴留,使病菌更易于在局部生长,进而传播到乳房的实质并产生炎症反应;②金黄色葡萄球菌侵染时常常造成乳房脓肿,而感染则可沿乳房纤维间隙迅速扩散,最后造成多房性的脓肿;③病原菌直接从乳房表层的小损伤处、裂缝进入,沿淋巴管迅速扩散至腺体小叶以及小叶之间的脂肪细胞、纤维等组织,从而产生蜂窝织炎。其中金黄色葡萄球菌往往造成较深层的脓肿,而链球菌感染则往往造成弥漫性的蜂窝织炎。

二、临床表现

1. 急性单纯性乳腺炎

本病的初期阶段,常见乳房皮肤皲裂现象,哺乳时感到乳房上有蜇伤,并伴有奶水淤积不畅或乳房扪及小包块。继而胸部发生局部水肿、触痛,或患乳触及痛性硬块,边界不清,且质地略硬,逐步发展后可产生畏寒、高热、体温骤升、食欲欠佳、倦怠无力、感觉异常等身体表现。见图1-1。

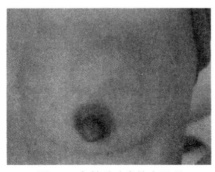

图1-1　急性乳腺炎的肉眼观

2.急性化脓性乳腺炎

患乳的局部区域肌肤红、肿、热、痛,并形成较明显的小结节,且触痛较强烈,患者出现寒战、高热、头痛、下肢无力、脉速等症状。此时在患侧腋窝下可发现肿大的淋巴结,有触痛,较重时可合并败血症。

3.脓肿形成

急性化脓性乳腺炎因处理措施不当或病变逐渐加剧,局部细胞组织出现坏死、液化,大小不等的感染性病灶彼此融合构成脓肿。较浅表的脓肿极易找到,但较深层的脓肿波动感并不强烈,且无法找到。脓肿的临床表现通常与脓肿部位的深度相关。部位较浅时,早期可有局部红肿、隆起,且皮温较高;而深部脓肿的早期局部表现常不明确,以局部疼痛和全身体征为重。在脓肿形成后,浅部可扪及有波动感。脓肿可以是单房性或多房性,可以先后或同时产生;浅部脓肿破溃后从肌肤的破溃口流出脓液,而深部脓肿也可通过乳房流出脓液,也可以进入乳房后空隙中的疏松组织,从而产生乳房后脓肿。当乳腺炎患者的症状表现不突出、对局部区域的处理效果也不突出时,就可以在痛点部位进行皮下穿刺,抽出脓即可确诊。见图1-2。

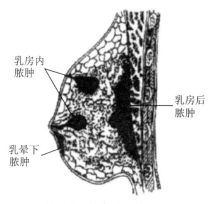

图 1-2　乳房脓肿的位置

三、辅助检查

血常规检查见白细胞明显增加,中性粒细胞百分比增加。影像学及超声检查可探及乳腺包块,形成脓肿可探及液性暗区。

四、诊断

急性乳腺炎大多出现在初产妇的哺乳期,起病迅速,早期时乳房内发生包块,有红、肿、热、痛,较重时可有畏寒、高热等全身中毒反应。病情如未得到及时控制,数天后可在局部形成脓肿,有波动感,穿刺可抽出脓液。

急性乳腺炎的包块注意与乳腺癌的肿块相鉴别。炎性乳腺癌患者乳房内可扪及肿块,皮肤红肿范围广,局部压痛及全身炎症反应轻,细胞学检查可资鉴别。

五、治疗

1.早期处理

注重休养,停止患侧乳房哺乳,并清洗乳头、乳晕,以刺激乳汁重新分泌(用吸乳器或吸吮),凡需要切开引流者则停止哺乳。局部热敷或用鱼石脂软膏外敷,应用头孢或青霉素类广谱抗生素预防感染。

2.术后处理

对有脓肿形成者,宜立即进行切开引流。对深层脓肿波动感不明显者,可先行B超探查,用针头反复穿刺定位后再继续进行切开引流。术后切口时可沿乳管方向做辐射状切口,以防止乳管破裂造成乳瘘,对乳晕附近的脓肿可沿乳晕做弧形切开引流。若有多个脓腔,则应适当分隔脓腔的间隙,适当引流,必要时也可做一对口或几个切口引流。而深层脓肿如乳房后脓肿,可于乳房下的皱褶部做弧形切开,从乳房后隙和胸肌筋层之间剥离,直通脓腔,可避免损伤乳管。见图1-3。

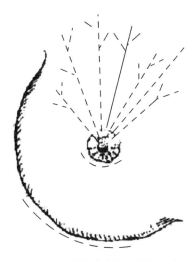

图 1-3 乳腺脓肿切开引流方向

(1)术后适应证:乳头附近以及乳房周边的炎性细胞硬块已开始变软或产生震荡感觉,且经B超检查有深部脓肿或脓液穿破乳腺纤维囊流入乳腺后的蜂窝组织内者,须及时切开引流。

(2)手术前的准备工作:使用广谱抗生素防治感染,并局部热敷以促使脓肿的局限化。

(3)麻醉方法及体位:多采取局部麻醉或硬膜外麻醉治疗,患者多采取仰卧位或侧位,有利于彻底引流。局部麻醉镇痛效果差,适于浅表的脓肿引流。

(4)手术操作:对乳头平面以上部位的脓肿多做圆形切口,也可做放射状切口;乳头平面下方的脓肿多做放射状切口,切口两端不超过脓肿的边界,否则可引起乳瘘;乳头或乳晕周围的脓肿多做沿乳晕的弧形切口;深部脓肿可做乳房皱襞下的胸部切口,引流畅通,瘢痕少。

针头穿刺,抽取脓液后在脓腔顶部切开,再适当剥离皮下组织,然后插入血管钳至脓腔,放出脓液。在刀口处伸入手指以分离脓腔间隔,将大小间隙充分打通后,清除分离的坏死组织。等渗生理盐水或过氧化氢清洗脓腔,凡士林纱布或橡皮片引流。如脓肿面积很大,且切口位置较高,则宜先在重力最佳部位再做切口,以便对口引流或置入引流管引流。

脓液做细胞培育,对于慢性乳房脓肿反复发作者应切取脓腔壁做病理检验,排除其他病变。

(5)术后管理:在伤口覆盖好消毒手术敷料后,使用宽胸带及乳罩将乳房托住以缓解下坠疼痛感,并继续给予抗生素等抗感染处理,以抑制感染直至患者体温正常;在术后第2天换用纱布敷料和引流物；若放置吸引管，可在每天换药时以等渗温生理盐水清洗脓腔；引流量慢慢下降，直至仅有少许分泌物时拔除吸引物；术后可用热敷及理疗，促使炎症吸收。

（6）注意：术后伤口要及时换药，并每1～2天更换一次敷料，以确保有效引流，并避免遗留脓腔、切口经久不愈以及闭合过早；创腔内用过氧化氢、生理盐水等清洗，排除的脓液要送细菌培养，确定是何种细菌感染，指导临床用药，哺乳期应该停止吮吸喂奶，用吸奶器定时吸尽乳汁；若有漏奶并自愿断奶者，可口服给药乙底酚5 mg，每天3次，3～5天；而对病毒感染严重、伴有全身中毒症状者，宜积极进行抑制病毒感染，并予以全身支持治疗。

六、乳腺炎的预防

避免乳头皲裂，乳头皲裂既容易导致乳汁淤积，也有机会因创伤而引起病菌感染。妊娠6个月之后，每天用毛巾蘸清水擦拭乳房。不要让孩子形成含乳头入睡的习惯。在哺乳后，用水冲洗乳房，并用细软的纱布衬于乳房与衣服之间，以防止擦伤。要积极处理乳头皮肤皲裂，防止出现并发症。轻微乳头破损但仍能哺乳，可于哺乳后局部涂敷10%复方苯甲酸酊或10%鱼肝油铋剂，并于下次哺乳前清洗掉。若重度乳房破损，在哺乳时痛感较严重，用吸乳器吸出乳汁后，用奶瓶哺喂孩子。对于乳房上的痂皮，不能强行撕净，用植物油涂布，待其软化，再慢慢撕掉。为了避免乳汁淤积，产后应该及时哺乳。哺乳前先热敷胸部可促使乳汁畅通。一旦产妇感觉胸部肿胀更要进行热敷，热敷后可用手指按捏胸部，提升乳房。若婴儿的吸吮力不够或因婴儿食量较小而乳汁分泌多，要用吸乳器吸尽乳汁。宜常做乳房自我按摩。产妇要培养自己按摩胸部的良好习惯。具体方法：一手用热手巾托住乳房，另一手置于乳房的最上方，以顺时针方向旋转按摩乳房。当乳房感觉胀痛，或是乳房上有硬块时，手法可以稍重一点。

第二节　乳腺结核

乳腺结核是乳房组织被结核杆菌感染所导致的乳房慢性特异性感染，多继发于肺结核、肠结核及肠系膜淋巴结结核，经血行方式传播于胸部，又或者由相邻的结核灶（肋骨、胸骨、胸膜或腋窝淋巴结病变等）经淋巴管逆行或直接传播所引起，但临床上较罕见。

一、病因和病理

乳腺结核多数是由别处的结核病灶血行转移或直接传播所引起，其主要传染机制包括：①通过接触传染，即结核菌经乳头或乳房皮肤创口的直接传染；②血行性传染，如通过肺中结节经血道传播；③邻近灶扩散，如肋骨、胸骨、胸膜结核等的扩散；④经淋巴道逆行播散，如同侧腋窝淋巴结、锁骨上淋巴结等逆行播散到乳腺。

二、诊断和鉴别诊断

乳腺结核早期诊断比较困难，常须经活检确诊。

此病大多发生在20～40岁女性，但病情发展较慢。初期限制在乳腺一处或多处，为小结节或硬块，不疼痛，但边界不明显，与皮下粘连后硬块完全液化形成寒性脓肿，破溃后形成单一或若干小窦道或溃疡，排出物较稀薄并伴豆渣样物。溃疡皮肤表面边缘多呈潜行性，以分泌物或涂片染色偶可发现抗酸菌;患侧腋窝、腹股沟淋巴结也可肿大;可伴低热、盗汗、红细胞沉降率加快;可伴有其他部位的结核杆菌感染。

乳腺结核和乳腺癌有时很难分辨,辨认要领如下:①乳腺癌患者的发病年龄比乳腺结核患者大;②除有乳腺包块之外,乳腺结核患者可见其他部位的结核感染;③乳腺结核患者乳腺皮肤无橘皮样改变;④乳腺结核患者病程长,局部皮肤有溃疡、坏死,甚至有窦道形成;⑤乳腺癌患者破溃后分泌物有恶臭,乳腺结核患者则无恶臭。

三、辅助检查

X线检查可发现肺部的结核灶;乳腺B超可探及乳腺包块,形成冷脓肿后可探及液性暗区,无特异性。乳腺细胞学及病理学检查可发现结核杆菌。见图1-4。

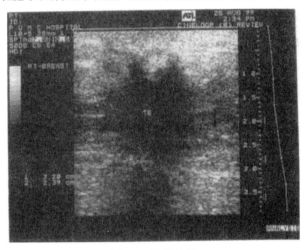

图1-4 乳腺结核

四、治疗

增强身体营养,注意休息,以及服用抗结核药治疗。病灶局限一处且范围小者,可做病灶局部区域整体摘除术或局部区域整体象限切除法;范围较大者,可做单纯性乳腺切除法;若患侧淋巴结肿大者也可一并摘除,术后标本常规送病理检查,一般应尽量避免切除乳房。有原发灶的患者,在治疗手术后仍要坚持抗结核药物治疗。

第三节 乳腺囊性增生病

乳腺囊性增生病,是女性常见的乳房病变。该病是由于乳腺小叶、小导管或末端导管细胞高度扩大而产生的囊肿,乳腺组成成分增生,在结构、数量及组织形态上表现出异常。由于乳腺囊性增生常和不典型增生共存,具有恶变的风险,应当视为癌前病变。

一、病因

该病的发生与卵巢内分泌的影响密切相关。早在1903年即有研究者证实给摘除卵巢的家鼠注入雌激素后,可形成乳腺囊性增生病。在人体,雌激素作用不但能够促使乳腺上皮细胞增生,而且能够引起腺管扩大,从而产生多囊体。但有研究却表明高泌乳素血症是乳腺囊性增生病的主要成因,国外学者研究绝经后的女性若患有乳腺囊性增生病,常不适合使用雌激素替代疗法。

二、病理

单侧或双侧乳房组织内有大小不等、软硬不均的囊样结节或肿块。囊肿大小不一,最大直径超过 5 cm,呈现灰白光或蓝光,称为蓝光圆顶囊或蓝顶囊肿。小囊肿则多见于大囊肿附近,直径仅 2 mm,有些只能在显微镜下看到。切开大囊肿可看到内含物多为清亮无色、浆液状褐黄色的液态,有时候为血性液态。其内富含蛋白质、激素(泌乳素、雌激素、雄激素、人绒毛膜促性腺激素、生长激素、卵泡刺激素等)、多糖、矿物质和胆固醇。切面如蜂窝样,囊壁较厚,或有小粒子状或乳突状瘤样物,向囊腔内凸出。

三、临床表现

1.乳房肿块

肿块可见于单侧乳房,也可见于双侧乳房,但以左侧乳房更为常见。肿块既可单发,也可多发,且形态不一,可以是单个结节,也可以为多个结节样。单个结节常呈小球状,界限不甚明显,能随意推动,有囊性感。较多结节者则常累及双乳或全乳,结节大小不等,囊体活动通常有限,但质地中等而有弹性,其中最大的囊体在靠近表面时常能触及囊性感。有的呈条索状绕乳管散布,直径多在 0.5~3 cm。

按照肿块所在的区域,可分成弥漫型(即肿块分布于全部乳腺内)、混杂型(即多种不同形状的肿块,如片状、结核状、条索状、颗粒状散在于全乳)。

2.乳房疼痛

多不明确,其与月经周期的关联也不紧密,但偶有多种形式的疼痛表现,如隐痛、刺痛、胸背痛和上肢疼痛等。有患者疼痛似针刺样,可累及肩部、上肢以及胸背。通常于经期到来之前显现,月经来潮后疼痛逐渐缓解或消失,临床经验显示有此改变者大多为良性。

3.乳房溢液

5%~15%的患者可有乳房溢液,常为自发性乳房排液。多表现为草黄色浆液、咖啡色浆液或血性溢液。一旦溢液呈浆液血性或血性,多提示乳管乳头状肿瘤。

四、诊断

患者症见乳房发胀疼痛,轻者为针刺样,可累及肩部、上肢以及胸背。查体在乳房内有散在的圆型结节,大小不等,质韧,往往有强烈触痛。结节与周边组织分界并不明显,不与皮下及胸肌相粘连,往往显示为界线不清的增厚区。病灶通常在乳房的中外上象限,也可累及全部乳腺组织。有的患者仅显示乳房内有溢液,常为咖啡色、浆液性或血性液体。依据病史、临床症状和体征所见,通常可作出诊断,若确诊困难可综合辅助检查。

五、辅助检查

1.细针抽取细胞学检测

乳腺囊性增生病的肿物大多呈多肿块性质,通过多点细针抽取细胞学检测,常可全面反映疾病性质。特别是疑为癌症的患者,能给出早期治疗建议,但最后诊断还应依靠病理组织活检。

2.乳房溢液细胞学检测

极少数病例有乳房溢液,常为浆液性、浆液血性。涂片检查能看到导管上皮细胞、红细胞、少许炎症细胞和脂类蛋白质等物质。

3.钼靶 X 线摄片

钼靶 X 线片上,病灶部位呈白棉花团或毛玻璃样,呈边界不清的密度增高影,结缔组织贯穿其间;囊性病变表现为不均匀增长阴影中的圆型透亮阴影。本病要与乳腺癌的肿块区分,前者无血运增加和毛刺等恶性病变征兆;若有钙化点则多散在,不像乳腺癌那么密集。

4.B超检测

B超显示增生部分呈不均匀低回声区和无肿块的高回声囊肿区。

5.近红外线乳腺扫描检测

本病在近红外线乳腺扫描显示屏上表现为散在的点、片状灰影以及条索状、云雾状灰影,血管组织扩大、增粗,在呈网状、分枝状等形态改变的基础上,出现蜂窝状的不均匀透光区。

6.磁共振造影(MRI)检查

典型的 MRI 表现是乳腺管道扩大,形状混乱,界限不明显,且扩大管道的信号硬度在 T_1 加权像上明显低于正常的腺体组织。病变一般呈对称性分布。

六、鉴别诊断

1.乳痛症

多见于 20～30 岁的青春期妇女,大龄未婚或已婚未育、发育较差的小乳房,双侧乳腺周期性胀痛,乳腺内硬块大多不突出或仅局限增厚或呈细小粒子状,称为细粒子状的小乳腺。

2.乳腺增生症

多见于 30～35 岁的妇女。乳房疼痛以及硬块多随经期的改变而呈现周期性变化,硬块多呈结节状或数个散在,大小比较均匀,无囊性感,通常无乳房溢液。

3.乳腺纤维腺瘤

多见于青少年女性,常呈无痛性硬块,且大多数为单发,也有个别为多发。肿块界限清楚,无触痛。但也有些乳腺囊状增生病可和乳腺纤维腺瘤共存而无法区分。

4.乳腺导管内乳头状瘤

多见于中年妇女。临床上常见乳房单侧溢液,肿块经常在乳晕处,压之有溢液。X 线及乳房导管造影提示充盈缺损。

5.乳腺癌

常见于中老年女性,多表现为乳房内无痛性硬块。肿块细针吸取细胞学检验,多可发现癌细胞。但乳腺囊性增生病伴不典型增生、癌变时,常与乳腺癌无法区分,须经病理活检诊断。

七、治疗

乳腺囊性增生病多数可用非手术治疗。

1.激素疗法

通过对激素水平的调节,达到治愈目的。常见的药物有黄体酮 5～10 mg/d,在月经来潮前的 5～10 天服药;丹他唑 200～400 mg/d,服用 2～6 个月;溴隐亭 5 mg/d,治疗周期为 3 个月。其中增生腺体病理检查雌激素受体呈阳性者,服用他莫昔芬(三苯氧胺)20 mg/d,2～3 个月。但激素不能长时间使用,以防引起月经紊乱等不良反应。绝经后局部疼痛明显者,可在经期到来之前服用甲睾酮,5 mg/次,每天 3 次,也可服用黄体酮,每天 5～10 mg,于经期前 7～10 天内服用。在近期使用维生素 E 治疗,也可减轻痛苦。

2.手术治疗

(1)手术目的:明确诊断,防止乳腺癌漏诊和延迟治疗。

(2)适应证:患者经用药处理后效果不显著,肿块增加、扩大、质地坚硬者;肿物针吸细胞学检查见导管内上皮细胞增生活跃,或有不典型增生者;年龄在 40 周岁以上,有乳腺癌家族史者,应首选手术疗法。

(3)手术方法选择:依据病灶范围大小、肿块多少,选择不同的手术方式。

1)单纯肿块切除术:对有癌症高发家族史者,以及肿块直径<3 cm 者,均可以行包括正常组织在内的肿块切除术。

2)乳房区域切除术:若病灶限于乳腺局部,且病灶结果显示有上皮细胞的高度增生、间变,患者年纪在 40 周岁以上者,可行乳房区域切除术。

3)乳房简单切除术:有高度的上皮细胞增生,且家庭中有同类患者,特别是一级以上亲属有乳腺癌,年龄在 45 周岁以上者,均应行乳房的简单切除术。

4)乳腺腺叶区段切除术。

麻醉方式及体位:局部直接浸润麻醉或硬膜外麻醉,仰卧位,患侧肩胛下垫小枕,患侧上肢外展 70°～80°,有利于显露病变部位。

手术切口:手术切口的长度取决于恶性肿瘤的部位和体积大小。乳腺上半部分肿块多采取弧形切口;乳腺下半部分肿块则多采取放射状切口;乳房下半部分位置较深的肿块,可在乳房下皱襞做弧形切口;当肿块和皮下有较紧的粘连时,应做梭形切口,以剪除黏附的皮下。

手术步骤:①消毒、铺无菌巾;②切开皮肤、皮下组织,确定肿块的范围;③组织钳夹持、牵拉肿块,用电刀或手术刀于距病灶两侧 0.5～1 cm 处梭形摘除乳腺组织;④彻底止血后,缝合乳腺创缘,减少残留死腔;缝合皮下组织及皮肤,覆盖敷料,加压包扎伤口。

注意事项:①梭形切除乳腺组织时,必须防止切入病变组织内;②创缘避免遗留死腔;③创口较大时可放置引流片引流。

5)全乳房切除术。

麻醉方式及体位:一般使用硬膜外麻醉或全麻,通常采取仰卧式,患侧肩胛下垫小枕头,以便于乳腺肿块的显露,患侧上躯外展 80°,固定于壁板上。

手术切口:选择以乳房为中心的梭形切口,或选择横切口或斜切口。横切口产生的瘢痕比较纤细,适合于乳房大且凹陷的患者,斜切口则便于术后创口的引流。

手术步骤:①消毒,铺无菌巾;②确定切口;③切开皮肤、皮下组织;④提起皮瓣边缘,沿皮下组织深面潜行锐性游离皮瓣,直到乳房边缘,如果是恶性肿瘤,则皮瓣内不残留脂肪,游离范围上起于第 2 或第 3 肋水平,下至第 6 或第 7 肋水平,内至胸骨缘,最外达腋前方;⑤自上而下,再由内而外把整个乳房和周围的脂肪组织,自胸大肌筋膜表面切断。若是恶性肿瘤,应该把胸部连同胸大肌筋层一起摘除;⑥创口止血后,冲洗创伤,再进行吸引,按层缝合创伤,覆盖敷料;⑦加压包扎伤口。

注意事项:①术后 2～3 天,当引流液体下降至 10 mL 以下时拔引流管,适当加压包扎;②隔天换药,术后 8～10 天拆线;③术后常规送病理检查。若为恶性肿瘤,则要行乳腺改良根治术,最迟不超过 2 周。

八、预防

乳腺囊性增生病与乳腺癌之间的因果关系尚不清楚,但流行病学调查研究表明乳腺囊性增生病患者以后出现乳腺癌的概率是一般人的 2～4 倍。由于乳腺囊性增生病为癌前病变,在确诊和治愈之后应予以严格的监测:每年 1 次的胸部检测;一年一次的乳腺 X 线摄片。对每个患者都制订全面的跟踪监控计划,在临床实践中,力求通过探讨更有实用价值的新诊断技术,增加对癌前病变恶性趋势的预测能力,以利于更早期查出乳腺癌。

第四节 乳腺导管内乳头状瘤

乳腺导管内乳头状瘤,是指发生于乳腺导管上皮的良性乳头状瘤,多出现在青春期后的女性,经产妇较多见,尤其是 40～50 岁的女性。一般按照其病灶的大小和出现的不同部位,可将它分成单发性-大导管内乳头状瘤和多发性-中、小导管内乳头状瘤 2 类。前者来自输乳管的壶腹部内,常为单发,常位于乳晕下部,恶变者比较罕见;后者则来自于乳房的末梢导管内,常为多发性,位于乳腺的周边区,此类较易发生恶变。该病恶变率达 10% 以上,被称为癌前病变,在临床上应充分注意。

一、病因和病理

导管内乳头状瘤,是发生在导管上皮内的良性乳头状瘤。按照病灶的大小以及产生的不同部位,可分成大导管内乳头状瘤(产生于输乳管壶部内)和多发性导管内乳头状瘤(多出现在中、小导管内)。该病的产生主要是由于雌激素过量刺激而引起的。

二、临床表现

导管内乳头状瘤以乳房溢液为重要的临床表现。本病病灶有所不同,临床表现也有所不同。

1. 单发性大导管内乳头状瘤

单发性大导管内乳头状瘤可于乳晕以下及乳晕外缘部位扪及到约有 1 cm 的条索状硬块,或扪及枣核大的乳腺结节。因肿块附近的大导管内积血、积液,按压硬块时即有血样、乳样及咖啡样排出物自乳头外流。该病常为间歇性的自觉溢液,或压迫、撞击后溢液。随着溢液排出,瘤体逐渐缩小,一般疼痛不显,但偶尔有疼痛、隐痛,恶变则较罕见。

2. 多发性中、小导管内乳头状瘤

多发性中、小导管内乳头状瘤来源于末梢导管,属于周围区,是由中、小导管内的腺体上皮细胞增殖而造成的。多在患侧外上象限有许多乳腺结节,呈串珠形,但界限不清,且质量不均,大部分有溢液表现,也有小部分无溢液者,溢液呈现血样、黄色水样或咖啡样。该病的恶变高达 10% 以上,被称为癌前病变。

三、诊断

本病临床表现为乳头溢浆液性或血性至咖啡色的液体,并呈现间歇或连续性,且行经期间量增多。部分患者在乳房周围可触及细小的球形肿物,性质较柔软,与皮下无粘连,手可推动。但该病确诊较难,要对硬块行针吸细胞学检查及活组织病变检查,方可确诊。

四、鉴别诊断

乳腺导管内乳头状瘤须与乳腺导管内乳头状癌和乳腺导管扩张综合症相区分。

1. 乳腺导管内乳头状瘤和乳腺导管内乳头状癌

二者均可表现自发性、无痛性乳房血性溢液,均可扪及乳晕处肿块,且在按压该硬块时可见自乳管开放处溢血性液。因为二者的临床和形态学特点均极为接近,因而对二者的鉴别判断十分困难。通常指出,乳腺导管内乳头状瘤的溢液既可为血性,也为浆液血性或浆液性;而乳头状癌的溢液则以血性者最为多见,且常为单侧单孔。乳头状瘤的肿块多处于乳晕区,质感柔软,肿块通常不超过 1 cm,同侧腋窝淋巴结均无明显肿大;而乳头状癌的肿块则多处于乳晕区外侧,质硬,表层不平滑,活动度较差,且容易与皮下粘连,肿块通常超过 1 cm,同侧腋窝可见明显肿大的淋巴结。乳腺导管造影表现为导管骤然停顿,断端成透明杯口样,近侧导管则呈现强烈扩大,往往为球形至卵圆状的充盈缺陷,而导管松软、光整者,常为导管内乳头状瘤;如断端不完整,近侧导管轻度扩大,弯曲,排列失调,充盈缺陷或彻底性堵塞,导管没有天然柔软度或变得坚硬等,则常为导管内癌。溢液涂片细胞学检验,乳头状癌可发现大量癌细胞。最后确立的标准则以病理检查结论为准,但同时宜做石蜡切片,防止由于冰冻切片的局限性而产生假阴性或假阳性结论。

2. 乳腺导管内乳头状瘤与乳腺导管扩大综合征

导管内乳头状瘤与导管扩大综合征的溢液期都可能以乳房溢液为重要表现,但导管扩大综合征常伴先天性乳房凹陷,且溢液口常为双侧多孔,性质可呈现水样、乳样、泥浆样、脓血性或血性;导管内乳头状瘤与导管扩大综合征的硬块期都出现乳晕下硬块,但后者的硬块常比前者为大,其下硬块形态不规则,但质硬韧,可与皮下粘连,常引起皮下红、肿、痛,后期更可引起溃破而流脓。导管扩大综合征中还出现患侧的腋窝淋巴结组织增厚、肌肉疼痛。乳腺导管造影提示导管突然断裂,或有规则的充盈缺损者,常为乳头状肿瘤;如粗大导管呈明显扩大,小导管粗细不一致,且没有通常规范的树枝状形态者,则大多为导管扩张综合征。必要时还可行肿块针吸细胞学检验以及活体组织病理检验。

五、治疗

乳腺导管内乳头状瘤最有效的办法就是手术治疗,而药物疗法一般也可以缓解症状。

该病的最主要诊断方式为手术诊断。术前一般均应行乳腺导管细胞造影检测,以确定疾病的特性和位置。术后宜做石蜡切片检查,但由于冰冻切片检测在鉴别乳腺导管内乳头状瘤与乳头状癌时最难,且二者经常易产生混乱,因而不能以冷冻切除的症状为恶性依据而行乳房治疗。如是单发的乳腺导管内乳头状瘤,术时将病灶的导管系统摘除即可;如是多发性的乳腺导管内乳头状瘤,由于其结构比较容易发生恶变,则宜行乳腺区段切除术,并将病灶导管以及附近的乳房组织逐一摘除。至于那些年龄在 50 岁以上、经造影检查显示为多发性的乳腺导管内乳头状瘤,或经病理检查后发现有导管内上皮增生活动或已有上皮的不典型性变化者,则宜行乳房单纯切除术,以免致癌。

1.术前准备

纤维乳管镜确定乳腺导管内乳头状瘤与乳头的距离、深度和在乳房皮肤的体表投影。

2.麻醉方法和通常体位

局部浸润麻醉治疗或硬膜外麻醉治疗,对病人通常采用仰卧位。

3.手术切口

由乳房根部向乳晕外方做放射状切口,也可沿乳晕外缘做一弧形切口。

4.手术步骤

(1)在手术前用乳管镜明确病灶部位,并在体表做好标志和手术切口的方案,必要时在病灶乳管中保留探头,并在乳头部寻找出血性液体溢口,将细软的探头涂上液体石蜡后,滴入0.2～0.5 mL 亚甲蓝,以作为进一步寻找病灶乳管的引导。

(2)消毒、铺巾。

(3)切开皮肤、皮下组织,用止血钳钝性剥离后,显露病变的乳管。

(4)分离、切除病变乳管。

(5)0 号丝线将残腔缝合,彻底止血后逐层缝合乳腺组织及皮肤,覆盖敷料,加压包扎。

5.病灶限定在某一区域内的乳腺囊性增生患者,可做乳腺区段的切除术

(1)病灶在乳腺上半部者,按病灶的长轴做圆弧切口或放射状切口,在乳腺下半部者,则做放射状切口或乳房下皱褶纹的圆弧切口。

(2)先切开皮肤和皮下组织,然后潜行剥离皮瓣,将肿块全面显露。

(3)在仔细检查并确定肿块的范围后,再于其中央位置放置一条极粗不吸水的导线,并用鼠齿钳夹以牵引。

(4)沿肿块的两侧,离病灶部 0.5～1 cm 做楔形切口,然后再于胸大肌筋膜前将肿块剪除。

(5)在完全止血后,用不吸收的丝线间断地缝合深乳腺组织创口,避免出现残腔,并逐层间断地缝合深浅筋膜、皮下组织和皮肤。如果较多渗血可置橡皮片或橡皮管吸引,加压包扎处理后,也可设置更多真空负压的吸引管。

6.病灶较广泛者,可行皮下乳房全切或乳房单纯性切除术

(1)以乳房为中线,于第 2～第 6 肋间,从外上到内下做一斜行梭形切口或以乳房为中线做横行梭形切口。

(2)正确选择切口时间,使乳腺尽可能向上提,并在乳晕下面用亚甲蓝液画一水平线;然后使胸部尽可能下位,并相应地在乳晕(肿瘤)上面划一条水平线。这两条线可随着病灶部位而左右移动,待乳房完全恢复原位后,则表示横行的梭形切口线。

(3)顺切口线切开皮肤、皮下脂肪组织,切断与否和范围决定了疾病的性质。

(4)分离区域起于第 2～第 3 肋,下至第 6～第 7 肋,内达胸骨旁,外抵腋前方。在单侧皮肤完全剥离后,用温盐水方纱填堵止血,然后再剥离另一侧皮肤。然后沿着胸部的上缘,围绕胸部基底边,止于胸大肌的筋膜缘。

(5)用组织钳牵拉胸部,用锐尖刀将完整胸部和周边脂肪组织在胸大肌筋层上切断。

(6)在乳房切除术后,先清创创口,以去除残余的血凝块、脱出的脂肪组织等,于切口最低位置或切口外侧方戳洞,放置有侧孔的吸引管或橡皮卷,妥善地紧固于皮肤上或用保险针紧固在吸引物上,以防脱位。

(7)按层缝合皮下组织与皮肤,切口用纱布垫并适当施压包扎。

7. 术后处理

(1)术后 2～3 天拔出引流物,乳房全切者要加压包扎 3～5 天。

(2)术后 7～9 天拆线。

(3)乳房完全切除术者易引起局部皮瓣组织发生坏死、皮下积液,解决办法为术后 24 小时复查创口,对积血者改善引流,若 48 小时后仍有积血者,则局部穿刺冲洗或置负压吸引管引流,适当加压包扎。

第二章　胸部疾病

第一节　肺癌

一、概述

外科治疗是肺癌多学科综合治疗的重要支柱,外科手术仍是可切除肺癌病例首选的治疗方式。手术治疗的基本原则是尽可能彻底地切除肺部原发肿瘤,以及相应引流区域的淋巴结,并尽可能保留健肺和发挥余肺的代偿功能,减少手术创伤,提高术后生存期和术后生活质量。大多肺癌病例接受外科手术治疗后应结合放疗、化疗及生物治疗等综合治疗。

肺外科的发展起自 1876 年 Hemwetz 描述了胸腔闭式引流,但直到 1930 年 Churchill 等才报道解剖肺门,分别处理肺动脉、静脉和支气管,对肺癌病例行肺叶切除术获得成功。1933年,Rinhoff 等报道了分别处理肺门方法的全肺切除术。20 世纪 50 年代以来,随着对胸腔生理、病理的深入了解及抗生素发展和麻醉的进步,肺切除术已成为肺癌治疗的主要方法,手术死亡率也逐渐下降。标准的肺叶、全肺切除术及支气管袖状肺叶切除术＋引流区域淋巴结清扫术是肺癌外科手术的主要术式。随着 CT、MRI、纵隔镜等新技术的广泛应用及外科手术技巧的提高,全肺切除的病例近年来已明显减少。20 世纪 50 年代以来肺癌治疗总的疗效没有明显提高,但近年来外科治疗的疗效有一定的提高。肺癌外科治疗疗效的提高,除了与早期诊断率提高,开展更多以手术为主的多学科综合治疗相关外,与肺癌手术方法的改进,手术适应证的合理化,充分保存和发挥余肺的代偿功能,注重降低手术创伤以提高术后生活质量有密切关系。

目前,胸部后外侧切口作为肺癌手术的标准术式为广大胸外科医生所接受。标准的后外侧切口长 20～30 cm,要切断背阔肌、前锯肌和斜方肌,必要时还要横断菱形肌和斜方肌,并要切除一根肋骨。这种切口对各年龄段和绝大部分的肺癌手术都提供了充分的手术视野,基本上满足绝大部分肺癌手术的需要,延续使用到现在。但这种切口切断胸壁多块大肌肉,出血多,开胸和关胸烦琐,时间长。手术后由于患者往往出现上肢上举困难,部分患者还会出现"冰冻肩"等后遗症。正是因为这种手术的破坏性较大,使一些年龄较大、肺功能差的患者不能耐受手术而失去了手术机会。

随着胸外科医生技术的不断提高,辅助手术器械的完善,麻醉技术的发展,尤其是选择性单肺通气技术的成熟,使微创治疗肺癌成为可能。现在肺癌的微创手术治疗主要包括两种方法:①电视胸腔镜外科手术(video-assisted thoracic surgery,VATS),简称胸腔镜;②微创肌肉非损伤性开胸术(muscle-sparing thoracotomy,MST)。与传统后外侧切口开胸的肺癌手术相比,肺癌微创手术在手术适应证、手术禁忌证、手术方法、手术并发症等方面均具有一定的优势。

二、手术条件

(一)手术适应证

所有 0 期、Ⅰ 期、Ⅱ 期和 ⅢA 期(不含 $T_4N_{1,2}M_0$)的非小细胞肺癌,只要没有手术禁忌证,都应采取手术治疗,也有学者对部分ⅢB期肺癌也施行扩大根治手术治疗。

传统后外侧切口开胸的肺癌手术对肺功能的要求如下。行肺叶切除术的要求:①最大通气量(MBC)占预计值应≥50%;②时间肺活量(FEV$_1$/FEV)≥50%,最低界限第1秒用力呼气量(FEV$_1$)≥1000 mL;③动脉氧分压(PaO$_2$)≥8.0 kPa(60 mmHg),动脉二氧化碳分压(PaCO$_2$)≤6.7 kPa(50 mmHg)。行全肺切除术的肺功能要求:①MBC≥70%,同时没有明显的阻塞性肺气肿;②FEV$_1$正常范围;③PaO$_2$≥10.6 kPa(80 mmHg),PaCO$_2$≤5.3 kPa(40 mmHg)。

对不符合以上标准的患者,应行进一步的肺弥散功能检查、静息状态下的血氧饱和度测定或(和)吸氧前后的动脉血气分析,以及同位素定量肺灌注扫描预测术后肺功能。

术后FEV$_1$预测值和肺一氧化碳弥散量(DLCO)预测值均>40%,血氧饱和度>90%者肺手术死亡率<10%,属于低危险性组,可考虑手术。

肺叶切除术后FEV$_1$(epoFEV$_1$)的计算公式为:epoFEV$_1$=preFEV$_1$×(19-拟切除的肺段数)/19;如果有阻塞的肺段,计算公式为:epoFEV$_1$=preFEV$_1$×(19-阻塞的肺段数-拟切除的没有阻塞肺段数)/(19-阻塞的肺段数)。

全肺切除术后FEV$_1$(epoFEV$_1$)的计算公式为:epoFEV$_1$=preFEV$_1$×(19-拟切除的肺段数)。

肺段分布为:右上叶3/右中叶2/右下叶5/左上叶3/左舌叶2/左下叶4(总计19段)。

术后FEV$_1$预测值和肺一氧化碳弥散量(DLCO)预测值均<40%者属于高危人群,不宜手术治疗。

3种试验值的其他任何组合属于肺功能临界人群,可考虑做最大氧耗量(VO$_{2max}$)运动试验。

VO$_{2max}$>15 mL/(kg·min)者可考虑肺叶或全肺切除,手术死亡率低于20%。

VO$_{2max}$<15 mL/(kg·min)者可考虑局限性切除(手术死亡率低于10%)或放疗/化疗(死亡率<1%)。

而近年来新出现各种肺癌微创手术的适应证有所放宽,使部分年龄较大、肺功能较差的患者获得了手术机会。各种肺癌微创手术对肺功能的具体要求,因术式不同而报道不一。

(二)手术禁忌证

肺癌外科手术禁忌证为以下10点。①胸外淋巴结转移,肺癌胸外淋巴结转移中约50%为锁骨上淋巴结受累,其余为腋下、颈部、腹膜后淋巴结转移;②远处转移,肺癌最常发生转移的器官通常依次为脑、肾上腺、骨、肝脏等,头颅MRI、上腹部CT或B超和同位素全身骨扫描应列为术前常规检查;③广泛肺门、纵隔淋巴结转移包绕肺动脉根部及对侧纵隔淋巴结转移;④胸膜广泛转移或心包腔内转移,前者术前往往出现血性胸腔积液,胸腔穿刺抽液找到肿瘤细胞即可明确诊断。国外有文献报道术前胸腔镜检查也有助于上述诊断。后者多出现心包积液,如心包积液穿刺找到肿瘤细胞,应为手术禁忌;⑤广泛或多个肺内转移,肺内转移癌应与肺内多原发性癌相区别,前者预后差,不宜行广泛性手术;⑥上腔静脉阻塞综合征,此征大多因肿瘤直接侵犯或压迫上腔静脉,或转移的纵隔淋巴结压迫上腔静脉;⑦喉返神经麻痹,大多为左侧喉返神经麻痹,常因肿瘤或转移的纵隔淋巴结直接侵犯喉返神经所致;⑧膈神经麻痹,此症状并非手术探查的绝对禁忌,但临床有膈神经麻痹时,一半患者已有远处转移;⑨气管镜检查发现有以下情况者剖胸探查应慎重考虑:气管隆突增宽、固定或溃疡形成;隆突受肿瘤侵犯；气管受肿瘤压迫；两侧主支气管均有肿瘤累及；⑩心、肺、肝、肾功能不全。

三、术式选择

适合手术的非小细胞肺癌，手术原则是肺叶切除＋系统的纵隔淋巴结清扫。肺切除术方式的选择取决于肿瘤部位、大小和肺功能。可选择如下方法。

（一）肺叶切除术

肺叶切除术是肺癌的首选手术方式，病变仅累及一叶肺或肺叶支气管是肺叶切除的适应证。标准的手术应包括肺叶切除＋三站淋巴结清扫，如肺上叶切除术需常规清扫支气管汇总区组及肺门淋巴结，右肺上叶切除还应清扫上纵隔奇静脉周围和气管旁淋巴结，左肺上叶切除应清扫主动脉弓下淋巴结；肺下叶或中下叶切除术除清扫支气管汇总区及肺门淋巴结外，还应清扫隆突下、肺下韧带组淋巴结及食管旁淋巴结。

（二）袖式肺叶切除术

袖式肺叶切除术主要用于肿瘤位于支气管开口部，为避免支气管切端被肿瘤累及而不能施行单纯肺叶切除术的患者。手术方式是切除病变肺叶并环形切除邻近的一段主支气管，将余肺肺叶支气管与主支气管近端行端端吻合，既减少了残端复发可能性，又避免了全肺切除术。袖式肺叶切除的淋巴结清扫要求与规范性肺叶切除相同。

（三）支气管伴肺动脉袖式肺叶切除术

此手术是在袖式肺叶切除术基础上，在横截面袖状部分切除受累的肺动脉，将余肺的肺动脉与肺动脉主干行端端吻合。由于"双袖"切除术肿瘤多数已属晚期，手术操作要求高，术后并发症率较高，故须严格掌握手术指征。

（四）全肺切除术

一侧全肺尤其是右全肺切除术后对心肺功能损伤甚大，手术并发症及围术期死亡率大大高于肺叶切除术，术侧残腔也是胸外科至今未能有效处理的问题。因此，要严格掌握全肺切除术的指征：①心、肺功能能耐受全肺切除术；②支气管镜检查和影像学检查均证实主支气管已被肿瘤浸润；③剖胸探查证实肿瘤累及肺动脉主干，无法行肺动脉部分切除术或部分肺动脉段袖状切除术；④肿瘤已累及全肺各个肺叶；⑤巨块性中央型肺癌。

（五）肺段或肺楔形切除术

对肺功能差，肿瘤位于肺周围的Ⅰ期（$T_1N_0M_0$）病变，可考虑行肺段或肺楔形切除术。国内外目前多采用直线切割吻合器完成上述手术。其突出的优点是操作快捷、大大节省手术时间。

近年来有解剖性肺段切除的报道认为肺段切除术对早期（Ⅰ期）肺癌患者而言，完全能达到根治的目的，因而有计划地应用这一术式。北美肺癌研究组（LCSG）1994 年报道了肺叶切除对局部切除的前瞻性研究结果，122 例肺叶切除与 82 例肺段切除在长期生存率、手术死亡率和长期的肺功能影响上，2 组之间差异无统计学意义。

2015 年 11 月 23 日，有研究准确描述并定义了周围型肺癌的术中冰冻病理诊断，同时以此提出了兼具微创、精准和疗效三位一体亚肺叶切除手术方式的精准指征。为解决长期存在于肺癌治疗领域亚肺叶切除术指征的争议做出了里程碑式的探索。

肺癌切除方式在近 1 个世纪，经历了从全肺切除术、肺叶切除术和亚肺叶切除术 3 次"由大至小"的历史性技术革命。其中肺叶切除术是当下公认的首选标准术式。在现实应用中，随着 CT 检测设备的灵敏性提高,肺癌患者病灶属于早期越来越多,传统的肺叶切除术对于这些患者创伤是否过大,较切除术范围小一些的亚肺叶切除术是否可以达到与传统术式一样的效果呢?该研究发现即使病灶≤2 cm 的周围型 I 期非小细胞肺癌,N_1 和 N_2 组淋巴结转移率分别为 5.3% 和 6.6%,揭示肿瘤大小并不是决定是否采用亚肺叶切除的精准指征。

为此,上述研究挑选自 2012 年起对来院治疗的 1650 例临床 I 期周围型肺癌患者,进行了基于精确病理诊断下的亚肺叶切除术疗效评估及预后影响的研究。

研究发现,把原位癌和微浸润性腺癌作为 A 组,浸润性腺癌为 B 组。A 组冰冻病理和术后蜡块病理诊断符合率为 95.95%。基于此精确病理诊断下的亚肺叶切除术可达到与传统手术相同的治疗效果。若术中病理检查提示为浸润性腺癌患者则须进行补充性的肺叶切除术和纵隔淋巴结清扫,而原位癌、微浸润性腺癌可行亚肺叶切除术,最大限度保留肺功能,减少术后并发症的发生率。

此研究成果具有里程碑式的意义,首先精确的术中冰冻病理诊断对于早期周围型肺癌患者手术方式的选择具有重要指导价值;其次,对于复发低危的周围型肺癌患者,行亚肺叶切除术可以在保证疗效的前提下,精确划定手术范围,将内部脏器的损伤降至最低,最大限度保留肺功能,提高手术安全性。

四、微创外科手术观念和技术在非小细胞肺癌治疗中的应用

在肺癌根治性切除术的原则下,减少手术创伤,提高术后生活质量是当今外科手术发展的指导思想。现在肺癌的微创手术治疗主要包括两种方法:①胸腔镜;②微创肌肉非损伤性开胸术。目前,上述方法均已应用于肺癌的外科治疗,并取得较为满意的效果。

(一)微创肌肉非损伤性开胸术

微创肌肉非损伤性开胸术治疗肺癌的手术方法为静脉复合麻醉,单腔或双腔气管插管。标准后外侧切口取侧卧位,侧胸壁切口,长 7~14 cm,充分游离背阔肌和前锯肌。向后牵拉背阔肌,沿前锯肌肌肉纤维方向钝性分离至肋间表面,选定目标肋间,沿目标肋骨的上缘进入胸腔。根据手术的不同和胸腔内操作的需要,目标肋间可以是第 3~第 7 肋间不同,开胸及关胸时间明显缩短。

微创肌肉非损伤性开胸术治疗肺癌应选择正确的切口和肋间入路:不论是肺叶切除还是全肺切除,最主要的是安全、正确地处理好肺血管和支气管。通过术前检查,对于肺癌的位置、大小、范围,胸壁或纵隔受侵、纵隔淋巴结转移等问题多有较明确的判断,分析手术的困难所在,切口的选择以方便处理肺门血管为准。对有胸壁受侵者,在选择好肋间入路的基础上,切口偏前或偏后些以靠近受侵犯的胸壁。

微创肌肉非损伤性开胸术治疗肺癌可获得满意的局部视野,麻醉双腔气管插管,选择性单肺通气,保证手术侧肺萎陷满意。手术的照明非常重要,单是无影灯是不够的,术者要带有头灯,这样可以没有盲区。

微创肌肉非损伤性开胸术治疗肺癌无论哪一肋间入路,均不影响纵隔淋巴结的清除,但是为了安全有效地清除淋巴结,要配有长柄电刀,对远离切口的出血点予以电凝或钳夹止血。

微创肌肉非损伤性开胸术治疗肺癌保持了背阔肌的完整,使患者术后疼痛减轻,上肢活动无明显受限,恢复时间快。正是由于这种微创切口的优点,到 20 世纪 90 年代国内外很多医生开展了这项技术,并和传统的后外侧切口进行了比较,证实其有很多优点。早期主要用

于肺良性病变的楔形切除、肺活检、肺大疱切除等。随着技术的进步和手术医生操作水平的提高,在国内外已广泛运用于肺部肿瘤手术。国外有报道这种技术辅助一定的康复计划,可以使肺叶切除的患者的住院天数降至1天。

（二）胸腔镜治疗肺癌

胸腔镜治疗肺癌的手术操作:于第6或第7肋间腋中线,置入套管用于胸腔镜摄像系统,于第7或第8肋间腋后线做一操作孔。沿第4肋间做5～7 cm的切口,并置入小号胸腔撑开器,用于放入残端闭合器和取出标本。胸腔镜器械用于胸内操作,按传统方式分离游离肺血管、支气管。闭合器钉合肺血管、支气管。肺癌患者常规清扫肺门和纵隔淋巴结。

胸腔镜治疗肺癌具有创伤小、恢复快、出血、输血少,对心肺功能损伤小,开、关胸时间短,术后并发症少,很符合现代微创外科技术要求。

然而,VATS也存在不足,主要表现为:①适应证尚窄,由于技术和设备受限,尚不能进行特别复杂的手术;②费用较高;③目前VATS仅限于对一些肺癌早期或高龄低肺功能患者的治疗;④手术的安全性问题,也为部分人所担心。这主要与操作技术和经验有关,若遇大出血,胸腔镜下缺少及时有效的控制方法。所以,术中要常备开胸包,以便需要时及时中转开胸手术。对于胸腔内严重或致密粘连者;瘤体大,位于肺门区,解剖有困难者;肺癌跨叶,肺门、纵隔或隆突下淋巴结肿大需要广泛清除者;肺叶间裂分裂很差者;镜下出血难以控制者应中转开胸手术。

有些学者对胸腔镜下进行系统的淋巴结清扫提出质疑,认为很难达到肿瘤学意义上的彻底性。但有报道认为胸腔镜下淋巴结清扫是可行的,笔者认为胸腔镜下,清除纵隔淋巴结是可行的。有学者认为在胸腔镜下可疑淋巴结须送冰冻切片检查,若出现组织学阳性结果,无论手术进行至哪一阶段,均转为开胸手术,胸腔镜肺叶切除术仅适用于Ⅰ期肺癌患者。MST下不但可以切除原发病灶,而且可以系统清除各组纵隔淋巴结,这已被绝大多数的国外学者所接受。上述两种微创手术均不影响纵隔淋巴结的清扫,通过减少手术创伤可提高患者术后生活质量,而且为部分高龄、肺功能差、无法耐受传统开胸术的患者创造了接受根治性手术的机会。

VATS治疗肺癌的生存率:有报道VATS对Ⅰ期肺癌治疗5年生存率为87.7%;而Kaseta报道VAST对Ⅰ期肺癌治疗5年生存率高达97%;1988年,McKenna对298例Ⅰ～Ⅲ期(主要是Ⅰ期)行VATS肺叶切除术＋淋巴结清扫的肺癌患者进行随访研究,发现其4年生存率为70%,与开胸肺叶切除术相近。

2009年,Yan等对VATS肺叶切除术的临床研究进行了Meta分析,在纳入分析的21项临床研究中包括两项随机对照研究和19项非随机对照研究,共计2641例患者。Meta分析显示:VATS肺叶切除术与开放性肺叶切除术在术后心律失常、肺残面漏气、肺炎、围术期死亡率、术后局部复发率方面没有显著差异,而在远处转移率和5年生存率方面则显示VATS肺叶切除术优于开放性肺叶切除术。

微创这一概念已深入到外科手术的各种领域,其主要优势是在减少手术损伤的同时实现更好的治疗效果。而手术创伤主要有三个来源:一是看得见的切口创伤;二是看不见的脏器损伤;三是全身系统性影响。

在相当长的一段时间内,微创治疗理念仅局限于"小切口"和"少打洞"的腔镜技术层面,在他看来这是肺癌微创1.0初始阶段。2.0时代则是在腔镜技术下,对应该切除的病变组织完整切除,同时最大程度保留正常肺组织。"真正的肺癌微创应该是一种运用腔镜技术、由多学科共同参与其中,全方位考虑微创技术对于全身的影响,不能为了微创,而刻意追求少打洞而延长手术时间,对患者的全身产生生理影响。"陈海泉教授将此定义为肺癌微创"3.0时代"。

五、肺癌外科手术方法和操作新进展

近年来,随着科学技术的不断发展,各种新型手术材料、手术器械及新型手术辅助设备广泛应用于临床。这些技术设备的应用提高了肺癌手术的安全性、切除的彻底性,并减少了手术创伤和并发症。

(一)支气管、血管闭合器的应用

一次性支气管、血管闭合器有用于传统开胸手术(TA)和专用于微创开胸以及胸腔镜手术(Endo-TA)的两种类型,其操作方便可靠,可缩短手术时间,减少手术创伤,有时在直视下难以满意显露的血管、支气管可借助上述器械满意完成手术操作。这类器械在微创手术中已显示其优越性。

(二)直线切割吻合器的应用

肺癌患者如伴有慢性支气管炎、肺气肿或肺裂发育不全者,分离叶间裂后断面的漏气可造成严重的并发症,既往采用缝合断面的方法因肺质地疏松可造成针眼漏气。使用直线切割吻合器一次关闭切割,因其切割面有3排钉铰锁关闭残端,且能一次完成断面切割和关闭,从而大大减少断面漏气。

(三)术前病灶定位技术

由于早期的周围型肺癌可能表现为肺部的小结节病灶(或磨玻璃样影),依靠影像学资料往往很难与肺部良性病变(如特异性或非特异性炎症)以及转移灶相鉴别,而此类病灶在胸腔镜下探查时可能较难准确定位(有时甚至须开胸探查),增加手术难度和手术时间,有时甚至找不到病灶,因此,必要时可在局麻下 CT 引导留置 Hookwire 带钩定位针,以协助胸腔镜下此类病灶的准确定位,复旦大学附属肿瘤医院 2008 年 4 月~2009 年 12 月已完成 72 例 CT 引导留置 Hookwire 带钩定位针辅助胸腔镜手术,定位准确率高,安全有效,临床效果相当满意。

六、术后并发症及处理

(一)胸内出血

往往是因为手术时胸膜粘连紧密、止血不彻底或血管结扎线脱落所致。如每小时胸腔引流量超过 200 mL,并伴有失血性休克征象,应考虑剖胸止血。

(二)肺不张

术后肺不张主要应注重预防,如双腔气管插管防止术中呼吸道分泌物流入对侧呼吸道,术毕拔除气管插管前充分吸痰,术中减少肺断面漏气等。采用胸腔镜或微创肌肉非损伤性开胸术治疗肺癌术后 6 小时患者即能恢复有效的咳嗽,也使肺不张发生率大大下降。

(三)支气管胸膜瘘

目前,肺切除术后早期支气管残端瘘已少见,常发生在术后第5~第7天,多见于病灶累及支气管残端或切除病变范围广泛造成残端缝合后张力过大或术前曾接受新辅助放/化疗的患者。

(四)术后早期肺功能不全

多发生于术前肺功能不良或切除肺超过术前估计范围的患者。对肺功能不良的患者,应用呼吸机支持辅助呼吸,帮助患者渡过手术,一般术后第5～第7天即可停用呼吸机。对年老体弱者,术后早期帮助患者咳嗽,及时用纤维支气管镜吸痰,甚至术后可能要进行数次吸痰,方可使患者恢复。

七、经气管镜超声引导针吸活检术诊断纵隔淋巴结的应用

经气管镜超声引导下针吸活检术(Endobronchial ultrasound-guided transbronchial nee-dle aspiration,EBUS-TBNA)是近年来应用于临床的新技术之一。其临床应用范围主要包括:①肺癌淋巴结分期;②肺内占位诊断;③肺门或纵隔淋巴结并诊断;④纵隔肿瘤诊断。与传统的经支气管针吸活检术(transbronchial needle aspiration,TBNA)相比,EBUS-TBNA 保留了 TBNA 技术操作简单、微创、涉及纵隔淋巴结区域广、可重复强的优势。同时,由于具有实时超声图像显示的功能,使得穿刺的定位更加准确,大大提高了穿刺的准确率及安全性。复旦大学附属肿瘤医院2009年4月～2009年12月已完成102例 EBUS-TBNA,总体灵敏度(84.62%)和特异性(100%)。对纵隔良性病变如结节病的判断也有较高的准确率及灵敏度,取得的组织标本已经可以应用于除常规病理外的免疫组织化学甚至 *EGFR* 基因突变的研究,这对于恶性肿瘤患者获得个体化的治疗机会至关重要。EBUS-TBNA 具有操作简单、微创、涉及纵隔淋巴结区域广、可重复强的优势。已经被认为是目前最具有发展前景的诊断项目之一。

总之,胸腔镜手术和微创肌肉非损伤性开胸术都是微创治疗肺癌的新技术,这两种方法应用于肺癌手术是安全可行的。胸腔镜手术比较适合于较早期的选择性患者,微创肌肉非损伤性开胸术可满足完成各种肺癌手术的需要。随着一些新理论、新技术不断的发现和在肺癌外科中的应用,肺癌外科治疗获得了长足的发展。然而,肺癌外科治疗的总治愈率、术后5年生存率仍不尽人意,有待提高。目前,外科治疗的肺癌大部分属中、晚期,为能使更多的早期肺癌获得早期手术机会,须在各级医务人员和患者中加强肺癌基础知识的宣传和普及。

第二节 脓胸

一、概述

脓胸(empyema)就是化脓性感染导致的胸膜腔积液。可分为单侧或双侧,局限性或全脓胸。胸内或胸外感染均可侵入正常无菌胸膜腔引起积脓。当细菌的数量大且毒力较强,突破宿主的防御系统时,可发生感染。最常见病因为肺部炎症继发感染,约占50%以上;其次为医源性病变,如术后并发症或各种诊断或治疗,如胸腔穿刺、经皮活检等,约占25%;其他为外伤性和腹部感染等。脓胸可发生在任何年龄。一旦患者发生消耗性病变,如恶性肿瘤、糖尿病、免疫功能或心肺功能减退,或高龄患者,病死率较高,近20%。常见菌种随疾病及抗生素的应用而改变,青霉素问世前以溶血性链球菌和肺炎链球菌多见,20世纪60年代耐药的金黄色葡萄球菌流行,80年代起对广谱高效抗生素也耐药的肠道菌、大肠埃希菌、变形杆菌和铜绿假单胞菌、厌氧菌、真菌等不断增多。

二、病理机制

致病菌侵入胸腔的途径：①直接污染，如肺脓肿、胸壁感染、创伤、胸腔穿刺或剖胸手术等；②局部感染灶的持续性扩散，如肺炎，颈深部、纵隔或上腹部脓肿等引起脓胸；③继发于脓毒血症或败血症；④血胸、血气胸患者继发感染；⑤支气管胸膜瘘、食管癌术后吻合口漏、食管自发破裂等。按病程发展过程美国胸科协会将脓胸形成的过程分为 3 个时期，即急性渗出期、亚急性纤维脓性期和慢性机化期。各期出现不同的病理生理变化和临床症状。

(一)急性渗出期

胸膜明显肿胀并有稀薄的渗出液。纤维蛋白沉积在肺的表面。肺和胸部感染均可引起胸膜腔的局部炎性反应，干扰胸腔积液的正常平衡，引起渗出性积液，抽出的胸腔积液稀薄、呈黄色，比重>1.018，蛋白质含量>2.5 g/100 mL，葡萄糖含量>40 mg/100 mL，pH>7.20，LDH<1000 IU/L，白细胞计数>$0.5×10^9$/L(500/mm³)，少量多形核，培养常无细菌。临床出现发热、咳嗽、胸痛或伴气促。胸腔积液量多时胸壁膨隆，叩诊呈浊音，呼吸音轻。胸部 X线片检查见胸膜腔积液。早期积极抗炎或抽液治疗，胸腔积液消退，被压缩肺可复张。

(二)亚急性纤维脓性期

有大量的纤维蛋白沉积在肺的表面，壁层胸膜较脏层胸膜表面更多。炎症持续数天后，细菌繁殖，炎症加剧，胸膜腔纤维素沉着引起早期包裹性脓胸。胸腔积液黏稠、浑浊，其中蛋白质含量>3 g/100 mL，葡萄糖<40 mg/100 mL，pH<7.20，LDH>1000 IU/L，培养细菌生长，临床仍有发热、咳嗽、气促等感染症状，此时胸膜腔纤维素沉积，引起粘连与包裹肺表面，即使抗感染与引流，也难以使全肺扩张、消灭脓腔，病情转入慢性阶段。

(三)慢性机化期

4～6 周后，由于延迟治疗或引流不畅，脓液稠厚呈胶冻状，静置 24 小时以上分层明显，沉淀物占 75%以上，胸膜表面长入成纤维细胞形成无弹性增厚纤维板，包裹肺表面，阻碍肺的扩张，患侧胸壁塌陷，肋间收缩变窄，患者慢性病容，消瘦、乏力、贫血、气短等，X 线片示胸膜增厚现象，时有小腔或包裹性积液，肋间隙变窄、脊柱侧弯，不治疗脓胸可腐蚀邻近组织，如溃穿胸壁称自溃性脓胸，或进一步机化造成纤维胸。如果患者突然出现脓痰，则提示形成了支气管胸膜瘘，脓液自发引流至支气管。

上述临床病理的分期是互有相应发展的过程，并无明显分界线，但可作为不同病变阶段的治疗参考，特别是根据细菌菌种、胸膜腔内脓液和形成包裹性积液或脓腔来选择手术治疗方法，治疗脓胸的指征是根据脓胸的病期，仔细估计治疗效果(如脓胸引流是否充分有效、脓腔感染控制程度等)，调整手术治疗方案。

三、急性脓胸

(一)临床表现

由于脓胸的症状与病因及分期、胸膜腔内脓液的多少、患者防御机制的状态以及致病菌毒力的大小有关，临床表现可以相差很大，有的很轻微，也有的很严重。急性脓胸的症状、体征与原发病有关，大多数脓胸继发于肺炎，常有高热、心率加快、呼吸急促、胸痛、食欲缺乏、全身乏力等症状。体征多为患侧胸廓饱满、肋间隙增宽、叩诊呈浊音、呼吸音减弱或消失，部分患者可有胸膜摩擦感。

X 线检查提示胸腔内可见积液，大量胸腔积液可见纵隔向健侧移位，若伴有积气，可见有气液平面,一般建议做 CT 检查,一方面可以见到胸腔积液,另一方面可以见到有无肺内病变及肺部病变情况。超声检查能明确病变的范围和准确定位,有助于脓胸的诊断和穿刺。胸腔穿刺抽得脓液可明确诊断脓胸。

（二）诊断

诊断脓胸要依据临床表现,如白细胞增多、典型的 X 线表现,在一些急性病出现相关的胸腔积液时,就要考虑脓胸的可能。胸腔穿刺抽得脓液可明确诊断,抽得脓液首先观察其外观性状、质地稀稠、气味,其次做涂片镜检、细菌培养及药敏试验,以指导临床用药。脓液的性质可因致病菌的不同而异,肺炎球菌感染产生的脓液稠厚,含有较多的纤维素,容易形成广泛粘连。溶血性链球菌感染产生的脓液稀薄,含有少量纤维素,胸膜粘连较轻,不易局限。葡萄球菌感染产生的脓液稠如糊状,含有大量纤维素,胸膜粘连较快而重,有时容易形成多房性脓胸。大肠埃希菌感染产生的脓液稀薄,有粪臭味,胸膜粘连较轻,不易局限。

（三）治疗

早期急性脓胸的治疗原则:控制原发感染、选择敏感抗生素、引流、支持治疗。

1.胸膜腔穿刺术

目的包括明确诊断,抽除积液促进肺扩张和注入药物杀菌或冲洗治疗。穿刺点定位按体征、胸部后前位、侧位 X 线片,CT 和超声检查确定。患者取坐位或半卧位,局部消毒铺巾,左手指尖定准肋间隙,右手持针筒细针注麻醉药,沿肋骨上缘边进针边抽气及注麻醉药,达胸膜腔可抽出积液,改用连有皮管的长针再刺入胸膜腔行抽液,初次抽液 400～600 mL,不宜过快,患者如主诉疼痛、咳嗽、出汗、苍白和胸闷气短应立即出针,平卧,必要时皮下注射肾上腺素。术毕拔针后纱布覆盖穿刺点。为避免反复穿刺、便于冲洗,用中心静脉导管穿刺包进行穿刺,并留置接引流袋,一方面可以充分引流,另一方面可以进行冲洗,大部分急性期患者可以通过此方法治愈。

2.胸膜腔闭式引流术

适用于胸腔积液量大者,穿刺困难且不能控制毒血症者,小儿多次胸腔穿刺难以配合者,有支气管胸膜瘘者等。定位同前,局部消毒铺巾后,于置管处穿刺局部麻醉达胸膜,抽到脓液时退针,沿肋骨上缘做 2～3 cm 的长切口,用血管钳分离皮下组织直达胸膜腔,以血管钳夹住引流管尖端送入胸腔,然后退出血管钳,引流管末端接水封瓶,证实引流通畅后,缝合切口及固定皮管;如有套管穿刺针设备可使置管更方便。另外胸腔闭式引流可以接负压吸引,便于充分引流(图 2-1)。

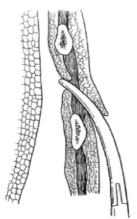

图 2-1　胸腔闭式引流术

用弯 Kelly 钳斜向上方进行分离,钝性分离肋间肌肉。注意要从肋骨上缘斜向上方进行分离,使通道从下向上进入胸腔。

3.封闭引流抗生素冲洗

脓胸腔置高位及低位两根胸管,用 0.9% 的氯化钠进行冲洗,高位管流入,由低位引流管引流,可持续冲洗,如患者冲洗后有高钠血症,可以用蒸馏水冲洗,部分患者可以根据药敏试验结果选用合适的抗生素冲洗,也适用于全肺切除后(无支气管胸膜瘘)脓胸的治疗。采用高位留置深静脉导管,持续 24 小时冲洗直至引流液颜色澄清无浑浊,细菌培养呈阴性后再拔管。

4.纤溶酶治疗

适用于脓液稠厚、引流不畅者。嘱已置管闭式引流患者侧卧,患侧向上,由胸管注药,夹管 4~6 小时。一次用量为尿激酶 10 万~50 万 IU,加入 100 mL 生理盐水中。

5.脓胸早期清创术

适用于全身情况良好、儿童、尚未形成纤维板时的脓胸。做后外侧剖胸切口,肋间进胸,清除纤维素、脓苔及薄层纤维膜,反复冲洗,使肺充分复张,然后置胸管引流。对成人也可借助胸腔镜进行,可避免开胸手术创伤。

6.胸腔镜手术

自从 1992 年起我国各地开展胸腔镜外科手术后,在处理脓胸疾病方面也取得成功。用胸腔镜手术治疗脓胸,可以在直视下进行脓胸的清创和早期胸膜纤维板剥脱术,因此适用于急性脓胸的外科治疗。手术在全麻双腔气管插管麻醉下进行,用胸腔镜技术可以探查脓胸的范围,寻找病因,明确治疗失败的原因,确定肺膨胀程度;打通脓腔分隔,清除胸腔内异物,剥离肺纤维板,反复冲洗脓腔后使肺复张,促进脓胸的痊愈。由于胸腔镜手术创伤小,及早清除感染的脓液与纤维脓性物质,并反复冲洗使肺能充分扩张,消灭脓腔,术后炎症控制较好,患者恢复快而治愈率高。

一般认为,胸腔镜手术适用于引流不畅、脓液稠厚的全脓胸及包裹性脓胸(脓腔呈多房性,穿刺抽脓不顺利,引流不畅)。对于病程长、胸腔广泛粘连、纤维板钙化的患者,因其手术术野不佳、暴露操作困难,不宜使用胸腔镜。脓胸的胸腔镜手术时间以发病 2~4 周为宜,否则会因为急性脓胸的肺纤维板明显增厚、粘连紧密而不宜行电视胸腔镜手术,需要开胸手术治疗。患者病程不宜超过 4 周,因为这一时间内,一般没有纤维板形成,或者纤维板薄而容易剥脱,不易损伤肺组织,出血较少。本式式对外伤性血胸合并感染引起的早期慢性脓胸效果尤其显著。而机化期的脓胸主张开胸手术和纤维板剥脱术。胸腔镜下纤维板剥脱术与开胸手术效果相当,疼痛更轻,患者更容易接受。胸腔镜手术的主要并发症有肺损伤、长期漏气、中转开胸、术中术后出血等。

7.手术注意点

术前需行超声检查或 CT 扫描确定脓腔范围,利于胸腔镜戳孔位置的选择;置入胸腔镜前需手指伸入切口内探查有无粘连;要求吸尽所有脓性物质,充分切除粘连和分隔,清除肺表面的纤维素时让肺间断充气将使操作更为方便;对于较薄的纤维板可用一纱布反复于肺表面摩擦。术后引流管的放置须在直视下选择位置最低点,如渗血不多,应早日接负压吸引,便于肺复张。电视胸腔镜有时需要扩大切口(3~6 cm)以便进行某些器械操作,称为电视胸腔镜辅助小切口手术。该手术主要用于有早期较薄纤维板形成的患者,术中才发现已有纤维板形成,其特点是小切口辅助下非常容易剥离。如果胸腔镜剥离困难,应及时转开胸手术,避免造成较大面积的肺损伤和大量出血。胸腔镜手术所致的肺功能损伤小,术后呼吸功能恢复较传统开胸手术好,因而对老年人和肺功能欠佳者的临床意义更大。

四、慢性脓胸

慢性脓胸是胸外科的难治之症,伴有气管、支气管或食管胸膜瘘时,不仅病情复杂,也使手术治疗难度增加,目前已认识到手术治疗慢性脓胸成功的关键在于控制感染、闭合脓腔。

(一)病因

慢性脓胸的病因有:①急性脓胸就诊过迟,未及时治疗,逐渐进入慢性期;②急性脓胸处理不当,如引流太迟、引流管拔除过早、引流不通畅;③脓腔内有异物存留;④合并支气管或食管瘘而未及时处理,或胸膜腔毗邻的慢性感染控制不佳;⑤有特殊病原菌存在,如结核菌、放线菌等慢性炎症所致的纤维层增厚、肺膨胀不全,使脓腔长期不愈。

(二)临床表现

以往慢性脓胸患者可出现消瘦、贫血、低蛋白血症等症状,但随着生活条件的改善,特别是外伤性血胸后发生的脓胸,患者的症状不明显。体征有患侧肋间隙变窄、胸廓内陷,叩诊呈实音,呼吸音低或消失。

X线及CT检查可见肋间隙变窄、胸膜增厚、胸膜钙化的程度,注意胸膜的厚度,以及脓腔的位置、大小、形状、有无分房,肺萎陷的程度。

(三)诊断

根据患者的症状、体征、X线和CT检查以及胸腔穿刺抽出脓液可明确诊断。伴有支气管胸膜瘘患者咳出痰液与胸腔穿刺抽出脓液相同,向脓腔内注入亚甲蓝,患者咳出蓝色痰液可明确诊断。

(四)治疗

慢性脓胸的治疗原则为:全身支持治疗,控制感染,消灭致病原因和脓腔,促进肺复张。消灭脓腔,目前仍以手术治疗为主。

1.控制感染

应包括合理应用感染细菌敏感的抗结核药或抗生素,以及加强脓腔的引流措施。近年来,这两方面的研究都有新的进展。如脓液的培养技术不断提高,临床标本与环境标本分离革兰阴性细菌敏感度比较,前者普遍低于后者。其中临床常用氨苄西林、羧苄西林、庆大霉素等的敏感度明显降低。这可能与革兰阴性细菌在患者体内多次应用上述药物以致诱导耐药性有关。而慢性脓胸的感染菌也以革兰阴性杆菌和金黄色葡萄球菌为多见,再加上目前发现在医院中获得性细菌也能产生自然或来自继发性的药物耐药性,为此,临床上应用抗生素,应经常进行药敏试验,以调整敏感抗生素,同时主张加强综合治疗以提高患者的免疫功能,有效控制感染。

2.封闭引流

加强脓胸引流是控制感染的重要措施,若封闭引流治疗早期脓胸时,引流出脓液 pH <7.0,胸腔积液24小时沉淀>70%,糖含量低于400 mg/L,即使为浑浊液尚未成为脓液时,提示单用抗生素或自行吸收的可能性甚小,应考虑开放引流。因为脓胸起病后7~10天,胸腔中成纤维生长纤维素沉着机化,4~6周时已可形成纤维板胸膜壁层,也可包裹肺组织形成难以吸收的增厚纤维板影响肺功能,有人主张脓胸经3天以上引流后未见好转,应做开放引流,这是治疗慢性脓胸的关键。一般单纯性脓胸经过上述两项治疗措施至少有70%以上的患者能取得疗效。对于另1/3慢性脓胸患者可改善全身情况,创造根治手术治疗的条件,如闭合脓腔的手术、胸膜纤维板剥脱术可使被纤维板包裹的肺组织重新获得再复张而恢复肺功能。若有支气管胸膜瘘,除修补外再做胸壁肌瓣移植用作填充残腔都可取得一定疗效,这两种手术都已在20世纪80年代成为慢性脓胸手术治疗的传统性方法。

3.开放引流

(1)手术方式:①切除部分肋骨开放粗管引流;②胸廓开窗术;③局限性脓胸廓清术(小切口脓胸廓清)。

(2)手术指征:①小儿金黄色葡萄球菌脓胸;②多房式或复杂性慢性脓胸,一般情况差,难以忍受根治性手术。

(3)术前准备:①全身支持治疗;②新鲜脓液培养与药敏试验;③根据药敏试验结果选择抗生素;④胸部X线片或胸部CT扫描;⑤超声检查定位。

(4)操作:患者侧卧位,局部麻醉或全身麻醉下,做10cm长肋间切口,成人可切除一根肋骨。脓腔切开后,用手指或直视下探查脓腔,钝性分开多房脓肿的间隔,清除坏死组织,若发现支气管胸膜瘘,可用可吸收线做褥式缝合,将邻近增厚纤维板或部分胸壁肌肉移植缝盖,对单纯脓胸反复冲洗清创,在脓胸底部做粗引流管引流,根据好转情况,逐步将引流管剪短,以期创口变浅、变小趋向愈合(图2-2)。

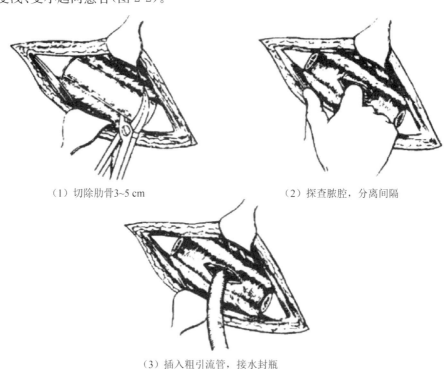

（1）切除肋骨3~5 cm　　　　　　　　　（2）探查脓腔,分离间隔

（3）插入粗引流管,接水封瓶

图2-2　开放置管引流

4.胸膜纤维板剥离术

适用于肺内无空洞、无活动性病灶及无广泛纤维性变,增厚纤维板无大片钙化,剥离增厚

的纤维板后肺能复张,以及无结核性支气管炎、支气管狭窄、支气管扩张及支气管胸膜瘘的慢性脓胸。手术时间以引流后3～6个月为宜,此时脏层纤维板容易剥离,充分解除纤维板肺的束缚,减少剥离过程中肺的损伤。

(1)手术成功的关键因素:以前认为胸膜纤维板剥离术治疗慢性脓胸是一种理想的根治性手术,成功的关键取决于两个因素。①胸膜受感染刺激构成纤维弹性纤维板包裹着肺;②脏层胸膜尚属正常,增厚纤维板尚未侵入之际,纤维板剥离后,肺能复张,从而消灭残腔者。这充分意味着被包裹的肺是正常而慢性脓胸的纤维板仅局限于肺的表浅层,故须及早手术。

(2)手术指征:①胸管引流脓液检查:pH<7.0,24小时沉淀>75％;②开放引流术后,肺被压缩1/3以上,仍留有较大残腔;③胸管引流不畅,呈现多房性积液,肺被压缩1/3以上。

(3)操作环节注意点。①对慢性脓胸纤维板呈现中度增厚,脏层胸膜剥离后肺能复张者,壁层胸膜一侧可刮创,可不必再做壁层纤维板剥离。②脓胸时间较长,需要将壁层与脏层胸膜一起剥离时,可从胸膜外剥离,不仅渗血少,并可将完整脓腔纤维板切除,可防止污染。传统的方法是切开脓胸,吸尽脓液及坏死组织后,再做纤维板切除。③胸膜纤维板剥离后,肺不能完全复张,遗留部分残腔,采用胸壁肌层瓣或网膜移植填充,效果较为满意。胸廓成形术,仍留有肉芽组织残腔,遗留永久胸壁畸形和心肺功能减退,现已放弃(图2-3)。

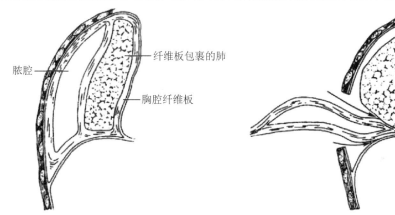

将胸膜纤维板壁层与脏层完整剥离,可使   纤维板自胸壁的筋膜与肺之间进行
被包裹肺能重新扩张,恢复呼吸功能   剥离防止损伤肺组织

图2-3 胸膜纤维板剥离术

(4)胸膜纤维板剥离术的优点:①对于慢性脓胸的纤维板厚度不严重,早期进行单纯性胸膜纤维板剥离,被包裹肺组织能重新复张完全,可消灭残腔,疗效满意;②对于伴有支气管胸膜瘘的脓胸,可在胸膜纤维板剥离到肺门时,充分暴露残端支气管,瘘孔做缝合封闭,再用胸壁肌瓣或带蒂网膜加强缝盖,同时也可作为肺扩张不全时填塞残腔之用,以期达到Ⅰ期根治目的;③对于胸膜纤维板剥离时,被包裹肺内有不可逆性病灶,可并行局部楔形、肺叶切除或全肺切除。至于残腔,可用肌瓣或网膜填塞术。

5.肌瓣填塞脓腔手术

选用胸壁带蒂胸大肌瓣移植于脓胸腔,缝闭支气管胸膜瘘或消灭残腔。

(1)不同肌瓣的特点:①胸大肌:为常用肌瓣之一,具有两个带蒂血管,一个是较大的胸肩峰动脉,供血至肌瓣蒂部,另一个是乳房内动脉,该肌瓣供血丰富,可直接置入胸内创面上,也可翻转倒置,移植途径是切去5cm长肋骨,也用于胸骨感染;②背阔肌:常用作胸壁缺损填塞,由胸背动脉供血;③前锯肌:从切口中置入,适用全肺切除后的残腔;④腹直肌:常用于缝闭胸骨下 1/3 缺损。

(2)肌瓣的选择:根据脓胸的部位和大小,选用不同的肌瓣。①胸顶部或尖前区:选用胸大肌、前锯肌;②胸后外侧:选用背阔肌;③胸基底部:选用腹直肌。

肌瓣移植并非所有慢性脓胸手术都要采用,若胸膜纤维板剥离后,肺复张完全,能消灭残腔,则无必要。为加强胸内各种瘘孔缝闭或填塞残腔,应毫不犹豫地采用肌瓣或网膜移植。

6.大网膜移植术

(1)大网膜的特点:具有强大的柔韧性,可用在深、硬和不规则的间隙区域,也可散布在广宽而平面的缺损部位。具有独特的血管弓,可使网膜散开,具有伸长两个不同部位的带蒂血管供作移植。网膜血管具有压力低、流量快的特性,作为缝补支气管胸膜瘘孔的网膜,48 小时内可在残端支气管出现新生血供(侧支循环)。当网膜从横结肠分离后,75%病例的网膜可上提到乳头水平,45%可上提到胸骨角。离断胃网膜左动脉,保留胃网膜右动脉的带蒂网膜,或者保留胃网膜左动脉弓,几乎都能上提到胸骨角,70%以上的病例可上提至腋窝部位。因此,网膜适用于胸壁或胸腔内移植之用,特别是移植于脓胸时,可任意放置在胸腔的各个部位,紧贴在炎性创面,建立新生血管与增加免疫功能,有不同于各种肌瓣移植的作用。

(2)手术指征:①修补支气管胸膜瘘,或作为修补支气管胸膜瘘后加强缝盖,巩固闭合残端瘘之用;②肌瓣填塞脓腔不足,用大网膜移植加强消灭残腔的补充材料之用;③无腹腔疾病史(包括结核性腹膜炎等),无上腹腔手术史者。

(3)术前准备:①选择对感染细菌敏感的抗生素;②对慢性脓胸或伴支气管胸膜瘘发生继发急性感染,予以控制;③全身支持疗法;④胸、腹部皮肤消毒准备。

(4)手术操作。①剖胸切口,或扩大开放引流切口;②进胸,脓胸腔内扩创,清除坏死肉芽组织,纤维板剥离;③胸腔内用生理盐水或 0.5%氯己定(洗必泰)反复冲洗(支气管胸膜瘘者不冲洗),用大纱布垫保护创面。更换或另备手术器械及敷料;④网膜瓣操作:根据脓胸部位选择不同的切口与手术途径:左侧脓胸扩创后,切开膈肌进入腹腔,网膜瓣自横结肠游离或者保留胃网膜左动脉,离断胃网膜右动脉分支,顺时针方向通过膈肌切开处,直接上提至胸腔做移植或修补支气管胸膜瘘;右侧脓胸扩创后,做上腹部正中切口,网膜瓣可从横结肠分开备用或离断胃网膜左动脉,沿胃大弯在保留胃网膜动脉弓操作下,将网膜瓣游离;该带蒂的血管为胃网膜右动脉,从膈肌前方的心膈角外侧做 4~5 cm 长的膈肌切口穿过,上提至右侧脓胸腔做修补或填塞,关闭腹腔;膈肌切口关闭时,将网膜瓣与膈肌切口边缘稀疏固定数针,防止张力过大,影响网膜瓣血运;移植胸腔内网膜瓣,应在无张力下固定胸顶或最高部位,在脓腔的网膜可随腔的大小、间隙予以分散填塞,也可填补瘘孔或肺部病灶;反复冲洗胸腔,置引流管关胸。

7.胸膜肺切除术

当肺组织和(或)支气管已有广泛破坏,如存在空洞、术前反复咯血、支气管高度狭窄、支气管扩张或广泛纤维化和(或)肺不张时,应根据病变范围,将胸膜纤维板、脓腔和病肺一并切除,同期施行肺叶切除术者称胸膜肺叶切除术;同期施行全肺切除术者称胸膜全肺切除术。

慢性脓胸的胸膜全肺切除术手术技术复杂、出血多、手术危险大,要求术者有较丰富的经验,应严格掌握手术适应证,充分做好术前准备,术中严密止血,防止损伤其他脏器,尤其是纵隔内心脏大血管、食管、气管等。严密与周围隔离,严格遵守外科无菌原则,防止术后胸膜感染。术后应密切观察患者的一般情况、注意失血的补偿及感染的防治。

第三节　胸部创伤

一、肋骨骨折

(一)概述

人体共有 12 对肋骨,对称分布在胸部两侧,前与胸骨相连,后与胸椎相连,构成完整的胸廓。胸部损伤时,肋骨骨折最为常见,约占胸廓骨折的 80%～90%。常见的致伤原因有直接暴力伤、间接挤压伤、病理性肋骨骨折等,其中以直接暴力伤为主。不同的外界暴力作用方式所造成的肋骨骨折病变具有不同的特点:作用于胸部局限部位的直接暴力所引起的肋骨骨折,断端向内移位,可刺破肋间血管、胸膜和肺,发生血胸和(或)气胸,间接暴力如胸部受到前后挤压时,骨折多在肋骨中段,断端向外移位,刺伤胸壁软组织,发生胸壁血肿。肋骨骨折的发生与其结构特点有着紧密关系,第 1～第 3 肋骨粗短,且有锁骨、肩胛骨和肌肉保护,较少发生骨折;第 4～第 7 肋骨较长而薄,最常发生骨折;第 8～第 10 肋骨虽较长,但前端肋软骨与胸骨连成肋弓,弹性较大,不易折断;第 11、第 12 肋骨前端游离不固定,因此也不易折断。根据肋骨骨折的特点,又可进一步细分:仅有 1 根肋骨骨折称为单根肋骨骨折;2 根或 2 根以上肋骨骨折称为多发性肋骨骨折。每肋仅 1 处折断者称为单处骨折,有 2 处以上折断者称为双处或多处骨折。连续的多根多处肋骨骨折造成胸壁软化,称为胸壁浮动伤,又称为连枷胸。

肋骨骨折可引起一系列病理生理变化。患者常因骨折处疼痛而不敢咳嗽、咳痰,而致呼吸道分泌物无法排出,易引起肺不张和肺炎。肋骨断端发生移位,可刺破壁层胸膜和肺组织,发生气胸、血胸、皮下气肿等。如刺破肋间动脉,可并发胸腔内大量出血,伤情往往迅速恶化。单根或多根肋骨单处骨折时,由于受肋间肌及上、下位肋骨的支撑,一般不会发生移位,对呼吸功能影响较小。多根多处肋骨骨折后形成的连枷胸,由于胸壁完整性、顺应性受到严重破坏,在骨折部位形成软化区,造成反常呼吸:吸气时,胸腔内负压增加,胸廓向外扩展,而软化区的胸壁内陷;呼气时则相反。如果软化区范围较广,在呼吸时由于两侧胸腔内压力不平衡,使纵隔随呼吸左右摆动,称为"纵隔扑动",影响心肺循环,严重时可发生呼吸衰竭和循环衰竭。因此对患者的生命造成严重的威胁,需要尽快诊断、处理。

针对多发肋骨骨折,如何有效地维持胸廓机械运动的稳定性,保持呼吸道通畅,有效地止痛,防治并发症,避免进一步恶化显得尤为重要。研究表明,大多数的肋骨骨折可以通过非手术方法治疗,如止痛、局部加压包扎、肋骨牵引或气管插管机械正压通气固定等非手术保守治疗。但保守治疗可引起剧烈疼痛、呼吸道并发症、胸廓畸形等,已引起广大学者关注。肋骨骨折中多发肋骨骨折所致的反常呼吸运动容易引起胸壁剧烈疼痛,心肺循环受损,甚至死亡。因此,多发肋骨骨折必须及时治疗。但对于无严重合并症的非连枷胸多发性肋骨骨折是否积极采取内固定手术仍有争议。鉴于保守治疗的潜在缺点,随着外科技术水平的提高及内固定材料的发展,针对多发肋骨骨折采用操作简单的内固定术越来越被更多的医生所接受。研究表明,积极的外科手术内固定使得患者的受益更高。但是,采取积极外科手术内固定及采用何种材料治疗由于缺乏大宗病例研究,手术适应证未达成共识。

对于无严重合并症的多发性肋骨骨折是否积极采取内固定手术仍存在争议。先前对于多发性肋骨骨折病例大多采用非手术治疗,由于疼痛、呼吸、活动受限,多数患者回馈信息表明对治疗满意度不高。相关文献表明,多于 4 根肋骨骨折的患者致残率明显升高,可导致肺炎和呼吸衰竭等并发症而处于高危状态;并与骨折肋骨数目呈明显的正相关。术后随访观察表明患者非手术病例住院时间、疼痛时间、脱离工作时间,较手术病例明显延长;且肺不张率、肺部感染率明显上升。因此,早期手术固定移位的肋骨骨折,减少骨折断端对肋间神经的刺激,有效缓解疼痛,减少并发症,保持了正常的胸廓形态和肺活量,改善肺通气,提高了患者生活质量。

目前临床报道肋骨骨折的手术固定使用的材料、器材以及固定方法不一,主要有钢(钛)板、环抱器、髓内钉以及可吸收材料等,各有其优缺点。①合金钛板(如 AO 接骨板)抗弯曲强度大,可以牢固地固定骨折断端,生物相容性较好,应用较广泛。但是可引起术后患者的胸痛,且需二次手术取出;较为新型的 U 形接骨板抗弯曲能力较标准接骨板强,且体积要小很多,创伤较小,应用前景巨大。②钛镍合金记忆环抱器:国内有较多临床应用报道,在低温时该环抱器可变形展开,在体温下自动恢复原状,使骨折固定简单方便。其优点在于减少手术时间,有良好的组织相容性,且多点共同环绕肋骨产生环抱力,术后骨折端不易旋转移位;但是材料价格较高,且不易取出,这些接骨板会引起患者的不适感或术后慢性肋间神经疼痛,需二次手术取出;③髓内固定器械常用的器械有克氏针、Rush 髓内针等。其优点在于切口较小取出也较容易,且不需要剥离过多骨膜,手术创伤较小;缺点在于可能会有肋骨断端的旋转移位和针体自身的移位,易发生骨折畸形愈合或骨不连;④可降解材料接骨板或髓内钉国内外已有报道,少数病例使用多聚生物可降解材料(如聚乳酸)制成的接骨板和螺钉进行肋骨骨折外固定,起到了较好的效果。目前可降解材料应用尚在临床探索中,其固定效果及术后恢复效果尚需大规模临床观察;⑤近年来,国内外已有人组织工程材料来修复多发性肋骨骨折或连枷胸,但尚处于起始研究阶段。

完全性肋骨骨折,尤其是有错位的骨折,X 线片多能明确诊断,但胸部结构重叠较多,无错位的骨折及不全骨折 X 线片不易发现。有学者认为 X 线片检查膈上肋骨骨折,漏诊率达 20.5%,膈下肋骨骨折漏诊率达 33.3%以上。不全肋骨骨折因骨折线未贯穿整个肋骨,断端无错位,不易显示。这种情况可能会延误患者病情的诊治,引起病情的进一步发展,容易引起医疗纠纷。诸多文献表明,多层螺旋 CT 扫描及重建技术能够客观、立体、清晰、多角度地显示全肋骨的解剖结构和细微损伤,弥补了 X 线片和常规 CT 的不足。因此在临床上,对胸部外伤者有典型临床表现,而 X 线片未发现肋骨骨折的疑似患者,为明确诊断应选择多层螺旋 CT 扫描及重建(图 2-4、图 2-5)。

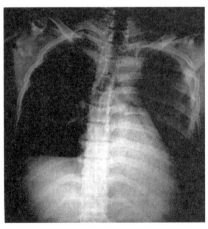

图 2-4　左侧多发肋骨骨折

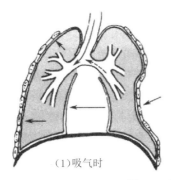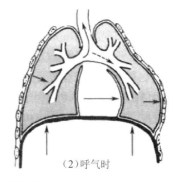

(1)吸气时　　　　　　　　(2)呼气时

图 2-5　连枷胸示意图

(二)临床表现

肋骨骨折最常见的症状是骨折处局部疼痛,可因呼吸、咳嗽等加重。其余的症状可随肋骨骨折的部位及断端移动的不同而不同。疼痛可使呼吸急促、变浅;若刺破胸膜形成气胸可进一步加重呼吸困难;合并肋间动脉等血管损伤,可致血胸,迅速发生低血容量休克;合并肺挫伤,常有呼吸困难、咯血、肺炎等表现;合并连枷胸容易造成呼吸循环功能紊乱,引起生命危险。第 9～第 12 肋骨骨折容易导致肝、脾、肾等腹部脏器的损伤。

体格检查:伤侧呼吸运动减弱,呼吸音低或消失,局部触痛和胸廓挤压征(＋),典型的临床特征是骨擦音和骨摩擦感。多发性肋骨骨折有时可有反常呼吸。

临床常用胸部 X 线片来显示是否存在肋骨骨折及类型,同时可发现合并伤。胸部 X 线片上大都能够显示肋骨骨折,通常可显示骨折线;气胸、液气胸、皮下气肿及纵隔气肿。但是,对于肋软骨骨折、"柳枝骨折"、骨折无错位,或肋骨中段骨折在胸片上因两侧的肋骨相互重叠,均不易发现;MSCT 易于发现肋骨骨折,并可显示肋软骨骨折,能极大提高肋骨骨折的发现率。

(三)诊断

依据受伤史、临床表现及必要的辅助检查,肋骨骨折诊断并不困难。有胸部外伤史,胸壁有局部疼痛和压痛,胸廓挤压征(＋),压痛点可闻及摩擦音或有骨摩擦感,即可诊断。影像学检查[X 线和(或)多层螺旋 CT 扫描及重建]不仅有助于确诊,而且能够发现并发症,也能为治疗提供有价值的参考。

(四)治疗

肋骨骨折总的治疗原则是止痛、清理呼吸道分泌物、固定胸廓及防治并发症。临床实际中,根据不同的骨折类型采取具体的治疗方法。

1.闭合性单根单处肋骨骨折

此种骨折较少错位、重叠,一般可自行愈合。治疗的重点是解除患者疼痛,防治肺部并发症。止痛方法有多种,可以口服或外用非甾体抗炎药物,必要时也可肌内注射更强效的镇痛药;肋间神经阻滞也是一种止痛效果较好的止痛方法,用 1％利多卡因在脊柱旁 5 cm 骨折肋骨下缘的肋间神经处注射。固定胸廓可以起到减少骨折断端活动、减轻胸部疼痛的作用。常采用弹性胸带、多头布胸带、半环式胶布条等固定胸廓。协助患者拍背,鼓励咳嗽排痰,应用祛痰药物,保持呼吸道通畅,必要时使用抗生素,积极防治肺部并发症。保守治疗周期长,患者活动受限,可引起剧烈疼痛、呼吸道并发症、胸廓畸形等。

2.闭合性多根多处肋骨骨折

对于无严重合并症的非连枷胸多发性肋骨骨折是否积极采取内固定手术仍有争议。传统上,对于胸壁软化范围较小、反常呼吸运动不严重的伤员给予一般的弹性胸带或局部厚敷料加压包扎等固定即可。鉴于保守治疗的潜在缺点,随着外科技术水平的提高及内固定材料的发展,针对多发肋骨骨折采用操作简单的内固定术越来越被更多的医生所接受。研究表明,积极的外科手术内固定使得伤员的受益更高。对于连枷胸,除上述原则外,必须尽快消除反常呼吸运动。切开复位肋骨骨折内固定术是稳定胸壁、消除反常呼吸、改善呼吸功能、消除肺组织、肋间神经及血管在原始外伤后发生二次损伤的有效手段。内固定材料种类繁多,钛合金骨折固定装置目前应用广泛,具有良好的生物相容性及抗感染等特性,与肋骨整合良好,并且具有较为理想的强度重量比:重量轻,但能提供足够的强度;另外,该种材质不影响 CT,尤其是 MRI 等影像学检查。

近年来,胸腔镜肋骨骨折内固定术以其微小创伤、术后并发症小引起广大医务人员的注意。一般适应证:①生命体征平稳,不需要抗休克、抢救生命的多发性肋骨骨折患者(骨折数>3 根),错位明显或多段骨折;②胸廓塌陷畸形明显,胸壁软化,严重影响胸壁外观和呼吸功能;③胸壁顽固性疼痛,合并中量及中量以上血胸或血气胸的多发性肋骨骨折患者。

3.开放性肋骨骨折

开放性骨折,无论单根或多根,均应进行彻底清创,切除挫伤严重的胸壁软组织,清除异物,修齐骨折端,分层缝合后固定包扎。如有肋间血管出血,应在出血点前后分别缝扎。多根肋骨骨折者清创后需做内固定。在清创的同时,必须观察有无胸膜及胸内脏器的损伤。如胸膜已穿破,尚须做胸腔闭式引流术;若肺组织有损伤,须同时修补或切除。第9~第12肋骨骨折容易导致腹部脏器,如肝、脾、肾的损伤,尤其是脾脏的损伤,早期监测并排除内脏损伤格外重要。注射破伤风抗毒素,手术后应用抗生素预防感染。

(五)总结

肋骨骨折是最常见的胸部外伤,可由多种因素引起,包括直接、间接以及病理性因素,以直接暴力引起多见。临床上,肋骨骨折可以综合外伤史、疼痛、压痛、骨摩擦音等进行诊断。肋骨骨折通常发生在第4~第7肋骨,典型的骨折多发生在胸壁的侧面,胸部 X 线可能看不清楚,MSCT 有助于发现隐匿性肋骨骨折,对有相应外伤史和临床症状的,但 X 线结果为阴性的患者,可以考虑 MSCT 及重建进一步检查。肋骨骨折的最常见症状是明显的疼痛,这种疼痛可以导致一系列并发症的发生。肋骨骨折的治疗首先是止痛,有关文献表明,麻醉药联合非甾体抗炎药更能使患者获益。非手术疗法包括镇痛、胸壁外固定、机械通气,其所引起的胸廓畸形、剧烈疼痛、长期卧床和呼吸道并发症等弊端已日益引起广大学者的关注。尽管对于无严重合并症的非连枷胸多发性肋骨骨折是否积极采取内固定手术仍存在争议,但越来越多的学者认为早期行肋骨手术固定具有很大的必要性,早期恢复活动,对减少并发症具有重要意义。内固定方式及材料的选择多样,须综合患者肋骨骨折、材料特点、费用等多方面进行选择。另外,对于肋骨骨折的患者,需要注意的是有无合并内脏损伤。不同部位的内脏损伤有其各自的特点。通常并发的血气胸较易发现;第9~第12肋骨骨折容易导致腹部脏器,如肝、脾、肾的损伤,尤其是脾脏的损伤,早期监测并排除内脏损伤格外重要。

二、胸骨骨折

(一)概述

胸骨为坚韧扁骨,创伤性胸骨骨折仅占胸部创伤的 1%～5.5%。多由直接暴力或作用于胸前的挤压力量所造成,如汽车撞压、房屋倒塌压伤、钝器打击伤、身体运动中前胸被硬物撞击等,脊柱过度屈曲也可造成胸骨骨折。刀刺伤致胸骨不全骨折较少见。胸骨损伤的部位多位于胸骨体。

(二)检查

骨折的辅助检查主要是依靠 X 线检查,胸骨骨折的诊断较容易,一般有明显的外伤病史,一些病史不清,而临床表现也不明显的患者,则需要依靠胸骨的侧位或斜位 X 线片来进行诊断,一般都可以确诊。

(三)诊断

(1)有前胸壁直接或间接暴力冲击的外伤史。

(2)有胸痛、胸闷、呼吸困难等症状。查体局部肿胀、压痛,可扪到骨摩擦感,局部可有伴随呼吸的异常活动或隆起、凹陷畸形。

(3)注意有无合并同一平面的脊髓损伤。

(4)胸部 X 线侧位或斜位片,可显示胸骨骨折和移位。

(四)并发症

胸骨骨折在胸部创伤中较少见,可合并心脏大血管、胸壁血管及气管胸膜损伤而引起胸腔积血、气胸和胸廓反常呼吸等严重并发症,伤情复杂,易导致严重后果。对于胸骨骨折合并有胸腹脏器损伤者,由于所遭受外力较强大,通常有多处肋骨骨折,形成连枷胸的比例较高,胸廓的稳定性差,易出现反常呼吸,短时间内引起呼吸、循环衰竭;同时合并有胸腹脏器损伤,更造成病情的复杂、凶险,甚至造成患者死亡。因此,对于此类患者应该积极进行手术治疗。

(五)治疗

胸骨骨折的治疗原则:应分清轻重缓急,首先处理危害生命的损伤,如失血性休克、心脏压塞、张力性气胸、活动性血胸及颅脑损伤等。对受伤时间短(<20 小时)、生命体征不稳定者,应考虑胸、腹腔内有出血或心脏压塞,结合心包穿刺、胸腔或腹腔穿刺可迅速明确诊断。反之,可结合心电图、床旁超声心动图或心肌酶谱等检查了解有无心肌钝挫伤等。

1. 无移位的胸骨骨折

无移位的胸骨骨折时,很少合并脏器损伤,一般无须手术,但应密切观察病情变化,并监测心肌酶谱和心电图。如出现心肌酶异常升高及延迟出现的心电图异常,如 ST 段改变、各种心律失常,应考虑存在心脏损伤,并及时给予心肌营养药和吸氧等治疗。疼痛剧烈时,可口服镇静、镇痛药物。

2. 有移位的胸骨骨折

对有明显移位的胸骨骨折患者,应积极采取手术治疗,采用手术固定较非手术方法更可靠,且有利于患者恢复。胸骨骨折有移位者,胸内器官损伤的发生率高,如心脏钝挫伤、裂伤、心包破裂、支气管损伤等,若延误治疗将带来严重的后果,而积极手术能尽快发现并处理合并伤。手术以横切口为宜,有利于探查和处理胸内合并伤,同时探查大血管、气管、肺部等损伤,有心包积血时应打开心包处理心脏损伤。胸骨骨折上下断端分别钻孔后以钢丝固定,一般用 2～3 根钢丝,如有连枷胸则同期固定肋骨断端以消除反常呼吸,术后注意观察呼吸和心律,加强呼吸道管理,防止肺炎、肺不张、呼吸功能不全等并发症的发生。

三、开放性气胸

开放性气胸是病情较为严重的胸部损伤,是胸部损伤患者早期死亡的常见原因之一。开放性气胸多由火器伤或锐器伤造成胸壁创口,导致胸膜腔与外界相通,空气随呼吸自由出入胸膜腔,胸腔正常负压消失,导致严重的病理生理改变,并可迅速造成呼吸和循环功能的严重紊乱而引起死亡。胸壁开放性创口越大,所引起的呼吸与循环功能紊乱越严重。当创口大于气管直径时,如不及时处理可导致迅速死亡。

(一)病理生理

(1)伤侧胸腔压力等于大气压,伤侧肺受压萎陷,健侧胸膜腔仍为负压,低于伤侧,导致纵隔向健侧移位,压迫对侧健肺,严重影响通气功能,导致缺氧和二氧化碳蓄积。

(2)纵隔摆动,健侧胸腔压力仍可随呼吸运动周期性增减,而伤侧胸腔压力等于大气压。从而引起纵隔随呼吸来回摆动。吸气时,健侧胸腔负压增大,与伤侧胸腔压力差进一步增大,导致纵隔向健侧移位;而呼气时,健侧胸腔负压减小,与伤侧胸腔压力差减小,纵隔向伤侧移位。纵隔摆动引起心脏大血管移位,特别是腔静脉扭曲移位致静脉血回流受阻,引起循环功能紊乱。纵隔摆动又可刺激纵隔及肺门神经丛,引起或加重休克(图 2-6)。

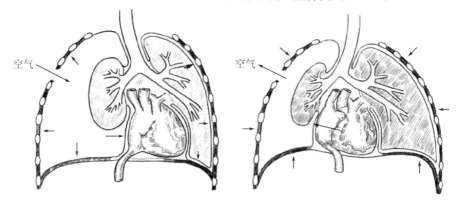

图 2-6　开放性气胸及纵隔摆动

(3)吸气时健侧肺扩张,伤侧肺内含氧量低的无效腔气体部分随吸入空气吸入健侧肺;而呼气时健侧肺呼出的气体也有部分进入伤侧肺,从而加重低氧。

(4)外界空气不断进出胸膜腔,使大量体温及体液散失,并可带入细菌或异物,增加感染机会导致脓胸。如同时伴有肺挫伤及胸腔内出血则伤情更为加重。

(二)临床表现及诊断

伤者表现为气促、呼吸困难、血压下降、皮下气肿,甚至发绀或休克。体征:呼吸急促,胸壁有开放性伤口,并可听到空气随呼吸自由出入胸膜腔的吹风声。气管、心浊音界移向健侧。伤侧胸部叩诊呈鼓音,呼吸音减低或消失,气管移向健侧。胸部 X 线片检查显示伤侧肺明显萎缩,纵隔向健侧移位,X 线检查还可排除血胸和胸内异物,为治疗作参考。根据以上表现,开放性气胸易于诊断,但须注意有无胸内脏器损伤。

(三)治疗

开放性气胸病情较重,一经确诊,必须立即实施救助将开放性气胸变为闭合性气胸。应立即用急救包或灭菌纱布,在患者呼气末封闭胸壁伤口,再用绷带或胶布加压包扎固定。呼吸困难者,可做胸腔穿刺抽气,暂时缓解症状。

症状缓解后及时将患者送往就近医疗机构进一步处理。到达医院后,立即吸氧、输血补液,纠正休克,同时在病情允许下进一步检查,明确病情。当患者呼吸循环基本稳定后,尽早做清创缝合,安放胸腔闭式引流。如胸腔闭式引流有大量气泡溢出或有大量出血,应考虑可能有支气管断裂或肺挫伤;或怀疑心脏或胸腔内血管损伤、活动性出血或有异物,应积极剖胸探查,若胸壁缺损过大,可用转移肌瓣或涤纶片来修补。

四、张力性气胸

(一)概述及病理生理

张力性气胸是创伤性气胸的特殊类型,闭合性或开放性损伤均可引起。张力性气胸又称高压性气胸,是由于胸壁、肺或支气管的伤口呈单向活瓣样,吸气时活瓣开放,空气进入胸膜腔,呼气时活瓣关闭,空气不能从胸膜腔排出,因此随着呼吸,致使伤侧胸膜腔内气体不断增加,胸膜腔压力不断提高,严重压迫肺和纵隔,可迅速导致呼吸循环功能紊乱甚至衰竭,若不及时处理会导致患者迅速死亡(图 2-7)。

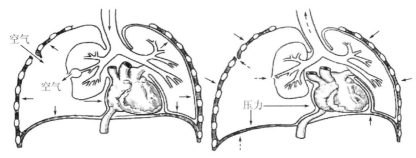

图 2-7 张力性气胸

病理生理表现:①伤侧肺完全压缩,纵隔推向健侧,使健侧肺也受压,通气量大大减少,导致严重的呼吸功能障碍和低氧;②由于纵隔移位,胸膜腔压力增高,使腔静脉扭曲,造成回心血量和心搏出量减少,引起循环功能衰竭,因上、下腔静脉和右心房与右侧胸腔毗邻,故右侧张力性气胸比左侧更为危险;③胸膜腔内的高压空气进入颈、胸部软组织和纵隔,形成颈部、面部、胸部等皮下气肿。

(二)临床表现

张力性气胸发展迅速,患者很快进入危重状态,表现为极度呼吸困难,端坐呼吸,进行性加重,发绀、烦躁不安、昏迷甚至窒息。查体可因静脉回流障碍出现颈静脉、四肢静脉怒张,气管向健侧明显移位,伤侧胸部饱满,肋间隙增宽,呼吸幅度减低,可触及皮下气肿。伤侧胸部叩诊呈高度鼓音,听诊呼吸音消失。胸部 X 线片显示胸腔大量积气,肺萎缩成小团,气管和心影偏移至健侧,以及纵隔及皮下气肿。胸腔穿刺有高压气体向外排出。

(三)治疗

张力性气胸应紧急处理,立即排气减压。可用粗针头从伤侧第 2 肋间锁骨中线处刺入胸腔,胸内高压积气由此自行排出,用消毒橡皮管连接水封瓶使其持续排气。也可用一粗注射针,在其尾部扎上橡皮指套,指套末端剪一小裂缝,形成一个活瓣,插入胸腔做临时简易排气,高压气体从小裂缝排出,待胸腔内压减至负压时,套囊即行塌陷,小裂缝关闭,外界空气不能进入胸膜腔。

转运至医院后立即给予吸氧、补液、监护生命体征,并立即在伤侧第2肋间锁骨中线处插管做胸腔闭式引流术,必要时接负压吸引装置,促进肺复张。如引流管漏气严重或症状不缓解,提示气管或支气管断裂之可能,或诊断出食管破裂(口服亚甲蓝观察胸腔引流或口服碘油造影),应进行开胸探查手术。

纵隔气肿和皮下气肿一般无须处理,在胸腔排气解压后多可停止发展,以后自行吸收。极少数严重的纵隔气肿,可在胸骨上窝做2~3 cm长的横切口,逐层切开皮肤、颈浅筋膜和颈阔肌,钝性分离颈部肌肉,直至气管前筋膜,切口内以纱布条做引流,气体即可从切口排出。

五、血胸

(一)概述

血胸是指胸膜腔内积血,创伤性血胸常由胸部锐器伤、枪弹伤等穿通性损伤或挤压伤、肋骨骨折等闭合性损伤,引起胸腔内脏器或血管破裂出血而引起。血胸的发生在胸部创伤中十分常见,穿通伤中发生率为60%~80%,钝性外伤中发生率为25%~75%,合并气胸称为创伤性血气胸,并且常与肋骨骨折、肺挫裂伤等合并存在。

血胸可以有以下来源:①肺组织裂伤出血,因肺动脉压力较低(为主动脉的1/6~1/4),出血量小,多可自行停止;②胸壁血管破裂出血(肋间血管或胸廓内血管),出血来自体循环,压力较高,出血量多,且不易自止,常需手术止血;③心脏或大血管出血(主动脉,肺动、静脉,腔静脉等),多为急性大出血,出现失血性休克,若不及时抢救常可致死。

创伤性血胸的病理生理变化取决于出血量和速度,以及伴发损伤的严重程度。急性失血可引起循环血容量减少,心排出量降低,导致失血性休克。多量积血可压迫伤侧肺和纵隔,引起呼吸和循环功能障碍。由于肺、心脏和膈肌的活动而起着去纤维蛋白作用,胸膜腔内的积血一般不凝固。但如果出血较快且量多,去纤维蛋白作用不完全,积血就可发生凝固而成为凝固性血胸。5~6周以后,逐渐有成纤维细胞和成血管细胞长入,发生机化,成为机化血胸,限制肺的胀缩以及胸廓和膈肌的呼吸运动,严重影响呼吸功能。积血是良好的细菌培养基,特别是战时穿通性伤,常有弹片等异物存留,如不及时排除,易发生感染而成为感染性血胸即脓胸。少数伤员因肋骨断端活动刺破肋间血管或血管破裂处凝血块脱落,发生延迟出现的胸腔内积血,称为迟发性血胸。

(二)临床表现

临床表现因胸腔内出血的速度、胸腔的积血量和个人体质不同而差异显著。根据胸腔积血量的多少可分为:少量血胸(<500 mL),中等量血胸(500~1500 mL)和大量血胸(>1500 mL)。

少量血胸可无明显临床症状或伴有胸痛,胸片示肋膈角消失,液面不超过膈肌顶;中等量血胸可有内出血的症状,如面色苍白、呼吸困难、脉细而弱、血压下降等。查体发现伤侧呼吸运动减弱,下胸部叩诊呈浊音,呼吸音明显减弱,胸片检查可见积血上缘达肩胛角平面或膈顶上5 cm甚至达肺门平面;大量血胸,尤其是急性失血,患者表现有较严重的呼吸与循环功能障碍和休克症状,躁动不安、面色苍白、口渴、出冷汗、呼吸困难、脉搏细数和血压下降等。查体可见伤侧呼吸运动明显减弱,肋间隙变平,胸壁饱满,气管移向对侧,叩诊为浊实音,呼吸音明显减弱以至消失。胸片可见胸腔积液超过肺门平面甚至全血胸。当并发感染时,则出现高热、寒战、疲乏、出汗等症状(图2-8)。

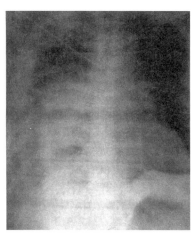

图 2-8 术后进行性血胸

(三)诊断

有胸部创伤史(包括医源性所致),有咳嗽、腹压增加、负重、疲劳、运动、突然变换体位等诱因,根据内出血的症状,胸腔积液的体征结合胸部 X 线片的表现一般可作出诊断。诊断性胸腔穿刺抽出不凝固的血液具有确诊价值。诊断时应注意与肺不张、膈肌破裂,以及伤前就已存在的胸腔积液如陈旧性胸腔积液、创伤性乳糜胸等进行鉴别诊断。

在作出血胸诊断时,还必须判定胸腔内出血是否停止。下列情况提示存在胸腔内进行性出血:①脉搏逐渐增快,血压持续下降;②经输血、补液等治疗措施休克不见好转,或暂时好转后不久又复恶化,或与输血速度快慢呈明显相关;③血红蛋白、红细胞计数和血细胞比容重复测定,呈持续下降;④胸腔穿刺因血液凝固抽不出血液,但 X 线显示胸腔阴影继续增大;⑤胸腔闭式引流后,引流量持续 3 小时超过 200 mL/h,引流出的血液颜色鲜红。

血胸继发感染后可有高热、寒战、乏力、出汗等症状,化验白细胞计数明显升高,抽出胸腔积血 1 mL,加入 5 mL 蒸馏水,无感染呈淡红透明状,出现浑浊或絮状物提示感染。胸腔穿刺抽得积液涂片红白细胞正常比例为 500∶1,如白细胞增多,红细胞与白细胞的比例达到 100∶1,即可定为已有感染。将胸腔积液做涂片检查和细菌培养,有助于诊断,并可依此选择有效的抗生素。当闭式胸腔引流量减少,而体格检查和放射学检查发现血胸持续存在的证据,应考虑凝固性血胸。

(四)治疗

1. 手术指征

治疗非进行性血胸可根据积血量多少,采用胸腔穿刺或闭式胸腔引流术治疗,及时排出积血,促使肺膨胀,改善呼吸功能,并使用抗生素预防感染。有些积血可以溶解,并且能够被胸膜重新吸收,但是如果不排空所有积血就有产生凝固性血胸的危险,血胸不完全排净是发生创伤后脓胸的主要危险因素,凝固性血胸将转变为脓胸或纤维胸,造成肺膨胀不全,发生凝固性或感染性血胸。

(1)胸腔闭式引流术指征。

闭式胸腔引流术的指征应放宽,血胸持续存在会增加发生凝固性或感染性血胸的可能性。一旦经胸部 X 线片确诊之后,即应安置。或血胸每天穿刺抽液,经 3 天以上仍未能抽吸干净者;血液较浓稠或已有小凝血块,不易抽出者;血胸疑有继发感染者。

胸腔引流管最好是放在腋中线第 5 或第 6 肋间,并且尽量往后放。引流管口径应当选择较大者必须排净所有血液,如果一条引流管不能完全排净胸腔内的积血,应当放置第 2 根,必要时甚至放置第 3 根引流管。

(2)开胸探查止血手术指征。

凡已明确或疑有胸腔内持续大量活动出血者;凝固性血胸应待病情稳定后,争取在 2 周内手术。凝固性血胸应待伤员情况稳定后尽早手术,清除血块,并剥除胸膜表面凝血块机化而形成的包膜。开胸术可提早到伤后 2~3 天,更为积极地开胸引流则无益,但明显推迟手术时间可能使清除肺表面纤维蛋白膜变得困难,从而使简单手术复杂化。

电视胸腔镜对处理残余血胸是一种新的选择:将胸腔镜放入胸内,早期可以止血,后期可以采取吸引、灌洗、滴入溶解剂等综合方法去除血块。胸腔镜处理残余血胸的时机很重要。与开胸探查术比较,胸腔镜较难以取出包壳和机化血块,因此在血胸成为过度机化之前进行胸腔镜手术最为重要。应用胸腔镜可以适当放宽手术指征。

2.术前准备和术后处理

术前应根据患者病情,积极补充血容量,纠正休克。严密观察胸腔闭式引流液的色、量和速度,监测生命体征及血红蛋白、血细胞比容变化,在血源紧张或缺乏情况下,可采用胸腔内血液自体回输的办法或采用自体血液回收装置,但如胸内积血有明显污染时则不宜采用。

术后加强胸部护理,鼓励咳嗽排痰,观察胸腔闭式引流情况,结合病情和胸部 X 线片了解肺复张情况。患者创伤后免疫力下降,血胸常合并胸腔感染,适当应用抗生素预防感染。

3.手术治疗,包括手术中操作要点

(1)胸腔闭式引流术。

1)术前先做普鲁卡因皮肤过敏试验(如用利多卡因,可免做皮试)。

2)患者取半卧位(生命体征未稳定者,取平卧位)。引流选腋中线第 5~第 6 肋间进针。术野皮肤以碘酊或酒精常规消毒,铺无菌手术巾,术者戴灭菌手套。

3)局部浸润麻醉切口区胸壁备皮,直至胸膜并可见积液或积气抽出;沿肋间走行切开皮肤,沿肋骨上缘伸入血管钳,分开肋间肌肉各层直至胸腔;见有液体或气体涌出时立即置入引流管。引流管伸入胸腔深度不宜超过 15 cm,以丝线缝合胸壁皮肤切口,并结扎固定引流管,敷盖无菌纱布。引流管末端连接至水封瓶,引流瓶置于病床下不易被碰到的地方。

4)胸膜腔大量积气、积液者,开放引流时应缓慢。引流液体首次勿超过 1000 mL,防止发生纵隔的快速摆动移位或复张性肺水肿的发生。待病情稳定后,再逐步开放止血钳(图 2-9)。

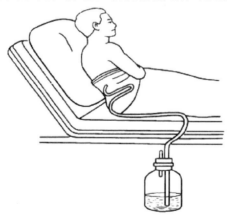

图 2-9 闭式引流示意图

（2）开胸探查止血术。

1）麻醉：气管插管静脉复合全身麻醉。但在未安置胸腔闭式引流者，必须在麻醉插管前行胸腔闭式引流，保障麻醉安全进行。

2）体位及切口：一般采用侧卧位，取后外侧标准切口，以经第6肋间或肋床进胸为宜。

（3）手术操作。

进入胸腔后将胸腔内积血吸出备用或采用血液回收装置回收清洗分离后备用，清除所有血块，并对整个胸腔内结构进行探查，寻找出血点，如为胸廓内血管或肋间血出血用血管钳钳夹、直接结扎或贯穿缝合结扎止血，也可采用血管夹2次止血；如为相对表浅的肺组织裂伤出血。可直接行重叠褥式缝合止血；若肺组织为大而深的撕裂伤，或肺组织不能缝合修复者，多需采取肺叶切除术；如为心脏、大血管损伤出血，则应根据具体情况进行相应处理。妥善止血并检查无活动出血后，充分冲洗胸腔，并于第6或第7肋间安置胸腔闭式引流管。在肺缝合修补或肺叶切除者，必要时还需在胸前第2肋间放置较细的引流管，以利排气。分层缝合胸壁切口各层。

目前，也可采用胸腔镜外科手术（VATS）方法进行胸腔探查和止血。

（五）手术结果

血胸开胸止血后，再出血的可能性不大，但术后仍应严密观察，而且术后胸腔感染的可能性较大，因此，术后应保持胸腔闭式引流通畅，密切观察记录胸腔闭式引流液的量、色及速度。加强胸部物理治疗，积极鼓励和协助患者做有效咳嗽排痰，促进肺膨胀，消灭胸内积气、积血及残腔，并给予足量抗生素，以防感染。

（六）总结

开胸止血多为紧急手术，有时被迫在患者休克尚未完全纠正的情况下进行，此时有可能在胸腔积血块清除后找不到活动性出血点，应待血液补充或胸内血自体回输至血压上升时，再予以仔细检查，这时往往可发现出血处而给予处理。

六、创伤性湿肺

（一）概述

创伤性湿肺是严重创伤的肺部表现，是创伤后引起的肺内渗出性病变，严重者可引起患者呼吸衰竭至死亡。发生机制如下。

1.肺循环障碍

当胸部受伤后，悬于胸腔的肺和胸壁相撞，导致肺毛细血管广泛受损，同时创伤组织和血小板释放的活性物质，进入血液循环引起弥漫性支气管和肺血管收缩，肺血流量减少，在血管内壁破损处形成血栓，致血管内压力增高和毛细血管通透性增加，使更多的液体进入肺间质及肺泡而形成湿肺。

2.支气管、肺泡阻塞

肺泡创伤后引起的支气管痉挛、气道分泌物增多、缺氧及肺泡毛细血管道透性增加，均可影响肺通气功能。

3.其他严重损伤

如颅脑损伤等，可引起系统炎症反应综合征，从而造成肺损伤，形成创伤性湿肺。临床上出现呼吸困难、严重低氧血症等。

(二)临床表现及诊断

患者的临床表现根据湿肺的范围大小而不同。轻者有胸痛、胸闷、气促、咳嗽和血痰等，听诊有散在湿啰音。胸部 X 线片上有斑片状阴影，血气分析可正常。严重者则有明显呼吸困难，痰多黏稠且不易咳出，发绀及喘息样呼吸。由于缺氧持续加重，患者出现呼吸急促、烦躁不安、频繁咳嗽，咳大量泡沫痰或黏液样痰。并发感染时，咳脓痰并混有血液。听诊有广泛啰音、呼吸音减弱至消失或管型呼吸音。胸部 X 线片是诊断创伤性湿肺的重要手段。约 70% 病例在伤后 1 小时内出现改变，30% 病例可延迟到伤后 4～6 小时，范围可由小的局限区域到一侧或双侧，程度可由斑点状浸润、弥漫性或局部斑点融合浸润以致弥漫性单肺或双肺大片浸润或实变阴影。

胸部 CT 特别是高分辨率 CT 能提高创伤性湿肺诊断准确性。表现为肺血管影增粗、模糊；肺实质内散在斑点状、小片状稍高密度影；磨玻璃样改变的云雾状稍高密度灶或为大片状或呈叶、段分布的高密度灶。

(三)治疗

对胸外伤后怀疑有创伤性湿肺的患者早期应积极采取各种救治措施，包括鼓励患者咳嗽排痰，雾化吸入，积极抗休克，纠正水电解质和酸碱平衡紊乱，保持呼吸道通畅，中、低流量吸氧。呼吸衰竭和昏迷患者应尽早行气管插管或气管切开，呼吸机辅助呼吸；呼吸机治疗主要的使用模式为同步间歇指令通气(SIMV)＋呼气末正压通气(PEEP)。伴有肋骨骨折患者行胸壁固定，应用镇痛药以减轻疼痛，有利于呼吸和咳痰，但禁用吗啡、可待因类镇痛药，以免抑制咳嗽及呼吸，加重呼吸道梗阻。

七、肺挫裂伤

(一)概述

肺挫裂伤是胸外伤常见的类型之一，是严重的肺实质损伤，易发生 ARDS。其发生机制是爆炸伤、挤压伤、火器伤等外力作用于胸部，胸腔容积在瞬间缩小和肺内产生极高的压力，导致肺组织广泛的挫裂伤，是一种因气压变化造成的间接性损伤。轻度肺挫裂伤主要表现为肺组织毛细血管破裂，血液进入肺组织。重度肺挫裂伤表现为肺内广泛出血、积气，形成肺内血肿。往往同时合并小支气管破裂和肺表面组织裂伤，形成血气胸。肺挫伤与肺撕裂伤常同时存在，故称为肺挫裂伤。

(二)临床表现及诊断

轻度患者出现胸痛、咳嗽、痰中带血，重度患者常有严重胸痛、咯血、呼吸困难、发绀、休克等症状。胸部 X 线片或胸壁 CT 是诊断肺挫裂伤的重要手段，可见一叶、一侧或双侧肺叶广泛斑片状阴影，可伴有气胸或血气胸。

(三)治疗

吸氧、止痛、止血、抗感染、解痉祛痰，控制补液及保持呼吸道通畅等综合治疗。

小的肺内血肿或创伤性肺囊肿，常在伤后 10 天左右被吸收。病变较大者也在伤后 3 个月内自行吸收，肺功能不受影响。合并血气胸患者，经胸腔闭式引流也能很快恢复。但是，肺内血肿伴有异物存留时，可形成肺囊肿。肺囊肿可发生感染，形成支气管胸膜瘘及脓胸。

肺裂伤所致的肺出血和肺囊肿，特别是爆炸伤所致者，若出现长期持续咯血、感染及其他并发症或进行性胸内出血，应考虑开胸探查，清理病灶或行肺叶切除术。严重的肺挫裂伤常伴有呼吸窘迫、低氧血症等表现，当患者 $PaO_2 < 60$ mmHg、肺内分流≥25% 时，呼吸频

率>40 次/分或者<8 次/分,应该早期行气管插管行机械通气,以纠正通气不足。

　　肺挫裂伤合并连枷胸时,应及时给予固定胸廓;合并休克者给予补充血容量等抗休克治疗。

第四节　胸壁疾病

一、先天性胸壁畸形

(一)概述

　　先天性胸壁畸形是一种泛称,指胸壁先天性发育异常导致外形及解剖结构发生改变,形成各种胸壁畸形。一般可分为五类:漏斗胸(凹陷畸形),鸡胸(凸出畸形),波伦综合征(先天性胸大肌缺损合并同侧并指畸形综合征),胸骨裂或缺损,混合性发育不良或因弥漫性骨骼疾病所致胸廓畸形如马方综合征。此外,尚有较罕见但常为致命性的胸壁畸形,如胸廓易位心脏和热纳综合征(窒息性胸廓发育不良综合征)。先天性胸壁畸形可合并先天性心脏病,约占1.5%。中度以上胸壁畸形患者,除影响心肺功能外,可导致心理负担和性格改变,对这些畸形应手术治疗。漏斗胸和鸡胸是最常见的胸壁畸形。

1. 漏斗胸

　　漏斗胸是指胸骨、肋软骨及部分肋骨向内凹陷畸形,又称胸骨凹陷。常是第 3～第 7 肋软骨从肋骨与软骨连结的内侧或外侧向脊柱方向凹陷而构成漏斗的两侧壁,下陷的胸骨构成漏斗的最低点,在胸骨剑突上方凹陷最深。漏斗胸是最常见的胸壁畸形,占胸壁畸形的 90% 以上,发病率为 1‰～4‰,也有高达 80‰ 的报道,男性较女性多发,男女发病率约为 4:1。

2. 鸡胸

　　鸡胸是一种胸骨向前方凸起的胸廓畸形,较漏斗胸少见,病因为胎儿或婴幼儿时期胸骨和肋骨发育不平衡,或患有某些营养不良性疾病,一般是与钙磷代谢障碍有关的疾病,也有少数先天性或继发于胸部手术者。多数鸡胸是胸骨体和与之相连的下位肋软骨呈对称的向前凸出(Ⅰ型);少数呈单侧凸起的不对称畸形(Ⅱ型);较少数病例呈混合畸形,一侧凸起而另一侧凹陷,或上段呈鸡胸而下段则呈漏斗胸改变(Ⅲ型);胸骨柄和与之相连的肋软骨前凸而胸骨体下陷的较为少见(Ⅳ型)。

(二)临床表现

1. 漏斗胸

　　临床表现随畸形的程度而有所不同,但基本的表现是前胸壁的漏斗状畸形。随着畸形程度的加重,呈现两肩前倾("钩状肩"畸形)、后背弓状、前胸下陷和腹部膨隆的典型漏斗胸体征。严重者生长发育差、消瘦,出现呼吸循环系统的症状,表现为活动后心悸、气喘,心前区疼痛,肺活量减少、残气量增多,反复发生呼吸系统感染,如肺炎、支气管炎或哮喘性支气管炎。听诊胸骨左缘可闻及收缩期杂音或心律失常。

2. 鸡胸

　　患者多在五六岁以后才逐渐被注意到,很少发生压迫心肺的症状。体征主要是胸廓前后径增大,胸骨体向前凸出畸形,肋软骨向前凸出或凹陷。常是剑突附着部凸出最明显,两侧的第 4～第 8 肋软骨呈与胸骨平行的深凹陷沟状,使凸出的部分更加明显。

(三)诊断要点

1. 漏斗胸

多发生在刚出生或 1 岁以内的婴幼儿,有典型的"凹胸凸腹"体征。

胸部正、侧位 X 线片表现为心脏向左侧胸腔移位,肋骨的后部平直,前部急骤向前下方倾斜;侧位片胸骨明显向后凹陷,重者可接近脊柱前缘。心血管造影显示右心室前壁有一胸骨压迹,而超声检查显示心肌与前胸壁的接触面积增大,有的患者可以因此而发生二尖瓣脱垂,心前区可听到功能性心脏杂音。CT 对胸廓变形显示更为清楚。

漏斗胸指数$(F_2I)=a\times b\times c/(A\times B\times C)$。其中 a 为纵径,b 为横径,c 为深度;A 为胸骨长度,B 为胸廓横径,C 为胸骨角至椎体的距离。

2. 鸡胸

患者多在五六岁以后发现胸骨向前隆起,很少发生压迫心肺的症状。

胸部侧位 X 线片胸中下部向前隆起。

(四)治疗方案及原则

胸廓畸形轻,无心肺受压或心理障碍者,不必手术治疗。

漏斗胸重者,心肺功能受到影响,或 $F_2I>0.21$,胸脊间距中度以上,经术前准备,应择期施行畸形矫正术。手术时间考虑患者的年龄,3 岁前的患者,部分可自行消失,一般在 5 岁以后才考虑手术。手术方法多为胸骨抬举术(改良 Ravitch 手术或微创 Nuss 手术)或胸骨翻转术。

鸡胸畸形严重者,经术前准备后,择期施行鸡胸畸形矫正术。手术方法多为胸骨翻转或者胸骨沉降法。

二、胸廓出口综合征

(一)概述

胸廓出口综合征是指锁骨下动、静脉和臂丛神经在胸廓上口受压迫而产生的一系列症状。其压迫神经和(或)血管的原因有异常骨质,如颈肋、第 7 颈椎横突过长,第 1 肋骨或锁骨两侧畸形,外生骨疣、外伤所致的锁骨或第 1 肋骨骨折、肱骨头脱位等情况。此外,斜角肌痉挛、纤维化、肩带下垂均可引起胸廓出口变狭窄,产生锁骨下血管及臂丛神经受压迫症状。上臂过度外展、肩部向后下垂、颈部伸展、面部转向对侧以及深吸气等也可使肋锁间隙缩小,神经和血管受压迫的程度加重。胸廓出口综合征神经血管受压常发生在斜角肌三角、肋锁间隙、喙突下区域。以女性多见,多数为一侧。

(二)临床表现

1. 症状

因受压神经或血管不同,症状也各异。神经受压症状较血管性症状常见。95%的患者有疼痛、感觉异常与麻木,常位于手指和手的尺神经分布区,也可在上肢、肩胛带和同侧肩背部疼痛并向上肢放射;晚期有感觉消失,运动无力,鱼际肌和骨间肌萎缩,第 4~第 5 指指伸肌麻痹形成爪形手。

锁骨下动脉受压出现手臂或手的缺血性疼痛、麻木、疲劳、感觉异常、发凉和无力,部分患者出现雷诺现象,常为单侧;动脉闭塞常发生在锁骨下动脉,受压动脉远端扩张形成血栓使远端缺血，手指表现为持续发冷、发绀、发白。

锁骨下静脉受压出现疼痛、肿胀，手指僵硬、远端肿胀和发绀。

2. 体征

（1）上肢外展试验。上肢外展 180°时，上肢神经血管被胸小肌、肱骨头压迫，出现桡动脉搏动减弱。

（2）爱德生试验。也称斜角肌压迫试验，患者深吸气、伸颈，并将下颌转向受检侧，如桡动脉搏动减弱或消失则为阳性发现。

（3）伊登试验。也称肋锁挤压试验，双肩向后下拉，使第 1 肋骨与锁骨靠近，肋锁间隙缩小，压迫神经血管束产生症状。

（三）诊断要点

1. 症状

患侧上肢疼痛和麻木感，部分疼痛发生在颈肩部，并可因过度用力，伴上肢外展和颈部过伸体位时出现或加重。

2. 查体

上肢外展试验、爱德生试验、伊登试验可诱导桡动脉搏动消失或减弱，并诱发患者产生症状。

3. 辅助检查

颈胸 X 线片可发现颈肋和第 1 肋骨畸形。肌电图检查测定尺神经传导速度，据此可判断臂丛神经受压的程度，正常尺神经传导速度均值为 72 m/s。

（四）治疗方案及原则

诊断明确后，经术前准备，针对病因择期手术治疗。手术方式包括第 1 肋骨切除（腋入路）、颈肋切除及前斜角肌离断术（锁骨上入路），术中注意预防神经粘连或复发。

三、胸壁结核

（一）概述

胸壁结核是指继发于肺或胸膜结核感染的肋骨、胸骨、胸壁软组织结核病变，是最常见的胸壁疾病，其病变可能侵犯胸壁各种组织。常见于 30 岁以下的青年人，男性较多。大多数患者症状不明显，或有轻度疼痛，脓肿可自行破溃，形成久不愈合的慢性窦道，病变多见于胸前壁，胸侧壁次之，脊柱旁更少。胸壁结核最常见的病因是肺结核、胸膜结核或纵隔淋巴结核由肺、胸膜的原发病灶侵入胸壁组织，通常可有 3 种途径：①结核菌由肺或胸膜的原发病灶经淋巴侵入胸壁组织，此为最常见的感染途径；②肺或纵隔的结核病灶穿破胸膜后，直接入胸壁各种组织，包括胸壁软组织以及骨和软骨都受到损害；③结核菌经血循环侵入胸壁组织，病原菌破坏肋骨或胸骨，引起结核性骨髓炎，病变进展时可穿破骨质及骨膜，侵入胸壁软组织，这种情况比较少见。

（二）临床表现

1. 症状

多无明显全身症状，若为原发结核病变活动期，患者可有结核感染反应，如低热、盗汗、乏力及消瘦等。局部胸壁结核有缓慢增大的肿块，可无红肿，也可能有轻微疼痛，但无急性炎症征象(寒性脓肿)。在按压时可能有波动感,穿刺可抽出乳白色脓液或少量干酪样物质,涂片或普通培养无化脓细菌。病变继续发展,肿块逐渐长大、变软、穿破皮肤,形成久不愈合的慢性窦道,长期流脓。

2.体征

病灶处呈半球形隆起,基底固定,肿块多有波动。有混合感染者触痛明显。如出现窦道,皮肤边缘多呈悬空现象。

(三)诊断要点

(1)患者肺部或其他器官如有结核病,出现没有急性炎症的胸壁肿块或已有慢性窦道形成者,应考虑胸壁结核的诊断。

(2)从穿刺脓液中找到结核杆菌,或取窦道处肉芽组织病理活检确定诊断。

(3)X线检查对胸壁结核的诊断很有帮助,有可能显示肺或胸膜的结核病变、肋骨或胸骨的破坏、胸壁软组织阴影。但肋软骨病变常不能在X线片上显示。

(四)治疗方案及原则

积极进行全身抗结核治疗,同时注意休息和加强营养。

如有活动性肺结核、纵隔或肺门淋巴结核,应在病情稳定后再行胸壁结核的手术。术中注意彻底清除结核病灶及窦道,术后继续抗结核药物治疗。

四、胸壁肿瘤

(一)概述

胸壁肿瘤是指胸廓骨骼组织和肌肉、血管、神经等软组织的肿瘤。胸壁肿瘤组织来源复杂,病理类型繁多,分为良性肿瘤和恶性肿瘤两大类,其中恶性占 $50\%\sim80\%$。发生在胸壁深层软组织的良性肿瘤常见的有神经纤维瘤、神经鞘瘤、纤维瘤、脂肪瘤等,恶性肿瘤常见的有恶性纤维组织细胞瘤、纤维肉瘤、神经纤维肉瘤、横纹肌肉瘤、脂肪肉瘤等。原发性骨骼肿瘤中,良性肿瘤常见的有软骨瘤、骨软骨瘤、骨纤维结构不良、骨纤维瘤、骨囊肿等,恶性肿瘤常见的有软骨肉瘤、骨肉瘤、恶性骨巨细胞瘤等。临床症状取决于肿瘤大小、部位、性质及与周围组织的关系,常见的症状和体征为疼痛和局部肿块。

(二)临床表现

1.症状

良性肿瘤病程长,缺少特异症状,仅少数有轻度的胸部疼痛。恶性肿瘤早期症状不明显,最常见的主诉是局部疼痛(压痛)和胸部包块。有局限性压痛,并逐渐加重者常提示为恶性病变。低龄和高龄者恶性可能性大,生长较快的肿瘤恶性可能性大。当有肋间神经痛、肢体麻木疼痛、霍纳综合征或上腹部放射痛,多提示肿瘤已压迫和侵犯周围组织。晚期的恶性肿瘤可有远处转移、胸腔积液或血性胸腔积液。瘤体向胸腔内生长时,可产生呼吸困难、刺激性咳嗽等症状,有的可发生病理性骨折。

2.体征

发生在前胸壁和侧胸壁的肿瘤多可触及肿块,在后胸壁的肿瘤早期常不易发现。肿物局部有不同程度的压痛。胸壁肿瘤晚期可出现胸腔积液。

(三)诊断要点

胸壁肿瘤的诊断较为容易,但在诊断中应尽可能明确肿瘤是起源于胸壁还是肺内肿瘤侵犯胸壁,是良性肿瘤还是恶性肿瘤,是原发性还是转移性肿瘤。

CT 扫描可清晰显示肿瘤部位、形态、大小、范围及有无转移,测定 CT 值可判断肿瘤密度,对诊断意义重大。如有明显的软组织肿块影,并有骨质破坏者,多提示恶性病变;若有广泛骨质破坏,又有放射状新骨形成时,多考虑骨肉瘤。软骨瘤或骨软骨瘤多表现为肿块密度普遍增高,并有点片状骨质形成,但无骨质破坏。肋骨巨细胞瘤 X 线表现为皂泡样透亮区、骨皮质薄如蛋壳。

必要时可行胸壁肿瘤穿刺活检明确病理诊断。

(四)治疗方案及原则

1.手术治疗

只要患者条件许可,胸壁的肿瘤无论良、恶性,排除恶性胸壁肿瘤远处转移时,均应手术切除。胸壁转移性肿瘤应根据原发病灶治疗情况酌情考虑手术治疗。术中对于胸壁恶性肿瘤须行扩大切除,胸壁缺损范围较大须行胸壁重建术。

2.放疗及化疗

某些对放、化疗敏感的胸壁恶性肿瘤可行术前或术后放、化疗。

第五节　胸膜疾病

一、胸膜间皮瘤

间皮瘤可发生于体内多个部位,按照美国有关资料的统计,胸膜间皮瘤占 81.8%(其中男性 87%,女性 64%),腹膜间皮瘤占 14.4%,其余为心包、神经鞘膜、关节滑膜及睾丸鞘膜的间皮瘤。胸膜间皮瘤为胸膜原发性肿瘤,是来源于脏层、壁层、纵隔或横膈 4 个部分胸膜的肿瘤。国外发病率高于国内,分别为 0.07%～0.11% 和 0.04%,死亡率占全世界所有肿瘤的 1% 以下。我国大城市胸膜间皮瘤发病率为 0.3/10 万～0.5/10 万,中、小城市发病率为 0.1/10 万～0.2/10 万,其中男女发病比约为 2∶1。病因多与石棉接触有关,也有学者认为与病毒、细菌的感染或其他理化因素有关。按其病理和临床转归特征分为恶性间皮细胞瘤和良性间皮细胞瘤,恶性间皮细胞瘤起于胸膜腔间皮细胞,预后不佳,而良性间皮细胞瘤预后良好。

(一)恶性间皮细胞瘤

1.概述

恶性间皮细胞瘤一般分为局限性恶性间皮细胞瘤和弥漫性恶性间皮细胞瘤两种。恶性间皮细胞瘤的发病与接触石棉有关,从开始接触石棉到发生肿瘤通常需 20～40 年。恶性间皮细胞瘤也偶见于儿童,而患儿的双亲多从事石棉工作。发病年龄常为 50～70 岁,男性多于女性,其中位生存期为 10～12 个月。

2.临床表现

主要症状为剧烈胸痛及呼吸困难,其他症状包括消瘦、乏力、发热、声音嘶哑等。约一半以上的患者有大量胸腔积液伴严重气短。无大量胸腔积液者胸痛常较为剧烈,体重减轻常见。

由于病变累及横膈,也可引起肩部和上腹部疼痛。当疾病进一步发展,出现体重减轻、干咳、进行性呼吸困难,部分患者可有低热,偶尔也可遇到低血糖、肥大性肺性骨关节病等,但这种变化也可见于良性间皮细胞瘤。

3.诊断要点

(1)症状:有石棉接触史的中老年人出现持续胸痛、气短且有渗出性胸腔积液,均应考虑恶性间皮细胞瘤的可能。

(2)X线胸片:胸部X线所见多有胸腔积液,且常可占据胸腔的50%,遮盖胸膜肿瘤阴影,大约1/3的患者在对侧胸腔能发现胸膜斑块。

4.治疗方案及原则

(1)治疗原则:局限型者应首选手术治疗,弥漫型者可手术与化疗相结合。

(2)外科手术治疗:仅适于60岁以下和Ⅰ期上皮型肿瘤患者。

1)壁胸膜切除和纤维板剥除:适合于肺实质无深部病变者。

2)全胸膜全肺切除术:此手术常须切除心包和膈,并应用人工修补材料,切除相对彻底但创伤极大。Sugarbaker等于1991年报道的手术死亡率已降至5.8%。

(3)化疗:培美曲塞被认为是目前治疗恶性胸膜间皮瘤最有效的药物。培美曲塞联合顺铂是目前一线治疗恶性胸膜间皮瘤的标准方案。健择(GEM)加顺铂(DDP)组成的GP方案也有一定疗效。

(4)放疗:对恶性间皮细胞瘤效果不明显。

(5)姑息疗法:呼吸困难是间皮瘤患者最为痛苦的症状,治疗性胸腔穿刺可以使呼吸困难症状缓解。恶性间皮细胞瘤的另一种常见症状为胸痛,可能是由于肿瘤侵犯胸壁所致,此种症状局部放疗可能有效,若疗效不满意须给予镇痛剂。

(二)良性间皮细胞瘤

1.概述

局限于胸膜的良性肿瘤,与恶性间皮细胞瘤相比预后良好,但较为少见,近25年来在Mayo医院只见到52例,多数为良性间皮细胞瘤,可无石棉接触史。

2.临床表现

较常见症状为咳嗽、胸痛、气短,约50%的良性间皮细胞瘤患者可无任何症状,多在胸部常规X线检查时被发现;25%的患者可有发热但无其他感染症状;20%的患者可见有肥大性肺性骨关节病(HPO),而肿瘤越大越常见。当手术切除间皮瘤后,几乎所有患者HPO症状相继消失。

良性间皮细胞瘤常合并有副瘤综合征如低血糖症。文献中报道,360例良性间皮细胞瘤患者有4%发生症状性低血糖。其发生机制尚不清楚,肿瘤切除后,低血糖症状可消失。

3.诊断要点

(1)X线检查:所见为孤立、境界明显的肿块,位于肺周边部或叶间处。肿块也可以呈分叶状,合并胸腔积液者约占10%,有无胸腔积液对预后无任何影响。肿块也可大到占据整个胸腔,使纵隔、心脏移位,在肿块阴影中有时可见到钙化。

(2)开胸探查:对于诊断是必要的,由于良性间皮细胞瘤同样也可以引起全身症状,所以对怀疑恶性间皮细胞瘤的患者,在采取放疗或化疗之前,必须取得组织学的证据。

4.治疗方案及原则

良性间皮细胞瘤的首选治疗措施是外科手术切除,如果肿瘤起源于脏层胸膜,部分肺组织也相应切除,手术可治愈90%的患者。其余患者的病情可能有反复,这种反复或复发可出现在手术切除10年以后,因此,有人主张手术后每年行胸部X线检查,以便及时判断有无复发。

二、自发性气胸

(一)概述

自发性气胸相对于获得性气胸,指在无外伤或人为因素情况下,脏胸膜破裂,气体进入胸膜腔导致胸腔积气而引起的病理生理状况,大多为肺泡破裂后产生,好发于青少年、吸烟者及瘦高体型者。继发于慢性阻塞性肺疾病、肺结核等胸膜及肺疾病者称继发性气胸。按病理生理变化又分为闭合性(单纯性)、开放性(交通性)和张力性(高压性)三类。

(二)临床表现

1.症状

主要症状为呼吸困难、患侧刀割样胸痛、刺激性干咳。张力性气胸者严重烦躁不安,可出现发绀、出冷汗甚至休克。

2.体征

少量或局限性气胸多无阳性体征。典型者气管向健侧移位,患侧胸廓饱满,呼吸动度减弱,叩诊呈过清音,呼吸音减弱或消失。左侧气胸并发纵隔气肿者,有时心前区可听到与心率一致的噼啪音(黑曼征)。

(三)诊断要点

1.X线胸部检查

为最可靠的诊断方法,可判断气胸程度、肺被压缩情况,有无纵隔气肿、胸腔积液等并发症。

2.其他检查

血气分析,对肺压缩>20%者可出现低氧血症;胸腔穿刺测压,有助判断气胸的类型;胸腔镜检查,对慢性、反复发作的气胸有助于弄清肺表面及胸膜病变情况;血液学检查,无并发症时无阳性发现。

(四)治疗方案及原则

1.对症治疗

应卧床休息,给予吸氧、镇痛、止咳,有感染时给予抗生素治疗。

2.胸腔减压

(1)闭合性气胸,肺压缩<20%者,单纯卧床休息气胸即可自行吸收;肺压缩>20%症状明显者应胸腔穿刺抽气1~2次/天,每次600~800 mL为宜。

(2)开放性气胸,应用胸腔闭式引流排气,肺仍不能复张者,可加用负压持续吸引。

(3)张力性气胸,病情较危急须尽快排气减压,同时准备立即行胸腔闭式引流或负压持续吸引。

3.手术治疗

经内科积极治疗肺仍不能复张,应考虑手术治疗。自发性气胸的外科手术包括切除破裂的肺大疱以及破裂口的基底部病灶,并可采用胸膜粘连方法以固定胸膜。适当的外科治疗可治愈气胸,利于肺尽早复张,了解引起气胸的基础病变,采取可靠的根治性治疗措施,防止复发。

手术适应证：①张力性气胸；②复发性气胸，首次自发性气胸发作，应建议行胸腔闭式引流术，但手术后破口长期不愈合，或同侧再次发作自发性气胸，应外科手术治疗；③慢性气胸，自发性气胸在急性发作时治疗不恰当，使萎陷的肺表面纤维素沉积，形成纤维板，肺表面破口不能闭合，肺难以复张，手术的目的是缝闭肺表面破口，切开或切除肺表面的纤维板，使肺尽可能复张；④血气胸。

三、脓胸

(一)概述

脓胸是指正常状态下无菌的胸膜腔被致病菌侵入，发生感染积脓。脓胸多由化脓性细菌所引起。多数脓胸继发于肺部感染。在小儿，金黄色葡萄球菌肺炎是常见原因。部分也可因开放性胸外伤、胸内手术、膈下脓肿或败血症所引起。

按照病变范围分类：脓液占满整个胸腔者，称全脓胸；脓液局限于部分胸腔内，称为局限性(包裹性)脓胸。根据病程长短，分为急性和慢性两类，事实上二者无明确的界限。急性脓胸大部分继发于各种肺炎，慢性脓胸绝大部分由急性脓胸转变而来。脓胸如为肺脓肿破裂所致，或并发支气管胸膜瘘，则有气胸同时存在，称为脓气胸。脓胸未进行引流，脓液可穿向胸壁皮下组织(称自溃性脓胸)，溃破后形成脓窦，或向肺部穿破形成支气管胸膜瘘，脓液经支气管胸膜瘘流入对侧肺内引起感染。脓胸还可并发纵隔脓肿、肋骨或胸骨骨髓炎、败血症等。

(二)临床表现

1.急性脓胸

(1)高热、胸痛、气促、咳嗽，伴支气管胸膜瘘者有体位性咳痰。

(2)患侧胸部呼吸受限，胸廓饱满，气管移向对侧，肋间隙增宽，叩诊呈浊音或实音(脓气胸叩诊呈上部鼓音，下部浊音)，听诊呼吸音减弱或消失。

2.慢性脓胸

(1)反复发热(低热)、食欲缺乏、胸部隐痛、气促、咳嗽，伴支气管胸膜瘘者咳大量脓痰。

(2)慢性消耗性病容、消瘦、贫血、营养不良(血浆蛋白降低)，患侧胸壁塌陷，气管向患侧移位，肋间隙变窄，呼吸运动受限，叩诊呈实音，呼吸音减弱或消失，脊柱侧弯，杵状指(趾)。

(三)诊断要点

1.急性脓胸

(1)有肺炎、胸外伤或胸部手术史，发热、胸痛、咳嗽、气促，血液白细胞及中性粒细胞计数增多。

(2)有胸膜腔积液体征，积脓多者可有纵隔移位。

(3)胸部 X 线检查胸腔内有积液现象，纵隔推向健侧，伴支气管胸膜瘘时见肺萎缩及液平面。

(4)胸腔穿刺抽出脓液可确诊，细菌培养可为阳性。胸穿后可注入亚甲蓝(美蓝)1 mL，确定有无支气管胸膜瘘。

2.慢性脓胸

(1)有急性脓胸处置不当或引流不畅，或有引起脓胸的原发病未愈的病史，脓腔尚未闭合。

(2)呈慢性消耗体质、低热，患侧胸膜增厚，胸壁下陷或有积液体征，常有杵状指(趾)。

（3）胸部 X 线检查可见胸廓下陷、胸膜增厚、肋间隙变窄，有积液或液气平面。胸壁窦道碘油造影见有脓腔，有时可见胸膜钙化影。

（4）胸腔穿刺抽出脓液，培养有细菌生长。胸内注入亚甲蓝检查，可确定有无支气管胸膜瘘。

（四）治疗方案及原则

治疗方案针对脓胸的不同时期分为急性脓胸的治疗及慢性脓胸的治疗。

1. 急性脓胸

（1）根据脓液细菌培养及药物敏感试验选用有效抗生素控制感染。

（2）全身支持治疗包括加强营养、补充能量和蛋白质，必要时可多次间断给予输血。排尽脓液促使肺早日复张。

（3）及早反复胸膜腔穿刺，抽除稀薄脓液。对经反复穿刺后效果不佳者应及早行胸腔闭式引流。对小儿金黄色葡萄球菌肺炎引起的脓胸多主张早期行胸腔闭式引流，可获较好效果。

（4）纤溶酶治疗。针对脓液稠厚、引流不畅的病例。

（5）手术治疗。脓胸早期清创术。

2. 慢性脓胸

（1）慢性脓胸除了针对致病菌应用敏感抗生素外，更应注重全身的营养支持治疗。

（2）纤维板剥离术。针对病程不长，肺内无病变者。

（3）纤维板剥离术＋胸膜肺切除术。针对病程长，肺内有病变或支气管胸膜瘘者，可行胸膜肺切除，如一侧肺完全毁损，可行胸膜全肺切除。

（4）肌瓣填塞术。对病程长，有难以闭合的支气管胸膜瘘或较大脓腔的病例，可选用胸壁带蒂胸大肌瓣移植。

（5）大网膜移植术。肺组织已严重纤维化或肺内有病变不宜膨胀者（如空洞型肺结核），以及胸膜离术失败者，如脓腔容量在 150 mL 左右可用大网膜填塞，消灭脓腔。

四、乳糜胸

（一）概述

乳糜胸为不同原因导致胸导管破裂或阻塞，使乳糜液溢入胸腔所致。乳糜胸发生原因多样，以损伤、结核、丝虫病、肿瘤最为常见。

1. 外伤性

胸部外伤或者胸内手术如食管、主动脉、纵隔或心脏手术可能引起胸导管或其分支的损伤，使乳糜液外溢入胸膜腔。有时脊柱过度伸展也可导致胸导管破损。近年来，广泛采用的肺癌系统性淋巴结清扫也会损伤胸导管，临床上并不少见。

2. 梗阻性

胸腔内肿瘤如淋巴肉瘤、肺癌或食管癌压迫胸导管发生梗死，梗阻胸导管的近端因过度扩张，压力升高，使胸导管或其侧支系统破裂。丝虫病引起的胸导管阻塞目前甚为罕见。

其他原因引起的乳糜胸甚为少见，纵隔或肺淋巴管的先天性异常偶尔见于新生儿的乳糜胸病例，极少数肝硬化门静脉高压病例，因血栓或其他原因产生身体上部大静脉梗阻或者肺淋巴血管瘤引起胸膜下淋巴液的渗出，可能造成一侧或双侧乳糜胸。

(二)临床表现

(1)大量的乳糜液蓄积在胸腔可以造成呼吸困难、心排出量减少和循环血量不足,临床表现为胸闷、气促,尤以活动量大或进食较多脂肪性食物时明显。

(2)少量乳糜性胸腔积液时可无阳性体征;量多时患侧呼吸运动减弱,叩诊呈浊音,呼吸音减弱或消失。

(3)X线胸片见单侧或双侧胸腔积液。

(4)胸腔穿刺可抽出大量乳白色液体,如合并出血,乳糜液也可呈血性。

(三)诊断要点

(1)依据症状和体征。

(2)影像学检查。胸部X线、CT、淋巴造影(经下肢淋巴管造影,于第1、第2趾间皮下注射染色剂,然后切开皮肤显露染色的淋巴管,注入有机碘造影剂,于注完后即刻及12小时、24小时后分别摄片,使下肢、盆腔及胸导管显影,对于确诊乳糜胸帮助较大)。

(3)个别情况下,胆固醇性和结核性胸膜炎,以及类风湿关节炎和恶性肿瘤引起的胸腔积液也可以呈牛奶样,因含有微量的脂肪和脂肪球,使苏丹Ⅲ染色呈阳性反应。分析胆固醇/甘油三酯的比例有助于鉴别诊断。真乳糜胸的胆固醇/甘油三酯比值<1,而假性乳糜胸则>1。另外,如果每100 mL胸液中甘油三酯的含量>110 mg,则99%是真乳糜胸;如果甘油三酯的含量<50 mg,则仅有5%是真乳糜胸。最简单的方法是让患者吃奶油制品,乳糜液明显增加则支持乳糜胸的诊断。

(四)治疗方案及原则

乳糜胸一旦确诊,应立即采取禁食、输血、静脉补液、高营养支持治疗,胸腔穿刺或闭式引流可使肺完全膨胀。恶性肿瘤引起者应对肿瘤进行放疗。50%的患者可通过保守治疗,而另50%的患者需要手术。

1.保守治疗

(1)禁食、静脉补液、高营养支持,行胸腔闭式引流。

(2)应用生长抑素,抑制乳糜产生。

(3)胸腔内注射胸膜粘连剂,促进胸膜粘连,以封闭胸导管瘘口。

(4)治疗成功后,逐步恢复正常饮食。

2.手术治疗

(1)手术适应证:①发病急且由创伤引起;②胸液进行性增加,引起后未见减少;③一般情况尚好,非恶性肿瘤侵犯引起;④保守治疗无效,应给予积极手术。

(2)术前准备:术前充分纠正营养不良和电解质紊乱,输血,摄入高蛋白饮食,控制呼吸道感染,术前3~4小时给予高脂肪饮食,有助于术中寻找胸导管和其破损部位。

(3)手术治疗:气管内插管,静脉复合麻醉。常取左卧位、右侧手术,也可做左侧手术。①经右胸结扎胸导管。右后外侧切口经第5或第6肋间进胸,吸净胸内积液,将肺推向前方,暴露后纵隔,在奇静脉与主动脉之间寻找白色半透明4~5 mm粗的胸导管,破损两端用粗线双重结扎,然后用纱布吸干积液,仔细观察有无漏出;②经左胸结扎胸导管,在主动脉上方切开纵隔胸膜,在锁骨下动脉后方找出胸导管,双重结扎,如破损在主动脉弓下,则按右进胸方法,在奇静脉和主动脉之间寻找胸导管,予以结扎。

第三章　心脏疾病

第一节　先天性心脏病

一、动脉导管未闭

动脉导管未闭(patent ductus arteriasus,PDA),是常见的先天性心脏病(congenital heart disease,CHD),占先天性心脏病的 12%～15%。动脉导管是胎儿期血流经肺动脉至主动脉的通道。动脉导管组织结构与动脉不同,主要由呈螺旋状排列的平滑肌细胞组成。足月产婴儿出生后,随着呼吸肺血管阻力降低,血液氧分压增高,前列腺素水平下降,缓激肽等物质的产生,导管平滑肌收缩,内膜增厚并向管腔内突入,阻断导管的血流,10～20 小时内导管呈功能性关闭。85% 的足月产婴儿于出生后 4 周左右导管内膜纤维组织弥漫性增生,逐渐纤维化至永久性闭塞,成为动脉韧带。早产儿由于出生后继续发育,导管自然闭合可能性大,但因对前列腺素敏感,闭合稍晚。由于某些原因逾期不闭合者即为动脉导管未闭(图 3-1)。动脉导管未闭可单独存在或与主动脉缩窄、室间隔缺损、法洛四联症等并存。

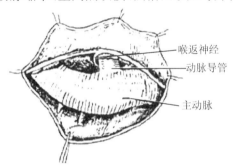

图 3-1　动脉导管未闭

(一)病理解剖

动脉导管通常位于主动脉峡部和左肺动脉起始处,其粗细、长短不一,一般长 2～10 mm,直径为 4～12 mm,最粗可达 20 mm。按其形态可分为:①管型,两端骨径均等;②漏斗型,主动脉端粗,肺动脉端细,形如漏斗;③窗型,主动脉、肺动脉紧连,导管粗而短;④动脉瘤型,导管中部呈瘤样膨大,管壁很薄;⑤哑铃型,两端粗、中间细。前两型多见,尤其是管型。

(二)病理生理

出生后主动脉压力升高,肺动脉阻力下降。无论收缩期或舒张期,主动脉压力均超过肺动脉,主动脉血经动脉导管持续流向肺动脉,形成左向右分流。分流量大小取决于主动脉和肺动脉之间的压力阶差和导管的粗细,可达左心排血量的 20%～70%。左心房回心血量增加。左心容量负荷加重,导致左心室肥厚、扩大,甚至左心衰竭。由于肺血量增加,肺循环压力升高,右心负担加重,甚至右心室肥大。肺小动脉长期承受大量主动脉血流而引起痉挛性收缩和继发性管壁增厚,肺循环阻力逐渐增高。当肺动脉压力等于主动脉舒张压时,仅收缩期存在分流,当其压力接近或超过主动脉压力,呈双向或逆向分流,临床上出现发绀和下半身重于上半身的分离性发绀,形成艾森门格综合征(Eisenmenger syndrome),终致右心衰竭。

(三)临床表现

与导管粗细、分流量大小和肺血管阻力有关,导管细、分流量小,常无症状;导管粗、分流量大,症状明显。易发生肺部感染、气促、乏力,发育不良或反复心力衰竭。

1.体格检查

在胸骨左缘第2肋间可闻及连续性机器样杂音,收缩期增强,舒张期减弱,局部触及震颤。收缩压正常,舒张压降低,脉压增大。四肢动脉可触及水冲脉,股动脉可闻及枪击音。分流量大者,心尖部可闻及舒张期杂音。肺动脉高压者,仅有收缩期杂音或杂音消失,而肺动脉瓣第二音亢进。

2.心电图检查

正常或左心室肥大。肺动脉压力增高,则左、右心室肥大。

3.X线检查

分流量大者左心缘向左下延长,主动脉结突出,可呈漏斗状。肺血管影增多。透视下有舞蹈征象。

4.超声心动图检查

显示左心房、左心室增大,胸主动脉起始部与肺动脉间的动脉导管和经导管的血流信号,可测得导管的长度、内径和分流大小。

5.心导管检查

诊断不明确或病情重,须了解肺动脉压力和阻力时,行此检查。右心导管可通过动脉导管进入主动脉内,肺动脉内血氧增高。升主动脉逆行造影时主动脉峡部可显示动脉导管影和肺动脉影。

根据杂音的性质和位置、周围血管征,结合心电图、X线胸片和超声心动图检查,一般不难诊断。但应与主动脉—肺动脉间隔缺损,主动脉窦动脉瘤破裂,冠状动、静脉瘘和室间隔缺损伴主动脉瓣关闭不全等心脏病相鉴别。临床症状、体征不典型的病例,右心导管检查或逆行主动脉造影可确诊。

(四)手术治疗

1.手术适应证

早产儿、婴幼儿反复发生肺炎、呼吸窘迫和心力衰竭,药物难以控制,应及时手术;检查已提示左心容量负荷增加,肺血增多,或心导管检查 Qp/Qs≥1.5,应尽早手术;导管细、无症状,不影响发育者,多主张 4～5 岁时手术。随着麻醉、手术安全性的提高,也有主张更早手术者。严重肺动脉高压,呈双向分流或逆向分流,动脉导管已成为右心排血通道,不能阻断其血流。发绀型心脏病(如肺动脉闭锁、法洛四联症、大动脉错位等)所合并的动脉导管是低氧饱和度血进入肺内氧合的唯一或重要途径,除非同时行畸形矫治,否则不能单独阻断其血流。

Porstman 成功采用心导管封堵术治疗动脉导管未闭以来,其技术及填塞材料不断改进,以及 20 世纪 90 年代初开展起来的电视胸腔镜下导管结扎术,都因具有切口小、创伤轻、恢复快等优点,易为患者所接受。但因有各自的严格适应证、禁忌证,外科手术仍是动脉导管未闭的主要治疗方法。

2.手术方法

外科闭合动脉导管有结扎、切断缝合、体外循环下缝闭三种方法,手术径路有左侧胸切口和前胸正中切口两种,采用哪种方法视病情和医生习惯而定。

(1)左侧胸切口:全麻插管后右侧胸 90°卧位,左后外侧第 4 肋间或第 5 肋床切口(也有采用腋中线皮肤纵行切口)进胸,或胸膜外显露动脉导管三角区。①结扎术:纵行切开导管三角区纵隔胸膜,沿内侧胸膜切缘缝置牵引线,牵开迷走神经,显露动脉导管,游离导管上缘、下缘和后壁,绕导管套 10 号双丝线、单丝线各 1 根,行导管钳闭试验 1～3 分钟,若无心率增快或血压下降,则加深麻醉和药物降压至动脉压为 70～80 mmHg,按先双后单的顺序结扎丝线,扎闭导管。此法最为常用;②钳闭术:显露、游离血管后,根据导管的粗细选择适宜规格的钽钉钉闭导管。操作简便,效果确实;③切断缝合术:导管充分游离降压后,用 2 把导管钳钳夹动脉导管,在两钳之间的主动脉侧用 4-0 Prolene 线或 5-0 Prolene 线连续缝合法边切边缝,然后缝合肺动脉侧切缘。常在主动脉侧钳夹 2 把导管钳,以防导管滑脱大出血。此法适用于导管粗大、术中损伤出血或感染后不宜结扎和钳闭的病例。对手术难度较大的病例,可应用 Putts-Smith 钳稳固阻断动脉导管的起始部和肺动脉侧,再行导管切断缝合。

(2)前胸正中切口:在全麻气管插管、体外循环支持下闭合动脉导管。

适用于:①左侧胸膜粘连重,显露动脉导管困难;②动脉导管结扎后再通;③导管太粗,或呈窗型;④合并心内畸形需一并矫治。

术式有两种。①心包外结扎术:体循环下,向下牵拉肺总动脉,切开肺动脉分叉处及左肺动脉心包返折,显露动脉导管,紧贴左肺动脉游离导管左右间隙和后壁,套 10 号丝线结扎动脉导管;②肺动脉切口内缝合法:体外循环血流降温,在降温过程中以手指按压导管表面以阻断导管血流,或切开肺动脉,堵住导管口,以减轻术后肺损伤和全身灌注不良。鼻咽温度降至 20～25℃时,减低流量[10 mL/(kg·min)],经主肺动脉切口显露动脉导管内口,用带垫片的 4-0 Proline 头针褥式缝合,分别从导管开口的肺动脉壁下缘进针,由其上缘穿出肺动脉打结,直接缝闭动脉导管。导管口径>15 mm 者,不宜直接缝闭,采用涤纶片沿肺动脉的导管开口边缘做连续缝合,以封闭导管。

二、主动脉缩窄

主动脉缩窄(coarctation of the aorta)在西方国家是一种较常见的先天性心血管疾病,占先天性心血管疾病的 7%～14%,亚洲国家发病率相对较低,占先天性心血管疾病的 1.1%～3.4%,国内报道略低于此数。本病多见于男性,男女发病比为 2∶1～4∶1。

(一)病理解剖

可发生于主动脉的任何部位,绝大多数位于左锁骨下动脉远端和动脉导管或动脉韧带连接处的上动脉,发病机制尚不清楚,有多种理论,主要有:①导管吊带理论,在动脉导管闭合过程中,肌性组织收缩和纤维化累及主动脉峡部是其局限性狭窄的主要原因,组织学证实缩窄的梗阻内嵴是由类似导管组织细胞所构成的;②流体理论,即在胎儿时期,一些左向右分流的心内畸形或瓣膜病变使主动脉峡部血流减少而导致主动脉缩窄。临床上主动脉缩窄合并室间隔缺损、卵圆孔未闭、房间隔缺损、二尖瓣狭窄和主动脉瓣二瓣化的心内先天性畸形较为常见。且一些右心排血量降低的疾病如法洛四联症、肺动脉瓣狭窄和三尖瓣闭锁几乎不会合并主动脉缩窄。然而两种理论都不能完全解释不同类型的主动脉缩窄。

1903 年,Bonnet 将主动脉缩窄分为婴儿型和成人型。后来根据缩窄与动脉导管或动脉韧带的关系,将婴儿型称为导管前型,成人型称为导管后型和近导管型(图 3-2)。①导管前型:动脉导管多呈开放状态,常合并心内畸形;②导管后型和近导管型:动脉导管多已闭合,很少合并心内畸形,此型临床上最常见,约占 90%。因上述分型不能准确地反映其临床现象和病理变化,则有主张分为单纯型和复合型。单纯型动脉导管已闭合,复合型动脉导管未闭合。国际小儿心脏外科命名和数据库建议按以下分型:①单纯主动脉缩窄;②主动脉缩窄合并室间隔缺损;③主动脉缩窄合并复杂心内畸形;④主动脉缩窄合并峡部和(或)弓部发育不良。

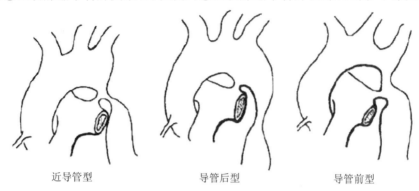

近导管型　　　　　　　导管后型　　　　　　　导管前型

图 3-2　主动脉缩窄的分型

主动脉缩窄常为局限性,管壁中层增厚,内膜增生呈环状或隔膜样凸向腔内,使管腔不同程度地缩小,严重者可缩小至几毫米甚至呈针尖大小的偏心或中央小孔。缩窄的主动脉远端常有扩张,管壁变薄。另外,常同时伴有主动脉峡部或远端主动脉弓(左锁骨下动脉和左颈总动脉之间)的狭窄。当缩窄管腔面积小于 50% 时才出现明显压差,随着狭窄范围的延长压差更为明显。据统计,33% 为中度狭窄,42% 为针孔样重度狭窄,25% 为管腔闭锁。在成人偶见假性主动脉缩窄,可能因主动脉弓部过长,动脉导管或动脉韧带对面的主动脉发生扭曲、成角畸形,外形似缩窄,其管腔内却无隔膜样结构,也无明显压力阶差。但扭曲、成角远端动脉内涡流会导致主动脉扩张和主动脉瘤形成。

(二)病理生理

主动脉缩窄的血流动力学改变主要是缩窄近心端血压增高,左心室后负荷加重,出现左心室肥大、劳损。缩窄远心端血管内血流减少、血压低,严重缩窄者可出现肾脏和下半身的血液供应不足,造成低氧血症、少尿、酸中毒。导管前型主动脉缩窄患者的下半身血流部分为经动脉导管流入的肺动脉血液。引起下半身,尤其是足趾发绀。出生后 3～6 个月可逐渐建立上、下肢侧支循环,以缓解下半身血液供应不足。主要通过锁骨下动脉的分支与胸部和下半身的动脉相交通。

(三)临床表现

与主动脉缩窄的程度、类型和是否合并心内畸形有关。若主动脉缩窄较轻,不合并心内畸形,多无症状,少数患者时有头痛、鼻出血,双腿容易疲劳。多在体检时发现下肢血压高,进一步检查才被诊断。严重主动脉缩窄或合并心内畸形者,症状出现较早。出生后即有充血性心力衰竭症状,主要表现为气促、多汗、喂养困难和代谢性酸中毒。严重主动脉缩窄的新生儿和婴幼儿侧支血流不足,一旦动脉导管闭合,可迅速导致急性充血性心力衰竭、代谢性酸中毒和肾衰竭。

1.体格检查

颈动脉搏动明显,胸骨柄上窝可触及搏动,胸骨左缘第 2 肋、第 3 肋间和左背肩胛骨旁均可听到收缩期杂音。桡动脉搏动强、上肢血压高,足背动脉或股动脉搏动弱,甚至难触及,下肢动脉压低或难测。

2.心电图检查

正常或左心室肥大劳损。

3.X线检查

心影可正常或有不同程度的左心室增大。伴有心力衰竭的患者,全心增大。主动脉峡部凹陷,其上、下扩大,而呈"3"字形影像。偶可见第4~第9肋骨下缘受侵蚀的X线征象。

4.超声心动图检查

锁骨上窝探查有助于诊断,可示降主动脉缩窄的部位,加速的血流声学信号和缩窄近、远端的压力阶差。

(四)诊断

根据病史,上、下肢血压差异,心脏杂音的性质、部位和传导方向,结合X线、超声心动图和心电图,可作出诊断。也不难与动脉导管未闭、高位室间隔缺损伴主动脉关闭不全等疾病相鉴别。临床表现不典型者,心导管和心血管造影检查可明确缩窄的部位、程度与周围血管的关系及侧支血管分布情况,以资诊断和鉴别诊断。MRI检查是主动脉缩窄最为安全、理想的检查方法,采用三维成像或数字减影技术可清晰地显示主动脉缩窄的病变全貌,有益于手术方法的选择。

(五)手术治疗

1.手术适应证

一般认为缩窄近、远两端的压力阶差≥30 mmHg,即具备手术指征。关于手术时间,意见很不统一,原因是婴幼儿期手术死亡率高,术后可能发生再缩窄。近年来随着外科技术的进展,术前准备和术后处理的改善,可吸收缝线的应用,手术的近、远期疗效均有明显提高。故在手术时间选择上已基本一致。婴儿期出现心力衰竭,经积极的内科治疗,心力衰竭能完全控制,手术可推迟到合适的年龄进行。若心力衰竭反复发作,或不能完全控制则主张尽早手术。诊断为单纯性主动脉缩窄的婴幼儿,其上肢血压过高(>150 mmHg),也应及时手术。

关于合并心内畸形是否同期手术,有不同的意见。多主张分期手术,同一期纠正创伤太大,手术死亡率高。先行主动脉缩窄解除术,3~4周后再行心内畸形矫治较为安全、稳妥。近年很多心脏中心采取一期手术,也获得了满意疗效。

2.手术方法

对病情危重的新生儿,术前静脉滴注前列腺素E,保持动脉导管开放。给予碳酸氢钠纠正酸中毒。采用浅低温麻醉,上、下肢动脉持续压力监测。右侧卧位,左侧第4肋间后外侧切口进胸,显露病变区域。根据年龄、缩窄程度、长度及局部条件选择合适的手术方法。常用术式有以下六种。

(1)缩窄楔形切除术(Walker手术):若缩窄段甚短,可偏向一侧,可将缩窄段楔形切除,对端吻合。

(2)缩窄段切除,对端吻合术(Crafoord手术):充分游离缩窄的近、远端,切除缩窄段,用可吸收线行端对端连续缝合。适宜于缩窄段较局限的患者。

(3)锁骨下动脉与缩窄远端吻合术:有切除缩窄段,锁骨下动脉与缩窄远端行端端吻合(Clagett手术)和直接将锁骨下动脉与缩窄远端行端侧吻合(Blalock手术)两种方法,适用于锁骨下动脉很粗的患者。

（4）左锁骨细动脉血管片主动脉成形术：左锁骨下动脉为自体材料，有潜在生长能力，应用较多。常有以下两种术式。①左锁骨下动脉翻转片主动脉成形术（Waldhausen 手术）：充分利用左锁骨下动脉的长度，结扎并切断远端分支，纵行剪开血管和缩窄段的主动脉，以加宽与纵行切开的缩窄段的主动脉切口的延续，将呈血管瓣片状的左锁骨下动脉翻下，以加宽缩窄的主动脉。适用于左锁骨下动脉粗、缩窄段较长的病例；②改良锁骨下动脉主动脉成形术（Mendonca 手术）：此术式的优点是避免左锁骨下动脉分支的结扎和切断，保持了左上肢搏动性血流。充分游离左锁骨下动脉及其分支和缩窄段主动脉，从锁骨下动脉起始部切断，分别纵行剪开锁骨下动脉后侧壁和缩窄段主动脉，切除缩窄环，将左锁骨下动脉片近端牵向主动脉切口远端，行连续缝合。

（5）补片成形术：纵行劈开缩窄段血管，剪除缩窄纤维环，以人工补片加宽缝合。适用于年长患者。

（6）主动脉旁路或替换术：适用于年龄较大的患者，置入的人造血管口径可满足成长需要。

经皮导管球囊扩张血管成形术和腔内支架置入术也是主动脉缩窄的治疗方法。但出于安全性和有效性的考虑，曾认为此技术仅适宜于一般情况差、手术风险高的婴幼儿，尤其适用于严重心力衰竭、不能耐受开胸手术的患儿。随着介入医学的发展，其适应证已放宽。

三、房间隔缺损

房间隔缺损（atrial septal defect，ASD）是胚胎发育期的原始心房分隔成左、右心房过程中，因某种因素影响，第一房间隔或第二房间隔发育障碍或吸收过多，间隔上遗留缺损，导致左、右心房间存在血液分流的先天性畸形。房间隔缺损为常见的先天性心脏病，可分为原发孔缺损和继发孔缺损两种类型，以后者居多，占先天性心脏病的 10% 左右。女性发病率高，是男性的 2～3 倍。

继发孔房间隔缺损位于冠状动脉窦的后上方，绝大多数为单孔，少数为多孔，也有呈筛状的。根据相应解剖部位可分为四种类型。

1. 中央型（卵圆孔型）

最常见（占 75%～80%），呈椭圆形，可伴有右肺静脉回流异常。

2. 下腔型

约占 10%，缺损较大，房间隔下缘完全缺损或仅残留极少的薄膜样组织。

3. 上腔型（静脉窦型）

缺损位于上腔静脉与右心房连接处，常伴有右肺静脉回流异常。

4. 混合型

缺损巨大，常兼有上腔型和下腔型的特点。临床上较为少见。继发孔房间隔缺损时伴有其他心内畸形，如肺动脉瓣狭窄、异位肺静脉连接、三房心、二尖瓣狭窄（Lutembacher 综合征）等。

原发孔房间隔缺损位于冠状静脉窦的前下方，由于左侧心内膜垫前、后结节分离，常伴有不同程度的二尖瓣大瓣裂。二尖瓣大瓣和三尖瓣隔瓣均直接附着在室间隔上，瓣下无室间隔缺损。

（一）病理生理

正常左心房压力为 8～10 mmHg，右心房压力为 3～5 mmHg，房间隔缺损时，左心房血液经缺损向右心房分流。分流量的多少取决于心房间压力阶差，缺损的大小和左、右心室充盈阻力的大小。原发孔房间隔缺损的分流，还与二尖瓣的反流程度有关。初生婴儿两侧心室的厚度和顺应性大致相同，缺损几无分流。随着肺动脉压力的下降，左向右分流逐渐增加，可达到循环血流量的 2～4 倍。大量血液经肺动脉瓣流入双肺，正常肺动脉瓣变得相对狭窄。长期高容量负荷导致右心房、右心室增大和肺动脉扩张。初期肺小动脉痉挛，肺动脉压力升高。随着年龄增长，肺小动脉管壁内膜增生和中层增厚，管腔狭小，肺血管阻力增加，终致梗阻性肺动脉高压。右心室、右心房心肌肥厚，压力升高，经缺损的分流量逐渐减少。当右心房压力高于左心房时，出现右向左分流，引起发绀，即所谓艾森门格综合征。原发孔房间隔缺损的患者，因存在二尖瓣反流，心房压差更大，其病理改变重于继发孔房间隔缺损。

（二）临床表现

继发孔房间隔缺损分流量较小者，儿童期多无明显症状，即使中度以上的分流，临床症状也不明显，常在体检时发现。一般到了青年期，才出现劳力性气促、乏力、心悸等症状，易发呼吸道感染和右心衰竭。病情发展为阻塞性肺动脉高压时，可出现发绀。原发孔房间隔缺损症状出现早、表现重。

1. 体格检查

无临床症状者，体征也较轻。表现为左前胸略下降，右心搏动增强，胸骨左缘第 2～第 3 肋间可闻及 Ⅱ～Ⅲ级吹风样收缩期杂音，部分患者杂音不明显，但肺动脉瓣第二音（P2）分裂。肺动脉高压者，P2 亢进。当发生右心衰竭时，肝大，甚至出现腹水和下肢水肿。原发孔房间隔缺损除上述体征外，在心尖部可闻及 Ⅱ～Ⅲ级收缩期杂音。

2. 心电图检查

继发孔房间隔缺损，呈电轴右偏，不完全性或完全性右束支传导阻滞，P 波高大，右心室肥大。原发孔房间隔缺损，常呈电轴左偏和 P-R 间期延长，可有左心室高电压和左心室肥大。

3. X 线检查

主要表现为右心增大、肺动脉段突出、主动脉结小，呈典型梨形心。肺部充血改变，透视下可见肺门"舞蹈征"。原发孔缺损可见左心室扩大，肺门血管增大明显。

4. 超声心动图检查

超声心动图是该病最主要的诊断方法。二维彩色多普勒超声可明确显示缺损的位置、大小，可确定心房水平的分流方向、肺静脉的位置和右心大小。并可明确原发孔房间隔缺损患者大瓣裂和二尖瓣反流的程度。

（三）诊断和鉴别诊断

根据体征和超声心动图的检查结果，结合心电图、X 线特征，不难诊断。少数不典型病例或有肺动脉高压的患者可行右心导管检查，其右心房血氧含量比上、下腔静脉高出 1.9% 容积，或导管进入左心房，则房间隔缺损诊断可确立。测得的肺动脉压力和换算得出的肺血管阻力对病情的判断和手术适应证的掌握很有帮助。少数分流量很高的患者，肺动脉瓣区的收缩期杂音很响，应与高位室间隔缺损、肺动脉瓣狭窄相鉴别。根据各自的心电图、X 线、超声心动图的特点，易于鉴别。

(四)手术治疗

1.手术适应证

①房间隔缺损已有右心负荷增加或心导管检查 Qp/Qs>1.5,即使无症状,也应择期手术治疗,适宜的手术年龄为 2～5 岁;原发孔房间隔缺损,应尽早手术;②成年人和已有轻度至中度肺动脉高压的房间隔缺损者,应及时手术;③重度肺动脉高压和年龄在 50 岁以上的房间隔缺损仍为左向右分流者,经内科治疗情况改善后可手术治疗,但手术风险高。肺动脉高压已呈双向分流,出现发绀和右心衰竭,为手术禁忌证。

2.手术方法

近年对部分继发孔房间隔缺损已普遍采用经皮导管伞堵治疗,因不开胸,很受欢迎,严格掌握手术适应证,效果满意。对上腔型、下腔型、缺损太大的继发孔房间隔缺损和原发孔房间隔缺损仍须在直视下修补。

前胸正中或右侧第 4 肋间前外侧切口进胸,建立体外循环,心脏停搏或跳动下切开右心房,视缺损大小,行直接缝合或用自体心包片或涤纶补片修补缺损。原发孔房间隔缺损多采用心脏停搏下修补二尖瓣大瓣裂和房间隔缺损。缝合缺损下缘时,应缝于瓣叶基底处,以免损伤传导束,并发三度房室传导阻滞。

四、室间隔缺损

室间隔发育于胚胎的第 4 周末,由漏斗部室间隔、肌部室间隔和膜部室间隔 3 部分组成,将原始心室分隔成左、右心室。室间隔的各部分如果发育不全或相互融合不良,则导致不同部位的室间隔缺损(ventricular septal defect,VSD)。室间隔缺损居先天性心脏病的首位,约占 30%,可分为漏斗部缺损、膜部缺损及肌部缺损三大类型和若干亚型(图 3-3)。其中膜部缺损最多,漏斗部缺损次之,肌部缺损最少见。

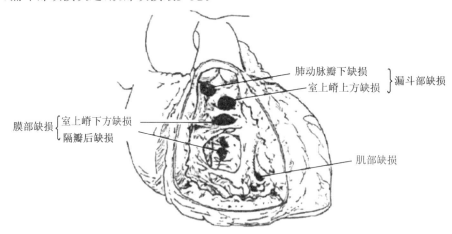

图 3-3　室间隔缺损的各种类型

约半数(多为限制性)室间隔缺损 3 岁以前有可能完全或部分自然闭合。绝大多数发生在 1 岁以内,最多见于膜部缺损。三尖瓣隔瓣是其闭合的材料。瓣叶、腱索与缺损边缘粘连或融合,将缺损完全遮盖,则杂音和分流消失;若未完全遮盖,瓣叶边缘留下一个或多个间隙,会有杂音和分流。因左、右心室间存在压力阶差,遮盖的瓣膜向右心室面隆起甚至突向右心室流出道,属于假性愈合和假性不全愈合。部分肌部小缺损随着室间隔肌肉的发育或缺损缘的纤维化,内膜增生而闭合。

（一）病理生理

室间隔缺损产生左向右分流,分流量取决于缺损的大小,左、右心室压力阶差及肺血管阻力。直径小于主动脉根部直径1/4的小缺损,左向右分流量小,虽有左心室负荷增加,但通常不致引起肺动脉压力升高。直径为主动脉根部直径1/4～1/2的缺损分流量较大,肺循环血量可超过体循环血量的2倍,回流至左心血量也明显增加,左心负荷加重,左心房、左心室扩大。直径超过主动脉根部直径1/2的大缺损,不仅左心扩大,由于肺循环血流量过高,肺小动脉痉挛产生肺动脉高压,右心室收缩负荷增加,导致右心室肥大。随着病程进展,肺小动脉管壁内膜增厚、管腔变小、阻力增大,终致器质性肺动脉高压,最后导致右向左分流,出现艾森门格综合征。

（二）临床表现

室间隔缺损小、分流量小者,一般无明显症状。缺损大、分流量大者,症状出现较早,表现为活动后气促、乏力、反复呼吸道感染。严重者体弱、多汗、发育不良,甚至出现慢性充血性心力衰竭。室间隔缺损患者,易并发感染性心内膜炎。

1. 体格检查

分流量小,除胸骨左缘第3～第4肋间闻及Ⅲ级以上粗糙的全收缩期杂音外,无其他明显体征。缺损大、分流量大者,左前胸明显隆起,杂音最响的部位可触及收缩期震颤。高位室间隔缺损的杂音和震颤位于第2肋间。肺动脉高压者,心前区杂音变得柔和、短促,而肺动脉瓣区第二音明显亢进。

2. 心电图检查

缺损小,示正常或电轴左偏。缺损大,肺动脉压高,示左心室高电压、肥大或双心室肥大。严重肺动脉高压则示右心肥大或伴劳损。

3. X线检查

缺损小、分流量小,X线改变轻。中等以上的缺损和分流量者,心影轻度到中度扩大,左心缘向左下延长,肺动脉段凸出,肺血流量增多。肺动脉阻塞性病变时,肺门血管影明显扩张,甚至呈残根征,而肺外周纹理减少。

4. 超声心动图检查

左心房、左心室扩大,或双心室扩大。二维超声可显示室间隔缺损的部位、大小。彩色多普勒超声显示分流方向和分流量,并可判断肺动脉压力。

（三）诊断

根据杂音的部位和性质,结合超声心动图、X线检查和心电图发现,不难确诊,严重肺动脉高压者,可行右心导管检查。通过各心腔压力、血气含量的测定可计算出心内分流量和肺血管阻力,对手术适应证的把握有指导意义。

（四）手术治疗

1. 手术适应证

缺损很小,无症状,房室无扩大,可长期观察。缺损小,分流量小,肺血流量多,房室有扩大者,应在2岁左右或学龄前手术。缺损大,分流量大,肺动脉高压者,应尽早手术。出生后顽固性心力衰竭和肺功能不全,经积极进行药物治疗,于1～3个月内手术。肺动脉瓣下缺损,易并发主动脉瓣叶脱垂和主动脉瓣关闭不全,即使分流量不大也应尽早手术。肺动脉压力高,肺血管阻力>10 U/m²,心内出现右向左为主的分流,临床上出现发绀者禁忌手术。

2.手术方法

经皮导管伞堵术和胸前小切口外科伞堵术是近年开展起来的室间隔缺损治疗新技术,尚在探索中,疗效尚需观察。手术治疗仍是其主导方法。

(1)基本方法:全麻气管插管,前胸正中或右前侧第4肋间切口进胸建立体外循环,心脏停搏或跳动下完成室间隔缺损修补手术。

(2)心脏切口:多采用非心室切口径路修补室间隔缺损,以保护心室功能,即采用肺动脉切口修补肺动脉瓣下和部分嵴内型缺损;采用右心房切口修补膜周部、隔瓣后和部分肌部缺损;上述两种切口无法良好显露时则采用右心室流出道切口。经右心室腔内难以修补的肌部缺损,采用平行于室间沟的左心室切口可获得良好显露。

(3)修补方法:视缺损的大小、类型和缺损周边情况而选择修补方法。对边缘有纤维组织的小缺损,可直接缝合,缺损>0.5 cm,或位于肺动脉瓣下者,则用自体心包或涤纶片修补。三尖瓣隔瓣部分粘连覆盖的缺损,应切开隔瓣,显露缺损,以涤纶补片连续或间断缝合法修补之。心脏传导系统(希氏束)行至三尖瓣隔瓣和前瓣交界附近进入室间隔,左束支于室间隔缺损后下缘行走于其左心室面的心内膜下。在修补缝合时,应缝在距三尖瓣环0.2 cm的隔瓣根部和窦部室间隔的右心室面上,以避免损伤左束支而出现三度房室传导阻滞。

五、法洛四联症

法洛四联症(tetralogy of Fallot,TOF)是一种常见的发绀型先天性心脏病。在所有先天性心脏病中,本病占12%～14%。法洛四联症的胚胎学基础是圆锥动脉干发育异常。1888年Fallot详细阐述了法洛四联症的四种基本病变:①肺动脉狭窄;②室间隔缺损;③主动脉骑跨;④右心室肥大,故称此病为法洛四联症。

本病的主要畸形是室间隔缺损及肺动脉狭窄。主动脉骑跨与室间隔缺损的位置和大小有关,右心室肥大则由肺动脉狭窄所致。肺动脉狭窄又称右心室流出道梗阻(right ventricular outflow tractobstruction,RVOTO),可位于漏斗部,右心室体、肺动脉瓣、瓣环、主、肺动脉和左、右肺动脉等部位。常有2个以上部位的狭窄存在。随着年龄增长,右心室体异常肌束、漏斗部隔束、壁束肥大,纤维环和心内膜增厚而加重右心室流出道梗阻,甚至导致继发性漏斗部闭锁。漏斗部呈环状狭窄时,在狭窄口与肺动脉之间形成膨胀的小室,称漏斗室或第三心室。漏斗部呈管状狭窄时,往往伴有肺动脉瓣环狭窄。

法洛四联症的室间隔缺损位于主动脉瓣或主动脉瓣和肺动脉瓣下,常为大缺损,直径为1.5～3.0 cm。可分为嵴下型(又称围膜型)和肺动脉瓣下型(又称动脉瓣下型)两种。前者最为多见,其心脏的传导系统(由希氏束分出的左、右束支)穿行于缺损后下缘的左、右心室内膜下,手术损伤会产生心脏传导阻滞;肺动脉瓣下型较少见,但在亚洲发生率较高。其下缘若为残存的室上嵴,则离心脏传导束较远。

本病常见的合并畸形有房间隔缺损、右位主动脉弓、动脉导管未闭和左位上腔静脉。若分别伴有肺动脉闭锁、肺动脉缺如、完全性房室隔缺损等畸形,则为复杂四联症。

(一)病理生理

法洛四联症经室间隔缺损的分流和肺血流量取决于右心室流出道梗阻的程度。梗阻重,肺血流量少,大量右向左分流的血液进入体循环,血氧饱和度下降明显,发绀严重;中度梗阻,则右向左分流较少,发绀较轻;轻度梗阻,产生双向分流或左向右分流,发绀很轻或不明显。持久的低氧血症刺激骨髓造血系统,红细胞和血红蛋白增多。重症患者血红蛋白可在 18 g/L 以上。

(二)临床表现

发绀、喜蹲踞和缺氧发作是法洛四联症的主要临床症状。右心室流出道梗阻重,新生儿即有发绀,哭闹时随着年龄增长而加重。蹲踞姿态可增加躯干上部血流量和体循环阻力,提高肺循环血流量,以改善中枢神经系统缺氧状况。漏斗部重度狭窄患者易发生缺氧性昏厥、抽搐,甚至昏迷、死亡。

1. 体格检查

生长发育迟缓,口唇、眼结膜和指(趾)发绀,呈杵状指(趾)。听诊在胸骨左缘第 2～第 4 肋间可闻 Ⅱ～Ⅲ级喷射性收缩期杂音。严重肺动脉狭窄者,杂音很轻或无杂音。肺动脉瓣第二音减弱或消失。

2. 心电图检查

电轴右偏,右心室肥大。

3. X 线检查

心影正常或稍大,肺动脉段凹陷,心尖圆钝,呈"靴状心"。肺血管纤细,升主动脉增宽。

4. 超声心动图检查

升主动脉内径增宽,骑跨于室间隔上方,室间隔连续中断,右心室增大,室壁增厚,右心室流出道或肺动脉瓣狭窄。彩色多普勒超声显示心室水平右向左分流信号。

5. 实验室检查

红细胞计数和血细胞比容均升高,且与发绀成正比。血红蛋白在 150～200 g/L。动脉血氧饱和度在 40%～90%。

(三)诊断

根据特征性症状和体征,结合心电图、X 线和超声心动图检查,不难作出诊断。为选择适宜的手术治疗方案,尚需右心导管和选择性心血管造影检查。右心导管检查所测得的右心室压力高、肺动脉压力低,左、右心室和主动脉内收缩压基本相同。选择性右心导管和主动脉造影可显示主动脉和肺动脉的位置关系、肺动脉发育状况、主动脉骑跨的程度、右心室流出道梗阻的部位和程度,以及肺侧支循环情况。

(四)自然病史

主要取决于右心室流出道狭窄的程度,未手术的患儿 1 岁以内死亡者约 30%,3 岁以内死亡者占 40%～50%,10 岁以内死亡者占 70%,20 岁以内死亡者占 90%,难存活至 40 岁者占 95%。婴幼儿多死于急性缺氧发作和急性心力衰竭,成人法洛四联症常死于慢性心力衰竭和低氧血症。

(五)手术治疗

1. 手术适应证

法洛四联症手术无年龄限制。反复缺氧发作、昏迷、抽搐,须行急诊手术。肺动脉发育好,多主张 1 岁以内(包括新生儿)行一期矫治手术。实践证明该年龄段的肺侧支循环少,心肌继发改变轻,心室功能好,手术效果最佳。伴有肺动脉闭锁的患儿,6 个月内死亡者占 50%,1 岁内死亡者占 90%,更应尽早手术。无症状或症状轻者,主张 1～2 岁时择期手术。

而左心室发育不全(左心室舒张末期容积指数<30 mL/m²)和左、右肺动脉发育不良[Mc-Goon 比值(左、右肺动脉直径之和与膈肌平面降主动脉直径之比)<1.2,或肺动脉指数<150 mm²/m²]为一期矫治手术的禁忌证,先行姑息性手术(palliative procedure)即体-肺分流术,术后严密随访,左心室或左、右肺动脉发育好后即行二期手术。

2.手术方法

(1)姑息性手术:目的是增加肺循环血流量,改善发绀及缺氧症状,促进肺血管和左心室发育。曾用多种体-肺分流术,因分流口径大小不易掌握和二期矫治手术困难等原因,一些术式已弃用。目前临床常用以下三种。

1)锁骨下动脉-肺动脉分流术(suhclavian-pulmonary arterial shunt,Blalock-Taussig shunt):为避免吻合血管扭曲和阻塞,一般采用降主动脉下行的对侧做切口。即左位主动脉弓时,取右胸第4肋间后外侧切口入胸,右位主动脉弓时,取左胸第4肋间后外侧切口入胸。显露并游离锁骨下动脉,结扎并切断其分支血管,将锁骨下动脉远端与同侧肺动脉行端侧吻合。也有采用改良的布莱洛克-陶西格分流术(Blalock-Taussing shunt),即人造血管分别于锁骨下动脉和肺动脉之间行端侧吻合(图3-4)。该方法既保留了经典术式分流口径大小适宜的优点,也消除了因切断锁骨下动脉而造成的上肢发育不良等并发症。

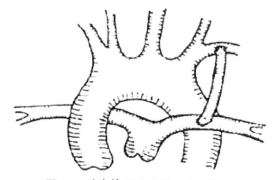

图 3-4　改良的 Blalock-Taussing shunt

2)中心分流术(central shunt):又称改良的 Waterston 手术,为升主动脉-肺动脉干的分流术。仰卧位,胸骨正中切口,部分钳夹升主动脉和肺动脉主干,视年龄、体重用直径为3.5～6.0 mm的膨体聚四氟乙烯管分别与主动脉和肺动脉行端侧吻合。

3)右心室流出道补片扩大术(right ventricular outflow patch):往往是术中遭遇到无法行一期矫治的情况采用的一种中央型姑息性手术。在体外循环下,不关闭室间隔缺损,疏通右心室流出道,行右心室流出道跨越瓣环或仅限于右心室流出道的心包补片限制性扩大术。也有不采用体外循环行闭式右心室流出道扩大者。

无论采用何种姑息手术,术后均应严密观察,定期进行超声检查,争取1年左右行矫治手术。

(2)矫治手术基本方法:1岁以上的病例,采用常规体外循环下完成心内手术;1岁以内或体重<10 kg者,有在深低温体循环下施行,也有仍采用常规体外循环完成者。心肌保护常采用冷晶体或含血心脏停搏液。

建立体外循环后,平行房室沟切开右心房行心内探查,证实为漏斗部狭窄或合并肺动脉瓣狭窄,而流出道较大,肺动脉发育良好,室间隔缺损为嵴下型,则可经右心房切口疏通右心室流出道和修补室间隔缺损,必要时加用肺动脉切口行肺动脉瓣交界切开。尽量避免右心室切口。若为多处肺动脉狭窄,右心室流出道小,室间隔缺损为肺动脉瓣下型;或经右心房切口心内操作太困难者,则选择右心室前壁纵切口或右心室前壁跨肺动脉瓣环切口。疏通右心室流出道,剪除肥厚的隔束和壁束,修补室间隔缺损,以自体心包片或人造血管片行右心室流出道或跨瓣环的右心室流出道扩大术(图3-5)。

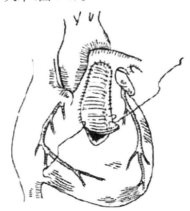

图 3-5 跨瓣环的右心室流出道补片

法洛四联症根治术后最严重的并发症是低心排血量综合征(low cardiac output syndrome),也是术后死亡的主要原因。缩短心肌缺血时间,良好的转流技术和心肌保护方法、满意的心脏畸形纠正是降低该综合征发生率的关键。把握好手术时机、恰当选择术式以及正确的术后处理可明显降低术后早期、晚期死亡率。2000 年前国内大宗(3002 例)病例报道,手术死亡率为 3.5%。近年来,其死亡率进一步降低。

第二节 后天性心脏病

一、慢性缩窄性心包炎

慢性缩窄性心包炎(chronic constrictive pericarditis)是慢性炎症性病变引起心包粘连、增厚,甚至钙化,使心脏舒张和收缩受限导致血液循环障碍的疾病。发展中国家最常见的病因为结核性或化脓性感染,发达国家多为心脏手术、放射治疗、病毒感染所致。

(一)病理解剖和病理生理

慢性炎症使心包脏层和壁层发生粘连,心包腔闭塞,形成明显增厚的纤维外壳,束缚心脏及大血管根部。病变较早期心包腔部分闭塞,心包缩窄可与心包增厚、心包积液并存。晚期心包纤维板可在腔静脉、房室沟或肺动脉处形成缩窄环,钙质斑块甚至嵌入心肌。长期缩窄会造成心肌萎缩和纤维化。

心包缩窄使心脏舒张期充盈受限,与心脏压塞不同的是,心包缩窄在心脏舒张早期对心室充盈影响较小。舒张中晚期心室容量已接近缩窄心包的限量而难以充盈,导致收缩期每搏输出量减少,静脉回心血流受阻,出现腔静脉系统瘀血和重要器官动脉供血不足等系列临床表现。

(二)临床表现和诊断

患者出现活动后气促、乏力、食欲减退、腹胀、尿少、咳嗽、双下肢水肿,甚至端坐呼吸。动脉收缩压降低,脉压减小。深吸气时左心室每搏量进一步减少,收缩压降低,出现奇脉。心前区触诊心尖搏动微弱或消失,心尖区可能闻及心率增快、心音低钝、舒张早期心包叩击音和心律失常。上肢静脉压>20 cmH$_2$O,颈静脉怒张、肝肿大、胸腔积液、腹水和双下肢水肿是常见体征。与充血性心力衰竭不同的是,心包缩窄时出现肝肿大与腹水较双下肢水肿早而明显。

1. 实验室检查

可有贫血、红细胞沉降率加快、低蛋白血症和肝功能异常。

2. 心电图检查

见 QRS 波群低电压,Ⅰ、Ⅱ导联 T 波平坦或倒置,部分患者有心房颤动。

3. X 线检查

正位片心影大小接近正常,心缘平直而僵硬;斜位片或侧位片可能存在蛋壳样钙化影。肺门影增大,肺瘀血,一侧或双侧胸腔积液。

4. 超声心动图检查

可显示心包增厚、粘连、钙化和心包积液。

5. 其他检查

诊断困难时,进一步做 CT、MRI 或右心导管检查。CT 和 MRI 有助于确定心包缩窄后心肌萎缩程度和区别限制型心肌病。右心导管检查可发现右心室舒张压在充盈早期急剧上升后又出现异常的高原平台波,导管心肌活检可帮助与限制型心肌病相鉴别。

6. 诊断要点

①颈静脉怒张、肝肿大、腹水;②脉压小而静脉压高;③X 线检查发现大小正常而心缘僵直的心脏;④UCG、CT 或 MRI 发现心包增厚、缩窄或钙化。临床上应与肝硬化门静脉高压、充血性心力衰竭、结核性腹膜炎、限制型心肌病和心内膜心肌纤维化相鉴别。

(三)治疗

缩窄性心包炎应首选外科手术治疗。重度心肌萎缩、放射所致的缩窄性心包炎、右心室舒张末压≥20 mmHg、术前肾衰竭和再次手术者,均属于手术高危病例。术前怀疑结核的病例应行抗结核治疗至少 2 周,给予高蛋白、低盐饮食并纠正贫血。给予利尿剂,补充钾盐。大量胸腔积液、腹水严重影响呼吸循环时,应在术前 1~2 天行穿刺抽液。

心包剥离术(pericardial stripping)应剥离并切除上至主动脉、肺动脉根部,两侧达膈神经,下至膈肌与下腔静脉入口处的增厚心包,剥离心包首先从左心室开始。剥离切除范围不够可导致恢复延迟或复发,但心肌萎缩者须慎重决定心包切除范围,以免发生低心排血量综合征。手术中避免损伤心肌和冠状动脉。术后适当限制输血、补液量,并应用强心剂和利尿剂,注意补钾,防治充血性心力衰竭。结核病因者术后仍需抗结核治疗至少 6 个月。

二、二尖瓣狭窄

二尖瓣狭窄(mitral stenosis)可由先天性或后天性病因所致。由于二尖瓣环、瓣叶、瓣下结构和瓣上结构发育畸形或异常所致的先天性二尖瓣狭窄很少见。链球菌感染引起变态反应,侵犯心脏瓣膜,导致风湿性瓣膜病(rheumatic valve disease),为最常见的病因。本病在发展中国家较常见,女性多于男性,发病多在儿童期。风湿性瓣膜病以二尖瓣受累最常见,其次为主动脉瓣、三尖瓣,肺动脉瓣很少受累。

(一)病理解剖

风湿热炎性病变起始于瓣膜交界边缘,引起瓣膜水肿、渗出、交界粘连,形成瓣口狭窄。在炎症反复发作和瓣口狭窄所致的血液湍流冲击下,瓣膜口狭窄进行性加重,瓣膜纤维性增厚、钙化,腱索、乳头肌融合和缩短。一旦病变造成瓣叶明显增厚、钙化和腱索融合、挛缩,即使手术扩大狭窄瓣口也难使心脏血流动力学完全恢复正常。根据病变程度,二尖瓣狭窄分为三种类型:①隔膜型,纤维增厚和粘连主要位于瓣膜交界和边缘,瓣叶活动限制少;②隔膜漏斗型,瓣膜广泛受累,腱索粘连,瓣叶活动受到限制;③漏斗型,瓣膜明显纤维化、增厚、钙化,腱索、乳头肌融合和挛缩,瓣膜活动严重受限,呈漏斗状。

(二)病理生理

其改变取决于瓣口狭窄程度。正常成年人二尖瓣口的横截面积为 $4.0\sim6.0\ cm^2$。当瓣口面积缩小至 $2.5\ cm^2$ 左右,可能出现心脏体征,但无明显症状;瓣口面积 $<1.5\ cm^2$ 时血流动力学明显改变而出现临床症状; $<1.0\ cm^2$ 临床症状明显而严重。在上述发展阶段里,左心房压持续升高,左心房扩大,肺静脉瘀血,并影响肺内气体交换。当左心衰竭,肺毛细血管压力超过正常血浆渗透压时,产生肺水肿,支气管黏膜下静脉或肺毛细血管破裂引起咯血,左心房扩大压迫喉返神经可致声音嘶哑。肺静脉和毛细血管压力升高引起肺小动脉痉挛和阻力增高,肺动脉高压使右心室肥厚、心房扩大、三尖瓣关闭不全,最终出现右心功能不全或右心衰竭。心房扩大会引起心房颤动,使心排量进一步减少。左心房血流更加淤滞易产生左心房附壁血栓。血栓脱落可致体循环栓塞,栓塞部位多见于脑与下肢。

(三)临床表现及诊断

患者因肺瘀血和肺水肿而出现劳力性呼吸困难、咳嗽、咯血、端坐呼吸和夜间阵发性呼吸困难。由于心排血量不足出现心悸、头昏、乏力等症状。

1.体格检查

常可见颧部潮红、口唇轻度发绀,即所谓二尖瓣面容。心脏触诊发现心尖以舒张期震颤和右心抬举性搏动。心尖区听诊,第一心音亢进,舒张中期滚筒样杂音,瓣膜活动尚好者在胸骨左缘第3、第4肋间可闻及开放拍击音。肺动脉高压和右心衰竭的患者出现肺动脉瓣第二音亢进、分裂,颈静脉怒张、肝肿大、腹水和双下肢水肿。

2.超声心动图检查

M型超声检查发现二尖瓣前后叶活动异常,失去E、A双峰,心动曲线呈城墙样改变。二维超声可观察到瓣叶活动差、增厚,甚至钙化,二尖瓣口缩小,左心房、右心室、右心房扩大,而左心室正常。食管超声检查有助于发现左心房血栓。

3.X线检查

病变轻者多无明显异常。病变较重者可有主动脉球缩小、肺动脉圆锥突出、左心房和右心室扩大,心脏影呈梨形,右心缘即可见双心房影。肺瘀血表现为肺门增大而模糊,有时可见肺淋巴管扩张及肺小叶间隔积液所致双肺下部及肋膈处水平细线。

4.心电图检查

常能发现电轴右偏、P波增宽、右心室肥大伴劳损和心房颤动。

根据典型的心脏体征,如心尖区第一心音亢进、开放拍击音和舒张中期滚筒样杂音,结合超声心动图、心电图与胸部X线片,即能明确诊断,并可综合评估瓣膜病变的类型和严重程度。

(四)治疗

在内科治疗下,心功能Ⅰ级的二尖瓣狭窄患者10年期望存活率为85%,心功能Ⅱ级者为50%,Ⅲ级者仅为20%,心功能Ⅳ级者5年存活率为0。死亡原因多为充血性心力衰竭、体循环栓塞和细菌性心内膜炎等。手术治疗的目的是解除左房室口狭窄和左心室充盈障碍,改善血流动力学;减轻或消除症状,避免心房颤动与血栓栓塞,提高生活质量,保证长期生存。

1.手术适应证

心功能Ⅰ级且瓣膜病变轻者可暂缓手术;心功能Ⅱ级或Ⅲ级且瓣膜病变明显者,需择期手术;心功能Ⅳ级、急性肺水肿、大咯血、风湿热活动和感染性心内膜炎等情况,原则上应积极内科治疗,病情改善后尽早手术。如内科治疗无效,则应急诊手术,挽救生命。已出现心房颤动的患者,心功能进行性减退,易发生血栓栓塞,应早手术。

2.手术前准备

心脏外科患者的术前准备有别于一般的内科治疗。①一般支持疗法,卧床休息、低盐饮食、纠正水电解质紊乱,必要时吸氧和给予镇静剂;②心理准备,除了让患者熟悉环境、医务人员、围术期过程及需要患者配合的工作外,医护人员也须了解患者的性格、家庭、社会背景与经济状况;③了解可能存在的其他疾病,如糖尿病、支气管哮喘、恶性肿瘤以及可能经血传染的疾病等,可疑心绞痛或年龄55岁以上的患者,应做冠状动脉检查,明确诊断以便手术中一并处理;④应用强心、利尿和扩血管等药物改善心功能;⑤评估与改善肺功能,中量胸腔积液者应予以穿刺抽出液体;⑥择期人造心脏瓣膜置换者,应查找潜在的感染灶并予以治疗;⑦出血、凝血功能及风湿活动的实验室检查;⑧个体化地评估与预测患者对手术的耐受性、手术中可能出现的困难及其防治措施。

3.手术方式

包括保留自身瓣膜的闭式二尖瓣交界分离术、直视二尖瓣成形术和二尖瓣置换术。

(1)闭式二尖瓣交界分离术:全麻下经左前外侧开胸切口切开心包,左心耳与左心室尖部缝置荷包线,分别置入手指与金属扩张器,根据二尖瓣病变情况扩张二尖瓣口至适当的大小(图3-6)。适用于隔膜型或隔膜漏斗型二尖瓣狭窄。左心耳小、左心房血栓、心房颤动、合并二尖瓣关闭不全和严重瓣膜及瓣下结构病变者不宜或禁用此方法。该术式能确切改善病情,费用低廉,不需抗凝治疗,但症状缓解期仅为3~15年。近年来,经皮二尖瓣球囊成形术(percutaneous balloon mitralvalvuloplasty,PBMV)治疗二尖瓣狭窄取得良好疗效,具有创伤小、患者恢复快、不遗留心包粘连等优点,已逐渐取代闭式二尖瓣交界分离术。

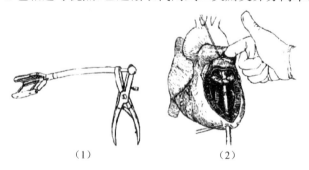

（1）　　　　　　　　　　　　　　　（2）

图3-6　二尖瓣扩张分离术

注　(1)二尖瓣扩张器;(2)扩张器经左心室心尖部插入瓣口

（2）直视二尖瓣成形术：在体外循环直视下进行二尖瓣交界切开及瓣膜成形术。术式包括清除左心房内血栓，精确地切开二尖瓣交界，分离或切开粘连的腱索与乳头肌，剔除钙化灶。适用于隔膜漏斗型二尖瓣狭窄、心房颤动和左心房血栓者。瓣膜病变严重者远期疗效差，一般而言，术后症状缓解期为8～12年。在有经验的单位，手术死亡率可<1%。术后不需长期抗凝治疗。

（3）二尖瓣置换术：在体外循环直视下清除左心房血栓，切除病变瓣膜及腱索或保留部分或全部腱索，置入人造心脏瓣膜（图3-7）。人造心脏瓣膜包括机械瓣（图3-8）和生物瓣（图3-9）。目前使用的机械瓣主要有侧倾碟瓣和双叶瓣两种。一般而言，后者有效开放面积较大，平均舒张期压差较小，静态泄漏量与关闭反流量较小，机械瓣耐久性好，但置入后需终生抗凝治疗，可能发生出血和栓塞并发症，且有轻度的机械噪声。生物瓣主要有异种生物瓣和同种生物瓣两种。异种生物瓣多用猪主动脉瓣或牛心包缝制而成；同种生物瓣则取自同种异体主动脉瓣或肺主动脉瓣，没有人造支架，只能置换主动脉瓣。生物瓣置换术后不需长期抗凝治疗，但在人体内会衰败与钙化，一般多用于65岁以上或有抗凝禁忌的患者。近年来，随着细胞生物学、高分子材料学和组织工程学的发展，正在研制具有更好耐久性且不需抗凝的组织工程心脏瓣膜。二尖瓣置换术适用于漏斗型或无法直视成形的隔膜漏斗型二尖瓣狭窄患者，手术死亡率一般为2%～5%。高龄、心功能差、急诊手术、既往心脏手术史和同期施行其他心脏大血管手术等高危因素会增加手术死亡率。术后晚期并发症包括瓣周漏、抗凝治疗有关的出血、血栓形成和血栓栓塞、人造瓣膜感染性心内膜炎、溶血性贫血、机械瓣故障和生物瓣衰败等。

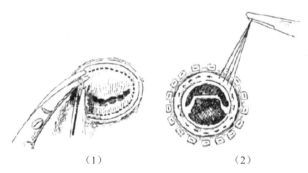

（1）　　　　　　　　（2）

图3-7　人造瓣膜置换术

注　（1）沿瓣环保留少量瓣叶组织，切除病变的二尖瓣；（2）人造机械缝合，固定于瓣环上

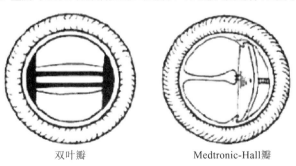

双叶瓣　　　　　　　Medtronic-Hall瓣

图3-8　机械瓣

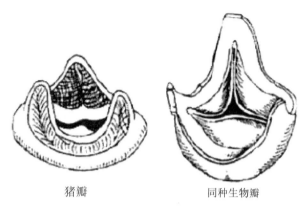

猪瓣　　　　　　　　　　　同种生物瓣

图 3-9　生物瓣

三、二尖瓣关闭不全

(一)病因与病理解剖

先天性二尖瓣关闭不全很少见。后天性二尖瓣关闭不全(mitral regurgitation)的病因复杂,常见病因有:①风湿性疾病,约 1/3 的风湿性二尖瓣狭窄病例伴有关闭不全,急性风湿性心肌炎可能遗留左心室和二尖瓣瓣环扩大,导致二尖瓣关闭不全;②二尖瓣脱垂,二尖瓣环、瓣叶和腱索发生黏液样变性,部分胶原被黏多糖酸所代替,造成瓣叶冗长、腱索延长或断裂、瓣环扩大,进而发展为关闭不全;③缺血性心脏病,心肌缺血性梗死可引起乳头肌断裂或缺血后乳头肌延长,收缩功能丧失和二尖瓣环扩大,造成乳头肌瓣环功能障碍;④感染性心内膜炎,细菌感染可导致瓣环周围脓肿、瓣叶穿孔、腱索断裂,甚至瓣膜装置毁损。少见的原因有创伤、心肌病、结缔组织病、黏液瘤和心内膜弹力纤维增生。根据病程进展快慢,可分为慢性二尖瓣关闭不全和急性二尖瓣关闭不全。

(二)病理生理

慢性二尖瓣关闭不全时左心室代偿性扩大,增加的左心室舒张末期容量使收缩期前向心搏量得以维持。扩大的左心房可容纳收缩期反流血量,收缩期左心房峰值压虽明显升高但舒张期则骤然下降,避免了肺循环压力持续升高。因此,在相当长时期内不会出现持续肺瘀血及其相应的临床症状。一旦左心室舒张末直径>6.0 cm,左心室收缩功能下降,则出现持续肺瘀血、左心功能不全,进而出现肺动脉压升高、右心功能不全的临床表现。急性二尖瓣关闭不全时,缺乏左心房和左心室扩大的代偿机制,左心室心搏量增加不足以代偿二尖瓣反流血量,前向心搏量锐减导致低血压,并使左心房压与肺循环压力持续升高,导致肺瘀血、急性肺水肿,甚至出现心源性休克。

(三)临床表现和诊断

慢性二尖瓣关闭不全若病变轻、心脏功能代偿好者可无任何症状,并多年保持相对良好状态。病变较重者,最常见的症状为虚弱、乏力、劳力性呼吸困难、端坐呼吸,咯血较二尖瓣狭窄少见。严重的急性二尖瓣关闭不全者可出现急性肺水肿和心源性休克。

1.轻度二尖瓣关闭不全患者即可存在特征性体征

心尖区可闻及Ⅲ级或Ⅲ级以上的全收缩期杂音伴收缩晚期加强,并向腋部传导。杂音强度与关闭不全的严重程度无关,但持续时限则与关闭不全程度有关。心尖搏动增强并向左下移位,心尖区第一心音减弱或消失,肺动脉瓣第二音亢进。晚期患者出现颈静脉怒张、肝肿大和双下肢水肿。

2.超声心动图检查

可见左心房、左心室扩大,二尖瓣活动度大且关闭不全。食管超声检查能帮助确定二尖瓣关闭不全的部位及程度,有时可见断裂的腱索。由于二尖瓣反流所致左心室射血的低后负荷和左心室收缩力代偿性增加,左心室射血分数可长期维持,甚至高于正常。运动时射血分数降低和收缩末期容量指数中度至重度增加,提示左心室功能减退。

3.X线检查

可见左心房、左心室扩大和肺瘀血。

4.心电图检查

可见P波增宽、电轴左偏、左心室肥大和劳损,晚期出现心房颤动。

(四)治疗

无症状或仅有轻微症状的二尖瓣关闭不全患者中,每年平均有10%可进展到心功能Ⅲ级或Ⅳ级。内科治疗下,心功能Ⅱ级或Ⅲ级的患者6年生存率为50%,10年生存率仅为27%。手术治疗的目的是消除二尖瓣反流,保护左心室功能,提高远期生存率。

1.手术适应证

急性二尖瓣关闭不全常导致心源性休克,须急诊手术。慢性二尖瓣关闭不全的手术指征:①无症状,但左心室收缩末径>5.0 cm,左心室舒张末径>7.0 cm,或射血分数<0.55;②出现症状;③最近有心房颤动发作;④静息状态下出现肺动脉高压。

2.手术方式

根据病因、病变程度及患者个体情况选择二尖瓣成形术或二尖瓣置换术。施行二尖瓣成形术,应重视对已扩大的瓣环、冗长的后瓣叶及病变腱索的处理。基本技术包括:①使用瓣环成形环缩小瓣环;②矩形节段切除病变的后瓣叶;③缩短延长的腱索;④将后瓣的腱索转移到前瓣;⑤采用人造腱索(聚四氟乙烯)修复断裂的腱索。二尖瓣成形术死亡率为2%~5%,常见死亡原因为低心排血量综合征和心律失常,10%的患者因残留二尖瓣关闭不全须再次手术。术中食管超声有助于评价手术效果,修复困难者应选择二尖瓣置换术。

四、主动脉瓣狭窄

(一)病因与病理解剖

先天性主动脉瓣狭窄(aortic stenosis)主要由瓣叶交界融合、瓣叶二瓣化或单瓣化所致。后天性主动脉瓣狭窄的病因主要是主动脉瓣变性钙化和风湿热。老年人主动脉瓣胶原崩解逐渐增加,钙盐沉着后形成变性、钙化。风湿热导致瓣叶交界融合、瓣口狭窄,血液湍流的长期冲击,引起瓣叶增厚与钙化。风湿性主动脉瓣病变多合并二尖瓣病变。

(二)病理生理

正常主动脉瓣口横截面积为3 cm²,收缩期跨瓣压力阶差<5 mmHg。主动脉瓣狭窄会增加左心室后负荷,并阻碍收缩期左心室排空。左心室后负荷增加促使左心室收缩期压力升高,进而导致向心性左心室肥厚。在进行性左心室肥厚的代偿期,患者可以长时期无明显症状。由于左心室肥厚和顺应性降低,运动或快速性房性心律失常可使患者出现明显症状,甚至因收缩期左心室前向血流锐减而出现心脑供血不足的表现。静息或运动时肺静脉压升高,

还可以引起充血性心力衰竭。

(三)临床表现及诊断

轻度主动脉瓣狭窄没有症状;中度和重度狭窄患者,表现为乏力、劳力性呼吸困难、运动时晕厥、心绞痛,甚至猝死。

1. 体格检查

主动脉瓣听诊区可闻及收缩期喷射性杂音,并向颈部传导,常伴有收缩期震颤。主动脉瓣第一心音延迟或减弱。重度狭窄者可出现血压偏低、脉压小和脉搏细弱。

2. 超声心动图检查

M 型超声检查可见主动脉瓣叶开放振幅变小,二维超声检查发现主动脉瓣叶增厚、钙化、瓣叶活动度变小、主动脉瓣口缩小。

3. X 线检查

可见升主动脉扩张和左心室扩大,晚期可有肺瘀血。

4. 心电图检查

电轴左偏、左心室肥大伴劳损,部分患者有束支传导阻滞、房室传导阻滞或心房颤动。

5. 心导管检查

能准确测定主动脉瓣跨瓣压力阶差,峰值跨瓣压差 20～25 mmHg 为轻度狭窄;25～50 mmHg 为中度狭窄;>50 mmHg 为重度狭窄。

(四)治疗

在内科治疗下,主动脉瓣狭窄患者发生心绞痛后平均存活 3～5 年,晕厥发作后平均存活 3 年,充血性心力衰竭发生后平均存活 1.5～2 年。手术目的为消除主动脉瓣跨瓣压力阶差,减轻左心室后负荷,缓解左心室肥厚。

1. 手术适应证

①无症状,但主动脉瓣口面积<0.7 cm^2,收缩期跨瓣峰值压力阶差>50 mmHg;②出现劳力性呼吸困难、心绞痛、昏厥或充血性心力衰竭等临床表现。

2. 手术方式

包括主动脉瓣切开术与主动脉瓣置换术两大类。

(1)主动脉瓣切开术:在体外循环直视下沿交界融合线切开瓣膜。适用于瓣膜柔软、弹性好的患者,瓣叶钙化、关闭不全者禁忌使用。其优点为手术后不需抗凝治疗,缺点为远期疗效差。由于后天性主动脉瓣狭窄病变多不适宜行该术式,故临床极少应用。近年来,经皮主动脉瓣球囊扩张术治疗某些特定患者的作用受到重视。适用于病变主要为交界融合的婴幼儿与儿童;选择性地应用于老年患者瓣膜重度狭窄、情况差而难以耐受其他手术的病例,作为姑息性手术或过渡性手术。

(2)主动脉瓣置换术:在体外循环直视下切除主动脉瓣叶,置入人造心脏瓣膜。适用于严重瓣膜病变,或伴关闭不全的患者。儿童主动脉瓣环小,常难以置入满足成年期血流的人造心脏瓣膜,故正在生长发育的儿童一般不做此手术。单纯主动脉瓣置换术的住院死亡率为2%～5%。影响术后长期生存的因素:高龄、左心室功能严重受损、冠状动脉疾病、肾功能不全等。死因分别为心力衰竭、猝死、血栓栓塞、感染、出血等。

五、主动脉瓣关闭不全

(一)病因与病理解剖

先天性主动脉瓣发育畸形、佛氏窦瘤和室间隔缺损所致的瓣膜脱垂是先天性主动脉瓣关闭不全的常见原因。后天性瓣膜变性、钙化和风湿性病变所致的瓣叶纤维化、钙化，使舒张期主动脉瓣叶不能完全关闭。主动脉壁囊性中层坏死所致的瓣环扩大，瓣叶黏液样退行性变所致的瓣叶脱垂，细菌性心内膜炎所致的瓣叶穿孔或毁损，升主动脉夹层剥离半月瓣附着处，都可引起后天性主动脉瓣关闭不全(aortic regurgitation)。

(二)病理生理

主要病理生理改变为舒张期主动脉血液经主动脉瓣反流至左心室，引起左心室容量负荷过重，左心室舒张期充盈压升高，进而导致左心室扩大与肥厚。在心脏功能代偿期，左心室舒张末期容量负荷增加使左心室排血量高于正常，维持升主动脉前向血流，功能失代偿后可出现左心衰竭。主动脉瓣关闭不全引起动脉舒张压显著下降，可影响冠状动脉与脑动脉血流，出现心肌与脑供血不足。

(三)临床表现及诊断

心脏功能代偿好的轻度关闭不全患者可无明显症状。发生症状多与左心室明显扩大和左心室收缩力降低有关，表现为乏力、心悸、眩晕、晕厥、颈部和头部动脉强烈搏动感，部分患者可发生心绞痛。晚期出现左心衰竭表现。

1.体格检查

发现心界向左下方扩大，心尖抬举性搏动。胸骨左缘第3、第4肋间或主动脉瓣听诊区有舒张早、中期叹息样杂音，向心尖传导。关闭不全明显者出现周围血管征，包括动脉收缩压增高、舒张压降低、脉压增大，颈动脉搏动明显、脉搏洪大有力的水冲脉，口唇、甲床毛细血管搏动和股动脉枪击音。

2.超声心动图检查

发现左心室扩大，主动脉瓣叶在舒张期不能完全闭合，瓣叶结构改变和舒张期主动脉血液经主动脉瓣反流至左心室。

3.X线检查

升主动脉与左心室扩大、搏动幅度增大、左心衰竭可见肺瘀血征象。

4.心电图检查

电轴左偏、左心室肥大伴劳损。

(四)治疗

感染性心内膜炎等病因所致的急性主动脉瓣关闭不全，患者可由于充血性心力衰竭而迅速死亡，须尽早手术。内科治疗下，慢性主动脉瓣关闭不全者，发生心绞痛后平均存活期为5年，发生心力衰竭者平均存活期仅为2年。手术目的为消除主动脉瓣反流、降低左心室舒张期充盈压、改善左心室功能。

1.手术适应证

①出现症状；②患者无明显症状，但左心室收缩末径＞55 mm、左心室舒张末径＞80 mm、射血分数(EF)＜50%、缩短分数(FS)＜29%、左心室收缩末容量＞300 mL，应考虑手术。

2.手术方式

目前主要为主动脉瓣置换术,主动脉瓣成形术仅适用于某些病因所致的主动脉瓣关闭不全。

六、冠状动脉粥样硬化性心脏病

(一)病因与病理解剖

冠状动脉粥样硬化性心脏病(coronary atherosclerotic heart disease)简称冠心病。我国属于冠心病低发区,但近20年发病率有明显升高趋势,国内北方的发病率与死亡率明显高于南方,且发病年龄也早于南方。冠心病确切的发病机制尚不十分清楚,已公认的主要危险因素有高脂血症、高血压、吸烟与糖尿病。冠状动脉粥样硬化发生在冠状动脉内膜,好发于冠状动脉主干及其主要分支的近段。病变早期为内膜脂质沉着,进而形成黄色斑块,中心坏死且与脂质混合形成粥样斑,粥样斑多呈螺旋状分布,晚期才累及内膜全周。冠心病多在中年以后发病,男性多于女性。

(二)病理生理

当冠状动脉粥样硬化斑块使管腔横截面积减少75%,相当于直径减少50%以上时,即造成冠状动脉血流的临界障碍。此时,虽然静息时冠状动脉血流量尚可维持,但劳力、情绪激动、寒冷或其他诱因增加心肌需氧量时可诱发相对缺血。粥样硬化斑块破裂和急性冠状动脉血栓形成后可导致相应区域心肌血液供应锐减,并可降低心肌工作性能,15~20分钟后心内膜下心肌开始坏死,阻塞后1小时内恢复再灌注仍有可能恢复部分心肌功能,2~6小时后则梗死不可逆转。缺血造成大面积心肌坏死,心肌坏死后纤维化可产生室壁瘤;梗死累及乳头肌可产生二尖瓣关闭不全;累及室间隔造成穿孔,形成室间隔缺损。急性心肌梗死可引起严重心律失常、心源性休克、心力衰竭,甚至心室破裂。

(三)临床表现及诊断

主要症状为心绞痛,多在运动、情绪激动、寒冷、饱餐时诱发,表现为胸闷、胸骨后压榨感或发作性绞痛,可放射至左侧肩、臂、肘及肢端,休息或服用血管扩张剂后可缓解。心肌梗死时心绞痛剧烈、持续时间长,休息和含服硝酸甘油片多不能缓解;可伴有恶心、呕吐、大汗淋漓、心律失常、心源性休克、心力衰竭,甚至猝死。

心肌缺血发生心绞痛时,心电图以R波为主的导联中可见ST段压低、T波低平或倒置的心内膜下心肌缺血性改变,以及室性心律失常或传导阻滞。心肌梗死时,心电图表现为坏死性Q波、损伤性ST段和缺血性T波改变。上述改变根据病程进展呈动态演变,通过某些导联的上述改变可判断冠状动脉的受累部位。肌酸激酶(creatine kinase,CK)及其同工酶CK-MB的活性或质量(mass)、肌红蛋白(myoglobin)、肌钙蛋白(troponin)在急性心肌梗死早期诊断中均有较高的敏感性或特异性。选择性冠状动脉造影术可准确了解粥样硬化的病变部位、血管狭窄程度和狭窄远端冠状动脉血流通畅情况。左心室造影以射血分数(EF)来表示左心室功能,正常为60%~75%,轻度下降为40%~60%,中度下降为30%~40%,重度下降<30%。心绞痛须与心脏神经官能症、急性心包炎、急性肺动脉栓塞、主动脉夹层分离、食管炎、胆囊炎和膈疝等相鉴别。

(四)治疗

决定本病预后的是受累血管的数目和左心室功能。存在3支血管病变而心功能正常者5

年生存率高于90%,心功能明显下降者仅为40%。治疗冠心病的方法分为药物、介入和外科手术三类。应根据患者的具体情况选择或互相配合应用。

1.手术适应证

①药物治疗不能缓解或频繁发作的心绞痛,3支冠状动脉主要分支中至少有1支近端血管腔狭窄>70%,远端血管直径≥1.0 mm;②3支管腔狭窄>50%,EF≥0.3;③左冠状动脉主干管腔狭窄>50%,不论有无症状,均应尽早手术;④经皮冠状动脉腔内成形术后狭窄复发者。

2.手术方式

冠状动脉旁路移植术(coronary artery bypass grafting,CABG)是将自体动脉或游离动脉或静脉段移植到冠状动脉主要分支狭窄的远段,恢复病变冠状动脉远端的血流量,缓解和消除心绞痛症状,改善心肌功能,提高生活质量,延长寿命。常用的自体动脉有乳内动脉、桡动脉和胃网膜右动脉等。静脉可用大隐静脉、小隐静脉、头静脉或贵要静脉等(图3-10、图3-11)。动脉血管内皮有较强的抗血栓形成作用,不易形成血管再阻塞,故提倡使用动脉移植物行冠状动脉旁路全动脉血管移植术。心肌梗死引起的室壁瘤、心室间隔穿孔、二尖瓣关闭不全等并发症,应在冠状动脉旁路移植术同时做室壁瘤切除术、室间隔穿孔修补术或二尖瓣置换术。

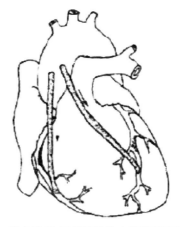

图3-10　升主动脉-冠状动脉的大隐静脉旁路移植术

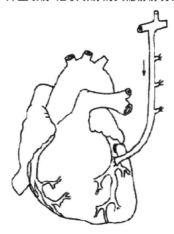

图3-11　胸廓内动脉远端与左冠状动脉吻合术

近年来,非体外循环冠状动脉旁路移植术与微创冠状动脉旁路移植术已日益广泛地应用于临床,能减轻手术损伤,有利于术后恢复,并降低医疗费用。激光技术也曾用于治疗冠心病,通过激光在左心室外膜向心室壁打孔刺激血管生成,使缺血区心肌组织得到血流灌注,称为激光心肌打孔血运重建术。

CABG 的手术要点为预防围术期心肌梗死的前提下使心肌完全再血管化,手术死亡率<5%。手术风险因素依次为高龄、射血分数降低、再血管化不完全、高血压和糖尿病等。手术主要的并发症为卒中、心肌梗死、肾衰竭和伤口感染。

由于患者手术风险因素可能存在差异,报道的远期效果也不同,手术后 5 年生存率为83%～95%,10 年生存率为 64%～82%,15 年生存率为 57%～60%。无论如何,完全再血管化至少在 5 年内大大降低了患者心脏性死亡的危险。然而由于移植物的闭塞和冠状动脉本身粥样硬化的发展,心脏性死亡的可能性仍会逐渐增加。

七、心脏黏液瘤

心脏肿瘤可以分为原发性肿瘤和继发性肿瘤。原发性心脏肿瘤中 25% 为恶性,且多为肉瘤;75% 为良性,其中 50% 为黏液瘤。

(一)病因与病理

心脏黏液瘤(cardiac myxoma)起源于心内膜下层、具有多向分化潜能的间质细胞和仿原始细胞间质。肿瘤呈息肉状,长 3～5 cm,可重达 30～100 g。黏液瘤大多数为单发,位于左心房,少数位于右心房或心室,极少数患者的黏液瘤为多发性,有家族倾向。黏液瘤外观晶莹透亮,色彩丰富,呈淡黄色、浅绿色或黯紫色,并可夹杂红色出血区域。质地松脆,呈凝胶果冻状,脱落的碎屑可导致体循环或肺循环的栓塞。外形呈圆形、椭圆形或葡萄状,直接或以瘤蒂附着于房间隔、室间隔或房室壁,绝大多数附着于富含间质细胞的心房间隔卵圆窝区。瘤蒂越长,肿瘤在心腔的活动度越大。显微镜下肿瘤由多角状细胞和一种黏多糖丰富、嗜碱性黏液样基质构成。少数黏液瘤切除后易复发,并具有转移的恶性潜能。病理组织的显微结构不能判定恶性潜能,当发现有 DNA 片段缺损时,提示其可能具有恶性肿瘤的生物学行为。

(二)临床表现及诊断

可发生于任何年龄,30～50 岁的人群发病率最高,女性略多于男性。临床表现复杂多样,主要取决于肿瘤的大小、生长速度、位置、瘤蒂的长短,以及是否有阻塞、嵌顿、出血、坏死和碎屑脱落等情况。

黏液瘤出血、变性坏死可引起全身免疫反应,常有发热、贫血、消瘦、食欲减退、乏力、关节痛、荨麻疹、红细胞沉降率增快、粒细胞减少、血小板降低、血浆免疫球蛋白增加等表现。由于瘤体占据心腔空间和瘤体活动对房室瓣口的阻塞,左心房黏液瘤可产生类似于二尖瓣狭窄或二尖瓣关闭不全的症状和体征,右心房黏液瘤可出现类似三尖瓣狭窄或三尖瓣关闭不全的临床表现。症状和体征可随体位变动而改变是其特征。黏液瘤严重阻塞或嵌顿于房室瓣口,可导致昏厥、抽搐,甚至猝死。肿瘤组织松脆,易脱落碎片,部分患者发生全身栓塞,栓塞的部位取决于黏液瘤在心脏的部位,左心黏液瘤的栓塞好发于脑、下肢与肾,右心黏液瘤则易发生肺动脉栓塞。

超声心动图检查可以看到心腔内存在云雾状光团回声波,常随心脏收缩、舒张而移动。根据黏液瘤所在位置及其对血流动力学的影响,出现相应房室的增大。X 线与心电图检查也表现为相应房室的改变,黏液瘤患者较少出现心房颤动。

（三）外科治疗

一旦确诊，应尽早手术，因为有 8% 的黏液瘤患者在等待手术时死亡。死亡原因包括瘤体嵌顿瓣膜口所致猝死、急性心力衰竭、慢性心力衰竭和主要脏器的栓塞。手术目的是完整地切除肿瘤及其附着的周边组织，避免发生栓塞，防止黏液瘤复发。在体外循环直视下施行手术，彻底切除肿瘤并探查四个心腔，必要时需补片修补房间隔。黏液瘤切除后还应仔细探查瓣膜和瓣膜下结构，有时还需要进行瓣膜成形术，甚至瓣膜置换术。

本病远期预后良好，20 年实际生存率可达 91%。发病年龄小，黏液瘤发生在不典型的位置（房间隔以外），同时伴有多发性色素性皮肤损害、乳腺黏液样纤维腺瘤和原发性色素纤维结节样肾上腺皮质疾病者，容易复发和转移。

第四章　胃肠疾病

第一节　胃十二指肠溃疡急性并发症

胃、十二指肠局限性圆形或椭圆形全层黏膜缺损,称为胃十二指肠溃疡,因溃疡形成与胃酸、蛋白酶的消化作用有关,也称为消化性溃疡。大部分消化性溃疡可用药物治愈,药物治疗无效的溃疡患者可出现急性穿孔、出血、幽门梗阻,是胃十二指肠溃疡的主要并发症,也是临床常见的急腹症,通常需要急诊手术处理。手术方式主要有单纯修补术和胃大部切除术。迷走神经切断曾作为治疗消化性溃疡的一种重要术式,近年来已逐渐弃用。对于幽门梗阻不能切除原发病灶的患者还可行胃-空肠吻合手术。

自 1880 年 Mikulicz 实施首例溃疡病穿孔缝合以来,大网膜缝合修补至今仍是普遍使用的方法。因单纯修补术后溃疡复发率很高,到 20 世纪中期较强调行确定性胃大部切除手术。其后由于幽门螺杆菌(Hp)感染与溃疡病关系的确定,又回到提倡行单纯缝合修补,术后用药物根治 Hp,并使用抑酸药物治疗溃疡。

消化性溃疡穿孔后应行单纯缝合还是即时行确定性手术(胃大部切除),目前仍存争论。支持行确定性手术者认为,确定性手术后的溃疡复发率、再手术率均明显低于单纯缝合组,主张穿孔至手术≤6 小时、腹腔污染不重、无危险因素存在时应行确定性手术。反对者认为单纯缝合后用抑酸加抗 Hp 药物治疗,可获得溃疡痊愈,且不带来胃大部切除术后诸多近、远期并发症,若药物治疗无效可再行确定性手术。随着损伤控制外科概念和快速康复外科概念的普及,后一观点渐成主流。

对溃疡病穿孔采用腹腔镜手术治疗是近年来的趋势,1990 年由 Mouret 首次报道,其后有较多报道均取得较好结果。腹腔镜治疗的优点包括可明确诊断;便于冲洗腹腔,减少感染;无开腹术的长切口,创伤小;术后止痛药用量少,恢复快等。目前我国已有较多医院开展腹腔镜手术,并在加速普及中,开腹单纯修补仅在不具备条件的基层医院仍是首选方式,但可预期腹腔镜穿孔修补术将成为消化性溃疡穿孔的普遍首选术式。本节将重点介绍腹腔镜胃十二指肠溃疡穿孔修补术、腹腔镜远端胃大部切除术和腹腔镜胃-空肠吻合术。

一、病因

胃十二指肠溃疡发病是多因素综合作用的结果,其中最为重要的是胃酸分泌异常、Hp 感染和黏膜防御机制破坏。

(1)溃疡只发生在与胃酸相接触的黏膜,十二指肠溃疡患者的胃酸分泌高于健康人,除与迷走神经张力及兴奋性过度增高有关外,与壁细胞数量的增加也有关,此外壁细胞对胃泌素、组胺、迷走神经刺激的敏感性也增高。

(2)Hp 感染与消化性溃疡密切相关,95% 以上的十二指肠溃疡与近 80% 的胃溃疡患者中检出 Hp 感染。清除 Hp 感染可以明显降低溃疡病复发率。

(3)非甾体抗炎药、肾上腺皮质激素、胆汁酸盐、酒精等可破坏胃黏膜屏障,造成 Hp 逆流入黏膜上皮细胞,引起胃黏膜水肿、出血、糜烂,甚至溃疡。正常情况下,酸性胃液对胃黏膜的侵蚀作用和胃黏膜防御机制处于相对平衡状态,如平衡受到破坏,侵害因子作用增强,胃黏膜屏障等防御因子作用削弱,胃酸、胃蛋白酶分泌增加,最终将导致溃疡。

二、病理生理

(一)穿孔

90％的十二指肠溃疡穿孔发生在球部前壁,而胃溃疡穿孔60％发生在胃小弯,40％分布于胃窦及其他各部位。急性穿孔后,有强烈刺激性的胃酸、胆汁、胰液等消化液和食物溢入腹腔,引起化学性腹膜炎,导致剧烈腹痛和大量腹腔渗出液。6～8小时后细菌开始繁殖,并逐渐转变为化脓性腹膜炎,病原菌以大肠杆菌、链球菌为多见。由于强烈化学刺激、细胞外液丢失和细菌毒素吸收等因素,患者可出现休克。胃十二指肠后壁溃疡,可穿透全层并与周围组织包裹,形成慢性穿透性溃疡,也可引起广泛的腹膜后感染。

(二)出血

溃疡基底的血管壁被侵蚀而破裂出血,大多数为动脉出血,溃疡基底部血管破裂出血不易自行停止,可引发致命的动脉性出血。引起大出血的十二指肠溃疡通常位于球部后壁,可侵蚀胃十二指肠动脉或胰十二指肠上动脉及其分支。胃溃疡大出血多数发生在胃小弯,出血源自胃左、右动脉及其分支。大出血后血容量减少,血压降低,血流变缓,可在血管破裂处形成血凝块而暂时止血。由于胃肠蠕动和胃十二指肠内容物与溃疡病灶的接触,暂时停止的出血可能再次活动出血,应予高度重视。

(三)幽门梗阻

溃疡引起幽门梗阻有痉挛、炎症水肿和瘢痕三种,前两种情况是暂时、可逆性的,在炎症消退、痉挛缓解后幽门恢复通畅,而瘢痕造成的梗阻是永久性的,需要手术方能解除。瘢痕性幽门梗阻是由于溃疡愈合过程中瘢痕收缩所致,最初为部分性梗阻,由于同时存在痉挛或水肿,使部分性梗阻渐趋完全性。初期,为克服幽门狭窄,胃蠕动增强,胃壁肌层肥厚,胃轻度扩大;后期,胃代偿功能减退,失去张力,胃高度扩大,蠕动消失。胃内容物滞留使胃泌素分泌增加,胃酸分泌亢进,胃黏膜呈现糜烂、充血、水肿和溃疡。幽门梗阻病程较长者可出现营养不良和贫血。呕吐引起的水电解质丢失可导致脱水、低钾血症、低氯性碱中毒等。

三、临床表现

(一)穿孔

多数患者有既往溃疡病史,穿孔前数日症状加重,情绪波动、过度疲劳、刺激性饮食或服用皮质激素药物等常为诱发因素。穿孔多在夜间、空腹或饱食后突然发生,表现为上腹部骤起刀割样剧痛,迅速波及全腹,患者疼痛难忍,可有面色苍白、出冷汗、脉搏细速、血压下降等表现,常伴恶心、呕吐。疼痛可放射至肩部,当漏出的胃内容物沿右结肠旁沟向下流注时,可出现右下腹痛。当腹腔有大量渗出液稀释漏出的消化液时,腹痛可略有减轻。由于继发细菌感染,出现化脓性腹膜炎,腹痛可再次加重。多数患者在病程初期发热可不明显,但随病情进展体温可逐渐升高。偶尔可见溃疡穿孔和溃疡出血同时发生。溃疡穿孔后病情的严重程度与患者的年龄、全身情况、穿孔部位、穿孔大小和时间以及是否空腹穿孔密切有关。

体检时患者表情痛苦,多采取仰卧微屈膝体位,不愿移动,腹式呼吸减弱或消失;全腹压痛、反跳痛,腹肌紧张呈"板样"强直,尤以右上腹最明显;叩诊肝浊音界缩小或消失,可有移动性浊音;听诊肠鸣音消失或明显减弱。

(二)出血

胃十二指肠溃疡大出血的临床表现取决于出血量和速度,主要症状是呕血和柏油样黑便,多数患者只有黑便而无呕血,迅猛的出血则为大量呕血与紫黑血便。呕血前常有恶心,便血前后可有心悸、眼前发黑、乏力、全身疲软,甚至晕厥。患者过去多有典型溃疡病史,近期可有服用阿司匹林等情况。如出血速度缓慢则血压、脉搏改变不明显,短期内失血量超过800 mL可出现休克症状,表现为焦虑不安、四肢湿冷、脉搏细速、呼吸急促、血压下降。如血细胞比容在30%以下,则出血量已超过1000 mL,患者可呈贫血貌,面色苍白,脉搏增快。腹部体征不明显,腹部可稍胀,上腹部可有轻度压痛,肠鸣音亢进。腹痛严重的患者应注意有无伴发溃疡穿孔。大量出血早期,由于血液浓缩,血象变化不大,以后红细胞计数、血红蛋白值和血细胞比容均呈进行性下降。

(三)幽门梗阻

主要症状为腹痛与反复发作的呕吐。患者最初有上腹膨胀不适并出现阵发性胃收缩痛,伴嗳气、恶心与呕吐。呕吐多发生在下午或晚间,呕吐量大,一次可达1000～2000 mL,呕吐物含大量宿食,有腐败酸臭味,但不含胆汁。呕吐后自觉胃部饱胀改善,故患者常自行诱发呕吐以期缓解症状。常有少尿、便秘、贫血等慢性消耗表现。体检常见营养不良,消瘦,皮肤干燥、弹性消失,上腹隆起,可见胃型,有时有自左向右的胃蠕动波,晃动上腹部可听到振水音。

四、辅助检查

(一)穿孔

实验室检查示白细胞计数增加,血清淀粉酶轻度升高。站立位 X 线检查在80%的患者可见膈下新月状游离气体影。CT 检查可提供的直接征象包括胃肠壁连续性中断,局部管壁不规则,境界欠清;间接征象包括腹腔内游离气体,邻近脂肪间隙内有小气泡影,腹水,以及肠系膜、网膜、腹膜密度增高,结构模糊等腹腔炎表现。

(二)出血

大出血时不宜行上消化道钡餐检查,急诊纤维胃镜检查可迅速明确出血部位和病因,出血24小时内胃镜检查阳性率可达70%～80%,超过48小时则阳性率下降。选择性腹腔动脉或肠系膜上动脉造影也可用于血流动力学稳定的活动性出血患者,可明确病因与出血部位,并可同时进行栓塞、注药等介入治疗。

(三)幽门梗阻

清晨空腹置胃管,可抽出大量酸臭胃液和食物残渣。X 线钡餐检查可见胃腔扩大,胃壁张力减低,钡剂入胃后有下沉现象。正常人胃内钡剂4小时即排空,如6小时尚有1/4钡剂存留者,提示有胃潴留,24小时后仍有钡剂存留者提示有瘢痕性幽门梗阻。纤维胃镜检查可确定梗阻,并明确梗阻原因。

五、诊断

(一)穿孔

既往有溃疡病史,突发上腹部剧烈疼痛并迅速扩展为全腹疼痛,伴腹膜刺激征等,为上消化道穿孔的特征性表现,结合 X 线检查发现膈下游离气体,诊断性腹腔穿刺抽出液含胆汁或食物残渣,不难作出正确诊断。在既往无典型溃疡病史,十二指肠及幽门后壁溃疡小穿孔,胃后壁溃疡向小网膜腔内穿孔,老年体弱患者反应差,空腹小穿孔等情况下,症状、体征不典型,较难诊断。需与急性胆囊炎、急性胰腺炎、急性阑尾炎等急腹症鉴别诊断。

(二)出血

有溃疡病史,出现呕血与黑便时诊断并不困难。无溃疡病史时,应与应激性溃疡出血、胃癌出血、食管胃底曲张静脉破裂出血、食管炎、贲门黏膜撕裂综合征和胆道出血鉴别。

(三)幽门梗阻

根据长期溃疡病史,特征性呕吐和体征,即可诊断幽门梗阻,但应与下列情况鉴别。①痉挛水肿性幽门梗阻,由活动性溃疡所致,有溃疡疼痛症状,梗阻为间歇性,经胃肠减压和应用解痉制酸药,症状可缓解;②十二指肠球部以下的梗阻病变,如十二指肠肿瘤、胰头癌、十二指肠淤滞症等也可以引起上消化道梗阻,根据呕吐物含胆汁,以及X线、胃镜、钡餐检查可助鉴别;③胃窦部与幽门的癌肿可引起梗阻,但病程较短,胃扩张程度轻,钡餐与胃镜活检可明确诊断。

六、保守治疗

(一)穿孔

保守治疗适用于一般情况好,症状体征较轻的空腹穿孔;穿孔超过24小时,腹膜炎已局限的情况;或用水溶性造影剂行胃十二指肠造影,证实穿孔已封闭的患者。不适用于伴有出血、幽门梗阻、疑有癌变等情况。治疗措施主要包括:①持续胃肠减压,减少胃肠内容物继续外漏;②输液以维持水电解质平衡,并给予肠外营养支持;③应用抗生素控制感染;④经静脉给予 H_2 受体阻滞剂或质子泵抑制剂等制酸药物。非手术治疗6~8小时后病情仍继续加重应尽快转手术治疗。非手术治疗后少数患者可出现膈下或腹腔脓肿。痊愈的患者应行胃镜检查排除胃癌,根治 Hp 感染并继续口服制酸剂治疗。

(二)出血

治疗原则是补充血容量,防治失血性休克,尽快明确出血部位,并采取有效止血措施。主要措施如下。①建立可靠畅通的静脉通道,快速滴注平衡盐溶液,同时紧急配血备血,严密观察血压、脉搏、中心静脉压(CVP)、尿量和周围循环状况,判断失血量以指导补液和输血量。输入液体中晶体与胶体之比以3∶1为宜。出血量较大时可输注浓缩红细胞,并维持血细胞比容不低于30%;②留置鼻胃管,用生理盐水冲洗胃腔,清除血凝块,持续低负压吸引,动态观察出血情况。可经胃管注入200 mL含8 mg去甲肾上腺素的生理盐水溶液,促进血管收缩以利于止血,可每4~6小时重复一次;③急诊纤维胃镜检查可明确出血病灶,还可同时施行内镜下电凝、激光灼凝、注射或喷洒药物等局部止血措施。检查前必须纠正患者的低血容量状态;④应用抑酸(H_2 受体阻滞剂或质子泵抑制剂)、生长抑素等药物,经静脉或肌肉注射蛇毒血凝酶等止血药物。

(三)幽门梗阻

可先行盐水负荷试验,即空腹情况下置胃管,注入生理盐水 700 mL,30 分钟后经胃管回吸,回收液体超过 350 mL 提示幽门梗阻。经过 1 周包括胃肠减压、全肠外营养支持以及静脉给予制酸药物治疗后,重复盐水负荷试验,如幽门痉挛水肿明显改善,可以继续保守治疗,如无改善则应考虑手术治疗。术前需要充分准备,包括禁食,留置鼻胃管用温生理盐水洗胃,直至洗出液澄清;纠正贫血与低蛋白血症,改善营养状况;维持水电解质平衡等。

七、手术治疗

胃十二指肠溃疡穿孔、出血、幽门梗阻的手术方式主要有单纯修补术、远端胃大部切除术、胃-空肠吻合术、迷走神经切断术。迷走神经切断术曾作为消化性溃疡治疗的一种重要术式,近年来已逐渐弃用,尤其急诊手术时由于腹腔污染、组织水肿,更不适宜行此手术。手术途径有开腹手术和腹腔镜手术两种。

(一)单纯穿孔修补缝合术

优点是操作简便,手术时间短,安全性高。适应证为,穿孔时间超出 8 小时,腹腔内感染及炎症水肿严重,有大量脓性渗出液;以往无溃疡病史,或有溃疡病史但未经正规内科治疗,无出血、梗阻并发症,特别是十二指肠溃疡患者;有其他系统器质性疾病,不能耐受急诊彻底性溃疡手术;穿孔边缘出血。

1.开腹单纯穿孔修补术

采用全身麻醉,平卧位,上腹部正中切口。入腹后吸除腹腔内积液及食物残渣。穿孔多发生在十二指肠球部或胃前壁、小弯侧,将胃向左下方牵拉多可发现穿孔部位。若在前壁未发现穿孔,则应考虑后壁穿孔的可能,须切开胃结肠韧带,将胃向上翻转,检查胃后壁。发现穿孔后,如胃溃疡疑有恶变,应先做活组织病理检查。沿胃或十二指肠纵轴,在距穿孔边缘约0.5 cm 处用丝线做全层间断缝合。取附近网膜覆盖穿孔处,用修补缝线扎住,结扎缝线时不宜过紧,以免阻断大网膜血液循环而发生坏死。吸尽腹腔积液,若污染严重可用温水冲洗,吸尽后放置腹腔引流管,关腹术毕。

2.腹腔镜下穿孔修补术

患者全麻后取平卧位,双下肢外展。术者立于患者左侧,助手立于患者右侧,扶镜手立于患者两腿间(图 4-1)。于脐下缘做 1 cm 切口,向腹腔刺入气腹针,充气并维持气腹压力在12 mmHg,再经此切口置入 10 mm 套管,插入腹腔镜。在腹腔镜直视下分别于左中腹、左上腹和右中腹置入 3 个 5 mm 套管(图 4-2)。

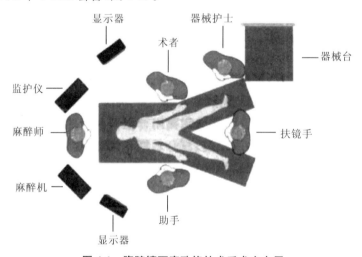

图 4-1 腹腔镜下穿孔修补术手术室布局

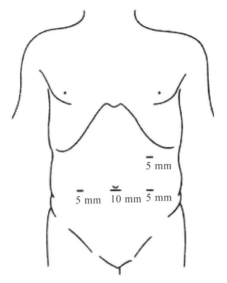

图 4-2　腹腔镜下穿孔修补术套管位置

吸除腹腔内积液及食物残渣,探查腹腔,寻找穿孔部位。穿孔多发生在十二指肠球部或胃的前壁、小弯侧,将胃向左下方牵拉便可发现穿孔部位。若肝脏遮盖术野,可用粗缝线将肝左叶暂时悬吊(缝线在脂肪处缝扎一针固定并穿出腹壁)。

十二指肠穿孔可用 2-0 带针缝线沿十二指肠的纵轴,距穿孔边缘约 0.5 cm 做全层间断缝合。取附近网膜覆盖穿孔处,用修补缝线扎住。如胃溃疡疑有恶性变,应先做活组织病理检查,明确诊断。穿孔边缘的陈旧瘢痕组织可用超声刀适当修整后再间断缝合。吸净腹腔积液,大量生理盐水冲洗腹腔直至吸出液澄清。仔细检查无活动性出血后,在盆腔及右肝下各置引流管一根。放尽气腹,逐层缝合脐部套管口,术毕。

(二)远端胃大部切除术

该术式优点是一次手术可同时解决穿孔和溃疡两个问题,手术适应证包括:患者一般情况良好,穿孔在 8 小时内,虽超过 8 小时但腹腔污染尚不严重;慢性溃疡病特别是胃溃疡患者,曾行内科治疗,或治疗期间穿孔;十二指肠溃疡穿孔修补术后再穿孔;有幽门梗阻或出血史者。

1. 开腹远端胃大部切除术

全麻成功后患者取平卧位,取上腹部正中切口入腹。探查见幽门梗阻。助手将横结肠向足侧牵拉,将胃牵向头侧,并向上提拉,充分展开胃结肠韧带,造成一定张力。沿距大弯侧胃壁 3 cm 的无血管区切开胃结肠韧带,进入网膜囊。向右侧分离胃结肠韧带直至十二指肠下方。寻找横结肠系膜前后叶间的分离平面,沿此平面向胰腺下缘分离,在胰头表面幽门下寻找胃网膜右静脉,予以结扎离断。向胃窦方向继续寻找胃网膜右动脉,根部双重结扎并离断。沿胃大弯向左侧继续分离胃结肠韧带,直至脾下极,寻找胃网膜左动静脉,根部双重结扎并离断。

评估切除范围与吻合张力等因素,可选择保留胃短血管或离断胃短血管 1～2 支。游离出大弯侧胃壁以供离断胃和吻合之用。将胃向足侧牵拉,将肝脏牵向头侧,充分显露胃小弯。离断幽门上血管,从幽门上缘切开肝胃韧带,完成十二指肠的游离。用直线切割闭合器离断十二指肠,十二指肠残端做 3～4 针浆肌层间断缝合加固。将胃向头侧牵拉并向上提起,充分暴露胃胰襞,游离胃胰襞寻找胃左动静脉,分别结扎、离断。将胃向足侧牵拉,游离胃小弯以备离断胃和吻合之用。沿预定切离线用直线闭合器钉合后,切除远端胃,胃断端闭合线可酌情加强缝合。

提起空肠起始部,在距 Treitz 韧带 15 cm 处肠壁缝牵引线。利用牵引线将残胃大弯与近端空肠靠近并列,吻合方向通常"空肠近端对胃大弯,远端对胃小弯"。在距胃断端 2 cm 处近大弯侧开一小口,在近端空肠对系膜缘开一小口,将直线切割闭合器的两支分别插入小口中(闭合前注意是否进入胃肠壁层次间,是否夹入肠系膜),确定方向后击发,完成胃肠吻合。最后缝闭残留开口前可经胃腔将胃管下拉,置入吻合口远侧空肠。双层缝合残留开口,完成 B-Ⅱ式吻合。冲洗腹腔,检查无活动性出血后在右肝下置引流管,从右侧腹引出、固定,缝合腹壁切口,术毕。检视切除标本,可见幽门管壁形成瘢痕,增厚明显。

2. 腹腔镜远端胃大部切除术

(1)体位与套管位置:全麻成功后患者取平卧位,两腿分开。术者立于患者左侧,助手立于患者右侧,扶镜手立于患者两腿之间。监视器需用两台,分置于患者头端两侧。经脐孔穿刺并建立气腹,维持气腹压 12 mmHg。套管孔分布采用"弧形五孔法",脐部放置 10 mm 套管为观察孔,左侧腋前线肋缘下放置 12 mm 套管为主操作孔,脐左侧 5 cm 偏上放置 5 mm 套管为辅助操作孔,右侧腋前线肋缘下放置 5 mm 套管、右锁骨中线脐水平偏上放置 10 mm 套管为助手操作孔。

(2)探查:探查腹腔污染情况,寻找穿孔部位,明确胃病灶大小、部位、胃壁炎症程度,评估吻合条件。探查腹腔有无其他异常,边探查边用吸引器吸净腹腔污染物。

(3)远端胃切除术:用粗缝线悬吊肝脏,以充分显露胃小弯侧。根据穿孔大小,可选择用钛夹夹闭或丝线缝合穿孔处,控制污染物继续溢出,并可控制溃疡出血。助手用肠钳将胃大弯向头侧牵拉,并向上提拉,术者以左手分离钳牵拉胃结肠韧带,造成一定张力,沿距大弯侧胃壁 3 cm 的无血管区用电钩或超声刀打开胃结肠韧带,进入网膜囊。向右侧分离胃结肠韧带直至十二指肠下方,寻找横结肠系膜前后叶间的分离平面,沿此平面向胰腺下缘分离并寻找胃网膜右静脉,血管夹夹闭并离断。向胃窦方向继续寻找胃网膜右动脉,血管夹夹闭并离断。转而沿胃大弯向左侧继续分离胃结肠韧带,直至脾下极,寻找胃网膜左动静脉,结扎并离断。游离出大弯侧胃壁以供离断胃和吻合之用。术者左手钳将胃向足侧牵拉,助手提拉肝胃韧带,于肝十二指肠韧带左侧寻找胃右血管并离断。游离并离断幽门上血管,完成十二指肠的游离。充分暴露胃胰襞,超声刀游离胃胰襞寻找胃左静脉、动脉,分别夹闭并离断。游离胃小弯 4~5 cm 以备离断胃和吻合之用。有学者认为腹腔镜下 B-Ⅰ式吻合操作较复杂,可靠性逊于 B-Ⅱ式吻合,故推荐选择后者。用直线切割闭合器离断十二指肠。用 2 把抓钳固定钳夹胃窦断端和距 Treitz 韧带 15 cm 处空肠对系膜缘处定位,以备开腹后操作。上腹正中开 5 cm 纵行切口入腹,将胃提出腹腔外,沿预定切离线用直线切割闭合器离断切除远端胃。于残胃大弯远端缝牵引线。提出空肠,在钳夹肠管远端肠壁缝牵引线。利用牵引线将残胃大弯与近端空肠靠近并列,吻合方向通常按"空肠近端对胃大弯,远端对胃小弯"。在距胃断端 2 cm 大弯侧开一小口,于钳夹空肠处开一小口,将直线切割闭合器的两支分别插入小口中,调整方向后击发完成胃肠吻合。可经胃腔将胃管下拉置入吻合口远端空肠后,双层缝合残留开口,完成 B-Ⅱ式吻合。关闭上腹切口,重新建立气腹,冲洗腹腔,检查无活动性出血后,在右肝下置引流管。放尽气腹,关闭腹壁各套管口,术毕。

（三）胃-空肠吻合术

幽门狭窄梗阻,又无法切除,或者虽可勉强切除,但患者全身情况差,无法耐受者,按照损伤控制外科理念,可行胃-空肠吻合术。

1. 开腹胃-空肠吻合术

患者全麻,取平卧位。做上腹正中切口约 10 cm 逐层入腹。探查病变部位、梗阻程度,腹腔有无其他异常。选择吻合部位后切开胃结肠韧带,进入网膜囊。向两侧分离胃结肠韧带,游离出大弯侧胃壁以供吻合之用。提起空肠,在距 Treitz 韧带 15 cm 处对系膜缘缝牵引线。在胃大弯侧开一小口,近端空肠对系膜缘开一小口,将直线切割闭合器的两支分别插入,闭合击发后完成胃-空肠吻合,双层缝合残留开口。可距胃-肠吻合口 10 cm 处加做布朗吻合(图 4-3),以缓解胆汁反流。

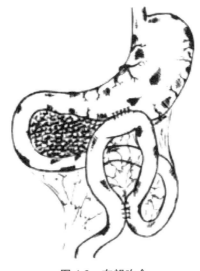

图 4-3　布朗吻合

2. 腹腔镜胃-空肠吻合术

手术人员站位和套管孔位置同前述腹腔镜远端胃大部切除术。

探查腹腔,寻找病变部位,明确病灶大小、部位、胃壁炎症程度,评估吻合条件。探查腹腔有无其他异常。沿距大弯侧胃壁 3 cm 的无血管区用电钩或超声刀切开胃结肠韧带,进入网膜囊。向两侧分离胃结肠韧带,游离出大弯侧胃壁以供吻合之用。助手将胃体向上翻起,术者将距 Treitz 韧带 20 cm 处空肠自结肠前拉向胃体后壁。在胃后壁近大弯侧及距 Treitz 韧带 20 cm 处空肠对系膜缘缝牵引线。在牵引线处胃后壁近大弯侧及空肠对系膜缘各开一约 0.5 cm 小孔,分别置入直线切割闭合器的两支(注意勿进入胃肠壁的层次间),牵拉牵引线使胃壁、空肠壁对齐,注意勿夹入肠系膜,闭合击发行胃-空肠侧侧吻合(结肠前吻合,空肠输入袢对胃大弯)。在腹腔镜下用 3-0 可吸收缝线连续或间断缝合关闭侧侧吻合后残留的小开口。间断或连续缝合关闭空肠系膜与横结肠系膜之间的间隙,以防发生内疝。放尽气腹,关闭腹壁各切口,术毕。

十二指肠后壁溃疡向腹膜后穿孔引起广泛腹膜后感染者,应按十二指肠损伤处理,此类情况临床少见,病情隐匿,且病情重,死亡率高。

八、术后处理

监测生命体征,持续胃肠减压,应用抗生素预防感染,使用抑酸药物,肠外营养支持。鼓励患者早期活动,以助胃肠道功能恢复,并预防深静脉血栓形成。肛门排气后可酌情拔除胃管,逐渐恢复流质饮食。使用药物或物理方法协助排痰。保持引流管畅通,每天记录引流量,观察引流液性状,以及时发现吻合口漏、出血等情况,术后 48 小时引流量减少后可拔除。恢复饮食后可改为口服抑酸药治疗,手术 6 周后复查胃镜。

第二节　十二指肠憩室

消化道憩室最常见的部位是结肠,其次为小肠,而小肠憩室最常发生于十二指肠,即十二指肠憩室(图 4-4)。十二指肠憩室最早在 1710 年由法国病理学家 Chome 报道,1913 年 Case 首先用 X 线钡剂造影发现十二指肠憩室,1914 年 Bauer 对 1 例产生梗阻症状的十二指肠憩室行胃-空肠吻合术,1915 年 Forsell 和 Key 首次切除 1 例经 X 线检查出的十二指肠憩室。根据目前的文献统计,十二指肠憩室的钡剂造影检出率为 1％～6％,内镜检出率为 12％～27％,尸检检出率更高,为 15％～22％。

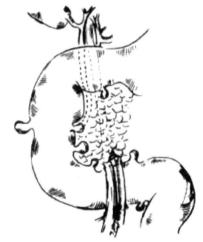

图 4-4　十二指肠憩室示意图

一、病因

憩室产生的确切原因尚不清楚,多认为因先天性肠壁局限性肌层发育不全或薄弱,在肠内突然高压,或长期持续、或反复压力增高时,肠壁薄弱处黏膜及黏膜下层突出形成憩室。肠壁外炎症组织形成的粘连瘢痕牵拉也可导致憩室发生。故不同类型的憩室,其产生原因也有所不同。

(一)先天性憩室

非常少见,为先天性发育异常,出生时即存在。憩室壁的结构包括肠黏膜、黏膜下层及肌层,与正常肠壁完全相同,又称为真性憩室。

(二)原发性憩室

部分肠壁存在先天性解剖缺陷,因肠内压增高而使该处肠黏膜及黏膜下层向外突出形成憩室。罕见的黏膜和黏膜下层向内突出形成十二指肠腔内憩室,多位于乳头附近,呈息肉样囊袋状。此种憩室壁的肌层组织多缺如或薄弱。

(三)继发性憩室

多由十二指肠溃疡瘢痕收缩或慢性胆囊炎粘连牵拉所致,故均发生在十二指肠球部,又称为假性憩室。

二、病理生理

十二指肠憩室患者多数可终身没有症状,也没有病理改变,仅在并发憩室炎症或出血时出现相应病理变化和临床症状。

(一)好发部位

十二指肠憩室以单发性多见,多发罕见。原发性憩室70%位于十二指肠降部,20%位于水平部,10%位于升部。继发性憩室则多在十二指肠球部。文献统计,约60%～95%的憩室位于十二指肠降部内侧壁,并且多位于以十二指肠乳头为中心的2.5 cm直径范围内,称为乳头旁憩室(periampullary diverticula,PAD)。好发于此处的原因是该处为胚胎发育时前肠和后肠的结合部,为先天性薄弱区,加上胆胰管穿行致结缔组织支撑缺乏,使该处肠壁缺陷或薄弱。

PAD在解剖上与胰腺关系密切,与胰管和胆管邻近,多数伸向胰腺后方,甚至穿入胰腺组织内。此外,PAD中还有一种特殊情况,即胆总管和胰管直接开口于憩室,故PAD常可引起梗阻、胆管炎、胰腺炎等并发症。

(二)病理改变

憩室大小形态各异,与其解剖位置、肠内压力及产生的时间长短有关。一般为0.5～10 cm大小,形状可呈圆形、椭圆形或管状等。憩室颈部大小与症状的产生密切相关,颈部开口较宽者憩室内容物容易引流,可长时间无症状发生;如开口狭小,或因炎症反应导致开口狭小、憩室扩张,则肠内容物或食物进入憩室后容易潴留其中,发生细菌感染而致憩室炎和其他并发症。

(三)病理分型

根据憩室突出方向与十二指肠腔的关系,可分为腔内型憩室和腔外型憩室。临床常见为腔外型憩室,腔内型罕见。

1.腔内型憩室

憩室壁由两层肠黏膜和其间少许黏膜下结缔组织构成,呈息肉状或囊袋状附着于十二指肠乳头附近,肠腔外触之似肠腔内息肉。部分病例十二指肠乳头位于憩室内,故易引起胆道、胰腺疾病及十二指肠腔内堵塞,并发胃十二指肠溃疡,此类病例也常伴有其他器官先天畸形。

2.腔外型憩室

多为圆形或呈分叶状,颈部可宽可窄。多为单发,约10%的患者可有两个以上腔外憩室或并存其他消化道憩室。70%位于十二指肠降部,与胰腺解剖关系密切,30%在水平部或升部。

三、临床表现

十二指肠憩室很少发现于30岁以下患者,82%的患者在60岁以上才出现症状,大多数在 58～65 岁作出诊断,男女发病率几乎相等。多数十二指肠憩室无症状,只有在发生并发症后才引起不适。憩室的大小形状各不相同,但多数颈部口径比较狭小,一旦肠内容物进入又不易排出时,可引起各种并发症。常见的十二指肠憩室并发症可分为憩室炎和憩室压迫邻近结构两类情况。前者系由于憩室内食糜潴留引发急、慢性憩室炎和憩室周围炎,可有右上腹疼痛及压痛,并可向背部放射,并伴有上腹饱胀不适、恶心、呕吐。严重的憩室炎可继发溃疡、出血或穿孔,出现黑便和剧烈腹痛等症状。后者因憩室内食糜潴留膨胀,或较大的十二指肠腔内、外憩室扩张,引起十二指肠部分梗阻,或者憩室内虽无肠内容物潴留,但也可能压迫邻近器官而产生并发症。临床表现为上消化道梗阻症状,呕吐物初为胃内容物,其后为胆汁,甚至可混有血液,呕吐后症状可缓解。十二指肠乳头附近的憩室,特别是憩室在乳头内者,可因炎症、压迫胆管和胰管而引发胆道感染、梗阻性黄疸和急、慢性胰腺炎,出现相应症状和体征。

十二指肠憩室的并发症较多,如十二指肠部分梗阻、憩室炎、憩室周围炎、憩室内结石、急性或慢性胰腺炎、胃十二指肠溃疡恶变、大出血、穿孔、胆管炎、憩室胆总管瘘、十二指肠结肠瘘、梗阻性黄疸等。

(一)憩室炎与憩室出血

由于十二指肠憩室内容物潴留,细菌繁殖,发生感染,引起憩室炎。继之憩室黏膜糜烂出血,也有憩室内为异位胰腺组织,并发胰腺炎引起出血,或憩室炎症侵蚀穿破附近血管发生大出血。尚有少见的憩室内黏膜恶变出血。

(二)憩室穿孔

由于憩室内容物潴留,黏膜炎性糜烂并发溃疡,最终穿孔。穿孔多位于腹膜后,穿孔后症状不典型,甚至剖腹探查仍不能发现。通常出现腹膜后脓肿、胰腺坏死、胰瘘。若剖腹探查时发现十二指肠旁蜂窝织炎,或有胆汁、胰液渗出,应考虑憩室穿孔可能,须切开侧腹膜仔细探查。

(三)十二指肠梗阻

多见于腔内型憩室,形成息肉样囊袋堵塞肠腔。也可因较大的腔外型憩室内容物潴留,压迫十二指肠导致梗阻,但大多数是不全性梗阻。

(四)胆、胰管梗阻

多见于 PAD,腔内型或腔外型均可发生。因胆总管、胰管开口于憩室下方或两侧,甚至于憩室边缘或憩室内,致使奥狄括约肌功能障碍,发生梗阻。憩室机械性压迫胆总管和胰管,可致胆汁、胰液潴留,腔内压力增高,十二指肠乳头水肿,胆总管末端水肿,增加逆行感染机会,并发胆管感染或急、慢性胰腺炎。十二指肠憩室合并肝胆、胰腺疾病时所表现的症状群可称为 Lemmel 综合征,也有人称之为十二指肠憩室综合征。

(五)伴发病

十二指肠憩室常伴有胆道疾病、胃炎、消化性溃疡、胰腺炎、结石、寄生虫等,它们互相影响,互为因果,两者同时存在的可能性为 10%～50%。其中伴发胆道疾病者应属首位,常是"胆道术后综合征"的原因之一。因此在处理十二指肠憩室的同时,要注意不要遗漏这些伴发病。

十二指肠憩室反复引起逆行性胆总管感染,可造成胆总管下段结石。大西英胤等收集部分世界文献统计,显示十二指肠憩室合并胆石的发病率为 6.8%～64.2%,并发现日本人的发病率比英美人高。有人指出在处理胆石症时(事先未发现十二指肠憩室)同时处理憩室的情况日益多见。遇到十二指肠乳头开口正好在憩室内和（或）合并胆石症者，处理较为困难，术前应有所估计。

四、辅助检查

无症状的十二指肠憩室多于行上消化道钡餐检查时被发现，如果发现应做正、斜位摄片，重点了解憩室大小、部位、颈部口径和排空情况。十二指肠镜检查为诊断此病的"金标准"，其优点是可以直视十二指肠憩室，并重点了解憩室颈与乳头的关系，有助于正确选择手术方式。对伴有胆胰病变者可同时行 ERCP，以了解胆胰管情况。有观点认为 MRI 在十二指肠憩室诊断中具有较高的准确性，且认为其临床意义不止在于诊断憩室本身，更在于对胆道炎症和结石的病因诊断，以及对 ERCP 及内镜下治疗的指导作用。

（一）X 线钡餐检查

可发现十二指肠憩室，表现为突出肠壁的袋状龛影，轮廓整齐清晰，边缘光滑，加压后可见龛影中有黏膜纹理延续到十二指肠。有的龛影在钡剂排空后，显示为腔内残留钡剂阴影的较大憩室，颈部较宽，在憩室内有时可见气液平面。如憩室周围肠黏膜皱襞增粗，轮廓不整齐，局部有激惹征象，或憩室排空延长，或有局限性压痛，为憩室炎表现，如憩室固定不能移动，为憩室周围炎表现。

继发性十二指肠憩室常伴有十二指肠球部不规则变形，并有肠管增宽阴影。当憩室较小或颈部狭窄，其开口部常被肠黏膜皱襞掩盖，或因憩室内充满大量食物残渣，而不易发现其存在。如有少量钡剂进入憩室，或可见一完整或不完整的环影。用低张十二指肠 X 线钡剂造影可增加憩室的发现率。

（二）纤维十二指肠镜检查

除可发现憩室的开口外，尚可了解憩室与十二指肠乳头的关系，为决定手术方案提供依据。

（三）胆道造影检查

有静脉胆道造影、经皮经肝穿刺胆道造影（PTC）或 ERCP 等方法。可了解憩室与胆胰管之间的关系，对外科治疗方法的选择有参考意义。憩室与胆胰管的关系有胆胰管开口于憩室底部，或胆胰管开口于憩室侧壁或颈部等。这些胆胰管异常开口常伴有奥狄括约肌功能异常，因而容易引起憩室内容物的逆流或梗阻，而导致胆管炎或胰腺炎。

五、诊断

临床中十二指肠憩室的延误诊断率很高，原因是其临床表现没有特异性，难以与常见病如急、慢性胆囊炎，胆石症，慢性胃炎，胃溃疡，胰腺炎，非溃疡性消化不良等相区别，或有时与这些疾病并存，加上十二指肠憩室的发现率较低，临床医师缺乏警惕性，出现相关症状时首先想到的是常见病，对合并有常见病而症状反复发作的患者，也只满足于原有诊断，而忽略追查原因。因此，凡有前述临床表现而按常见病治疗效果不佳时，除考虑治疗措施得当与否外，还要考虑到存在十二指肠憩室的可能性，以下几点尤应引起注意：①无法用溃疡病解释的消化道症状和黑便史；②胆囊切除术后症状仍存在，反复发作胆管炎而无结石残留或复发者；③反复发作的慢性胰腺炎；④无明确原因的胆道感染。若怀疑憩室是引起症状的原因，也必须排查其他疾病。诊断十二指肠憩室时应先行上消化道钡餐检查，诊断依据为 X 线片上显示的狭颈憩室，钡剂潴留其内＞6 小时，有条件时可以加做纤维十二指肠镜检查进一步确诊，并明确其与十二指肠乳头的关系。

六、治疗

治疗原则:没有症状的十二指肠憩室无须治疗。有一定临床症状而无其他病变存在时,应先采用内科治疗,包括饮食调节,使用制酸药、解痉药等,并可采取侧卧位或调整各种不同姿势,以帮助憩室内积食排空。由于憩室多位于十二指肠降部内侧壁,甚或埋藏在胰腺组织内,手术切除比较困难,故仅在内科治疗无效并屡次并发憩室炎、出血或压迫邻近脏器时才考虑手术治疗。

手术切除憩室为理想的治疗,但十二指肠憩室壁较薄弱,粘连紧密,剥离时易撕破,憩室位于胰腺头部者分离时出血多,并容易损伤胰腺及胆胰管等,故手术方式必须慎重选择。手术原则是切除憩室和治疗憩室并发症。

（一）手术适应证

十二指肠憩室有下列情况可考虑手术:①憩室颈部狭小,内容物潴留,排空障碍,有憩室炎的明显症状,反复进行内科治疗无效;②憩室出血、穿孔或形成脓肿;③憩室巨大、胀满,使胆总管或胰管受压梗阻,以及胆胰管异常开口于憩室内,引起胆胰系统病变;④憩室内有息肉、肿瘤、寄生虫或性质不明的病变等。

（二）术前准备

除按一般胃肠手术前准备外,应尽量了解憩室的部位及与周围器官的关系。准确定位有利于术中探查和术式选择。上消化道 X 线钡餐造影应摄左前斜位和右前斜位片,以判断憩室在十二指肠内前侧或内后侧,与胰腺实质和胆道走行的关系及憩室开口与十二指肠乳头的关系。位于降部内侧的憩室,最好在术前行内镜及胆道造影检查,了解憩室与十二指肠乳头及胆管的关系。必须留置胃管,必要时术中可经胃管注入空气,使憩室充气以显示其位置。

（三）常用手术方法

因十二指肠憩室的手术比较复杂,风险较大,目前国内外均没有腹腔镜十二指肠憩室手术的相关报道,手术仍局限于开放术式。术中显露憩室有不同途径,依其部位而定。位于十二指肠水平部和升部的憩室应将横结肠系膜切开显露;位于降部内前侧的憩室,应解剖降部内前缘;在降部内后侧的憩室,应切开十二指肠外侧腹膜（Kocher 切口）,将十二指肠向左前方翻转以显露（图 4-5）。

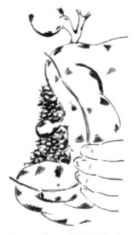

图 4-5　Kocher 切口显露降部内后侧憩室

1. 憩室切除术

对容易分离或位于十二指肠水平部和升部的憩室,以切除为佳。找到憩室后将其与周围粘连组织剥离干净,在憩室颈部钳夹切除。钳夹部位须离开十二指肠约 1 cm,做纵行(或斜行)切除,切除时避免用力牵拉,以防切除黏膜过多,导致肠腔狭窄。切除后做全层间断内翻缝合,外加浆肌层间断缝合。

憩室位于十二指肠降部内侧时,可在十二指肠降段前壁中段做一小切口,将憩室内翻入十二指肠腔切除,再缝合十二指肠切口。

若憩室位于十二指肠乳头附近或胆总管、胰管的开口处,切除憩室后须行胆囊切除术、胆总管置 T 形管引流及十二指肠乳头成形术。也可考虑将憩室纳入十二指肠腔,在十二指肠内施行切除,然后做十二指肠乳头成形术。

2. 憩室内翻缝闭术

切除憩室会损伤胆总管开口时,不宜强行切除,可做憩室内翻缝闭术,此种手术只适用于无出血、穿孔等并发症的较小憩室。方法是于憩室颈部做一荷包缝合,用血管钳将憩室内翻入肠腔内,然后结扎荷包缝线,或使憩室内翻后以细丝线缝合颈部,使其不再脱出即可。

3. 转流术(捷径术)

适用于无法切除或不宜内翻或缝闭的憩室,可行胃部分切除 B-Ⅱ式吻合术,使食物改道,将憩室旷置,以避免炎症出血等并发症。对于巨大憩室也有人主张用 DeNicola 法做 Y 形憩室空肠吻合术。

(四)十二指肠憩室急性并发症治疗

1. 出血

当憩室入口较小引流不畅时,易使憩室及其周围反复发生炎症,导致局部溃疡、糜烂,可使血管裸露破裂。憩室内如有异位的胰、胃及其他腺组织,或憩室内有异物存留、肿瘤、静脉破裂等,也可导致憩室出血。临床上以黑便多见,若出血量较大,则可引起呕血。

对十二指肠憩室出血患者,若血压等生命体征稳定,首选抗炎、抑酸、止血等保守治疗,多数有效。随着内镜技术的普及与提高,各种内镜下止血法已广泛开展。只要全身情况允许,急诊内镜检查配合相应治疗已成为诊断和治疗十二指肠憩室出血的首选方法。目前用于内镜下止血的方法主要为无水乙醇、高渗钠-肾上腺素、明胶海绵等局部注射,以及凝血酶喷洒、金属止血夹等单独或联合应用。对动脉喷射样出血往往须用止血夹止血法,但要求组织具有一定的弹性,或为裸露血管出血。如上述几种内镜止血法治疗无效,就应及时开腹手术治疗。

手术治疗首选憩室切除术,既可切除病灶,又可达到有效止血目的。但有的憩室向胰腺内长入,或距十二指肠乳头太近,若切除易误伤胆胰管,十二指肠多发憩室也较难切除。遇到这些情况,必须切开十二指肠壁,在直视下缝扎出血点,止血可靠后行十二指肠旷置、B-Ⅱ式胃部分切除术。此外,经保守治疗出血停止后,可择期行保留幽门的十二指肠旷置胃-空肠吻合术,此术式可避免残留憩室和十二指肠排空障碍,以及反流性胃炎,有利于防止残胃癌的发生。

2. 穿孔

因十二指肠憩室通常位于腹膜后,所以其穿孔症状的发展常呈隐匿性,早期体征也不明显,为避免误漏诊,须注意上腹部剧烈疼痛伴腰背部疼痛要想到十二指肠憩室穿孔的可能。早期症状不明显的患者,会逐渐出现腹膜刺激征,故反复检查腹部体征并前后对比有重要意义,另外诊断性腹腔穿刺和腹部 X 线检查也对本病诊断有意义。CT 检查可见腹膜后十二指肠周围积液、积气。在手术探查中发现横结肠系膜右侧或小肠系膜根部有胆汁染色和捻发感时,提示十二指肠穿孔存在。

穿孔诊断明确后多需手术治疗,术式选择应根据十二指肠憩室穿孔的部位、大小、发病时间长短、腹腔污染情况决定。对伤口小、边缘血运好、穿孔时间较短的患者,行单纯修补加局部引流,同时将胃管放至修补处远端肠腔内即可;对破口虽小,但病程长、破口周围污染较重者,行修补加十二指肠造口术;对十二指肠破口大、肠壁有缺损不能直接缝合者,可行带蒂肠片修补术;对十二指肠降段、水平段憩室穿孔应考虑行十二指肠憩室化手术(图 4-6)。术后禁食,应用抗生素,并早期应用静脉营养支持,以保证穿孔处愈合。

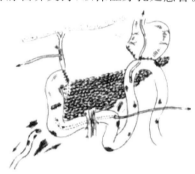

图 4-6　十二指肠憩室化手术

七、术后并发症及处理

由于憩室缺乏肌层组织、壁薄及与周围组织粘连,分离时易撕破,或损伤周围器官,又或因缝合欠佳,常见手术并发症有以下几种。

(一)十二指肠漏

为严重并发症,死亡率高,多在切除乳头旁憩室时发生。防止的关键在于分离憩室时操作要轻柔,缝合要严密。一旦发生十二指肠漏必须及时引流,给予胃肠减压、抗感染治疗和营养支持,维持水电解质平衡,漏口多可逐渐愈合。

(二)梗阻性黄疸与胰腺炎

多因切除憩室时误伤胆管或胰管,或憩室内翻缝闭时致胆总管远端或壶腹部局限性狭窄引起。临床表现为上腹部疼痛、发热及黄疸,须再次手术解除梗阻。为避免此并发症发生,手术时应仔细辨认胆、胰管,切除憩室时勿将十二指肠黏膜切除过多,以免影响胆道开口的通畅。切除距乳头近的憩室前一般应先行胆总管切开,插入导管至壶腹部以标记胆道开口位置,然后再分离憩室,缝合时防止误将胆道开口缝合。

十二指肠手术是高风险手术,术后处理十分重要,主要措施如下:①生命体征监测;②持续十二指肠减压(将胃管远端送至十二指肠降部)3~5 天;③施行十二指肠造瘘者必须妥善固定造瘘管,术后 15 天以后方能酌情拔除;④其他应严格按照胃肠道手术后常规处理。

第三节　十二指肠内瘘

十二指肠内瘘是指在十二指肠与腹腔内的其他空腔脏器之间形成的病理性通道,开口分别位于十二指肠及相应空腔脏器。十二指肠仅与单一脏器相沟通称为"单纯性十二指肠内瘘",与2个或以上的脏器相沟通则称为"复杂性十二指肠内瘘",前者临床多见,后者较少发生。内瘘时十二指肠及相应空腔脏器的内容物可通过该异常通道相互交通,由此引起感染、出血、体液丧失(腹泻、呕吐)、水电解质紊乱、器官功能受损以及营养不良等一系列改变。

先天性十二指肠内瘘极为罕见,仅见少数个案报道。十二指肠可与任何相邻的空腔脏器相沟通形成内瘘,但十二指肠胆囊瘘是最常见的一种类型,据统计,其发生率占十二指肠内瘘的44%～83%,十二指肠胆总管瘘占胃肠道内瘘的5%～25%。韦靖江报道胆内瘘72例,其中十二指肠胆总管瘘占8.3%(6/72)。其次为十二指肠结肠瘘,十二指肠胰腺瘘较为罕见。

一、病因

十二指肠内瘘形成的原因较多,如先天发育缺陷、医源性损伤、创伤、疾病等。在疾病中,可由十二指肠病变所致,如十二指肠憩室炎,也可能是十二指肠毗邻器官的病变所造成,如慢性结肠炎胆结石等。一组资料报道,引起十二指肠内瘘最常见的病因是医源性损伤,其次是结石、开放性和闭合性损伤。肿瘤、结核、溃疡病、克罗恩病及放射性肠炎等病理因素低于10%。

(一)先天因素

真正的先天性十二指肠内瘘极为罕见,仅见少数个案报道。许敏华等报道1例先天性胆囊十二指肠内瘘,术中见十二指肠与胆囊间存在异常通道,移行处黏膜均光滑,无瘢痕。

(二)医源性损伤

医源性损伤引起的十二指肠内瘘一般存在于十二指肠与胆总管之间,多由胆管手术中使用硬质胆管探条探查胆总管下端所致,因解剖上胆总管下端较狭小,探查时用力过大穿破胆总管和十二指肠壁,形成胆总管十二指肠乳头旁瘘。有学者报道8例胆管术后发生的胆总管十二指肠内瘘,原因均是胆总管炎性狭窄,胆管探条引入困难强行探查所致,提示对胆总管炎性狭窄胆总管探查术中使用探条应慎重,不可暴力探查以减少医源性损伤。再者,胆总管T形管引流时,T形管放置位置过低,置管时间过长,T形管压迫十二指肠壁致缺血、坏死、穿孔,引起胆总管十二指肠内瘘,也属于医源性损伤。另有报道2例胆管术后T形管压迫十二指肠穿孔胆总管T形管引流口与十二指肠穿孔处形成十二指肠内瘘,提示胆总管T形管引流时位置不宜放置过低,或者在T形管与十二指肠之间放置小块大网膜并固定、隔断以免压迫十二指肠,造成继发性损伤。

(三)结石

十二指肠内瘘常发生于十二指肠与胆管系统间,大多数是被胆石穿破的结果。90%以上的胆囊十二指肠瘘,胆总管十二指肠瘘,胆囊十二指肠结肠瘘,均来自慢性胆囊炎、胆石症。内瘘多在胆、胰十二指肠汇合区,与胆管、胰腺疾病有着更多关系,胆囊炎、胆石症的反复发作导致胆囊或胆管与其周围某一器官之间的粘连,是后来形成内瘘的基础。在粘连的基础上,胆囊内的结石压迫胆囊壁引起胆囊壁缺血、坏死、穿孔并与另一器官相通形成内瘘。胆囊颈部是穿孔形成内瘘最常见的部位之一,这与胆囊管比较细小、胆囊受炎症或结石刺激后强烈收缩、颈部承受压力较大有关。胆囊炎反复发作时最常累及的器官是十二指肠、结肠和胃,当胆管系统因炎症与十二指肠粘连,胆石即可压迫十二指肠造成肠壁的坏死、穿孔、自行减压引流,胆石被排到十二指肠从而形成胆囊十二指肠瘘、胆总管十二指肠瘘、胆囊十二指肠结肠瘘。这种因结石嵌顿、梗阻、感染导致十二指肠穿孔自行减压形成的内瘘,常常是机体自行排石的一种特殊过程或视为胆结石的一种并发症,有时可引起胆石性肠梗阻。

(四)消化性溃疡

十二指肠的慢性穿透性溃疡,常因慢性炎症向邻近脏器穿孔而形成内瘘,如溃疡位于十二指肠的前壁或侧壁者可穿入胆囊,形成胆囊十二指肠瘘。而溃疡位于十二指肠后壁者穿入胆总管,引起胆总管十二指肠瘘,十二指肠溃疡也可向下穿入结肠引起十二指肠结肠瘘,或胆囊十二指肠结肠瘘。也有报道称穿透性幽门旁溃疡所形成的胃、十二指肠瘘,肝门部动脉瘤与十二指肠降部紧密粘连向十二指肠内破溃而导致大出血,也是一种特殊的十二指肠内瘘。因抗分泌药对十二指肠溃疡的早期治疗作用,由十二指肠溃疡引起的十二指肠内瘘目前临床上已十分少见。

(五)恶性肿瘤

恶性肿瘤引起的十二指肠内瘘也称为恶性十二指肠内瘘,主要是十二指肠癌浸润结肠肝曲或横结肠,或结肠肝曲癌肿向十二指肠的第3、第4段浸润穿孔所致。Hershescm收集37例十二指肠结肠瘘,其中19例起源于结肠癌。近年国内有报道称,十二指肠结肠瘘是结肠癌的少见并发症,另外十二指肠或结肠的霍奇金病,或胆囊的癌肿也可引起十二指肠内瘘。随着肿瘤发病率的增高,由恶性肿瘤引起十二指肠内瘘的报道日益增多。

(六)炎性疾病

因慢性炎症向邻近脏器浸润穿孔可形成内瘘。炎性疾病包括十二指肠憩室炎、克罗恩病、溃疡性结肠炎、放射性肠炎及肠道特异性感染,如腹腔结核等均可引起十二指肠结肠瘘或胆囊十二指肠结肠瘘。

二、发病机制

先天性十二指肠内瘘的病理改变:异常通道底部为胆囊黏膜,颈部为十二指肠。腺体上方 0.5 cm 可见胆囊腺体与十二指肠腺体相移行,证实为先天性异常。王元和谭卫林报道 2 例手术证实的先天性十二指肠结肠瘘均为成年女性。内瘘瘘管都发生在十二指肠第三部与横结肠之间。鉴于消化系统发生的胚胎学研究,十二指肠后 1/3 与横结肠前 2/3 同属中肠演化而来。因此从胚胎发生学的角度来分析,如果中肠在胚胎发育过程中发生异常,则形成这类内瘘是完全有可能的。

三、检查

(一)实验室检查

选择做血、尿、便常规,生化及电解质检查。

(二)其他辅助检查

1. X 线检查

X 线检查包括腹部透视、腹部平片和消化道钡剂造影。

(1)腹部透视和腹部平片:有时可见胆囊内积气,是诊断十二指肠内瘘的间接依据,但要与产气杆菌引起的急性胆囊炎相鉴别。十二指肠肾盂(输尿管)瘘时,腹部平片可见肾区有空气阴影和不透 X 线的结石(占 25%～50%)。

(2)消化道钡剂造影:消化道钡剂造影能提供内瘘存在的直接依据,可显示十二指肠内瘘瘘管的大小、走行方向、有无岔道及多发瘘。

上消化道钡剂造影可见影像有以下几种。①胃、十二指肠瘘：胃幽门管畸形及与其平行的幽门管瘘管；②十二指肠胆囊瘘：胆囊或胆管有钡剂和(或)气体，瘘管口有黏膜征象。前者更具诊断意义。此外，胆囊造瘘时不显影也为间接证据之一；③十二指肠结肠瘘：结肠有钡剂充盈；④十二指肠胰腺瘘：钡剂进入胰腺区域。

下消化道钡剂灌肠：可发现钡剂自结肠直接进入十二指肠或胆管系统，对十二指肠结肠瘘的正确诊断率可达90%以上。做结肠气钡双重造影，可清楚地显示瘘管的位置，结合观察显示的黏膜纹，有助于鉴别十二指肠结肠瘘、空肠结肠瘘、结肠胰腺瘘和结肠肾盂瘘。

(3)静脉肾盂造影：十二指肠肾盂(输尿管)瘘患者行此检查时，因病肾的功能遭到破坏，常不能显示瘘的位置，但从病肾的病变可提供瘘的诊断线索；并且治疗也需要通过造影来了解健肾的功能，所以仍有造影的意义。

2.超声、CT、MRI 检查

可从不同角度、不同部位显示肝内外胆管结石及消化道病变的部位、范围及胆管的形态学变化，而对十二指肠内瘘的诊断只能提供间接的诊断依据。如胆管积气、结肠瘘浸润十二指肠等。

3.ERCP 检查

内镜可直接观察到十二指肠内瘘的瘘口，同时注入造影剂，可显示瘘管的走行、大小等全貌，确诊率可达100%，是十二指肠内瘘最可靠的诊断方法。

4.内镜检查

(1)肠镜检查：可发现胃肠道异常通道的开口，并作鉴别诊断。十二指肠镜进入十二指肠后见黏膜呈环形皱襞，柔软光滑，乳头位于十二指肠降段内侧纵行隆起的皱襞上，一般瘘口位于乳头开口的上方，形态多呈不规则的星状形，无正常乳头形态及开口特征。当瘘口被黏膜覆盖时不易发现，但从乳头开口插管，导管可从瘘口折回至肠腔，改从乳头上方瘘口插管，异常通道显影而被确诊，此时将镜面靠近瘘口观察，可见胆汁或其他液体溢出。内镜下十二指肠内瘘应注意与十二指肠憩室相鉴别，憩室也可在十二指肠乳头附近有洞口，但边缘较整齐，开口多呈圆形，洞内常有食物残渣，拨开残渣后能见到憩室底部。导管向洞内插入即折回肠腔，注入造影剂可全部溢出，同时肠道内可见到造影剂，而无异常通道显影。一组资料报道47例胆总管十二指肠内瘘同时合并十二指肠憩室5例，有1例乳头及瘘口均位于大憩室的腔内，内镜检查后立即服钡剂检查，证实为十二指肠降段内侧大憩室。纤维结肠镜检查对十二指肠结肠瘘可明确定位，并可观察瘘口大小，活组织检查以确定原发病灶的性质，为选择手术方式提供依据。

(2)腹腔镜检查：也可作为十二指肠内瘘诊断及治疗的手段，且有广泛应用前景。

(3)膀胱镜检查：疑有十二指肠肾盂(输尿管)瘘时，此检查除可发现膀胱炎征象外，尚可在病侧输尿管开口处看到有气泡或脓性碎屑排出；或者经病侧输尿管的插管推注造影剂后摄片，可发现十二指肠内有造影剂。目前诊断主要依靠逆行肾盂造影，将近2/3的患者是阳性。

5.骨炭粉试验

口服骨炭粉，15~40分钟后有黑色炭末自尿中排出。此项检查仅能肯定消化道与泌尿道之间的内瘘存在，但不能确定瘘的位置。

四、临床表现

十二指肠瘘发生以后，患者是否出现症状，应视与十二指肠相通的不同空腔脏器而异。与十二指肠相交通的器官不同，内瘘给机体带来的后果也不同，由此产生的症状常因被损害的器官的不同而差异较大，如十二指肠胆管瘘是以胆管感染为主要病变，故临床以肝脏损害症状为主；而十二指肠结肠瘘则以腹泻、呕吐、营养不良等消化道症状为主。

（一）胃、十二指肠瘘

胃、十二指肠瘘可发生于胃与十二指肠球部、横部及升部之间，几乎都是由于良性胃溃疡继发感染、粘连继而穿孔破入与之粘连的十二指肠球部，或因胃穿孔后形成局部脓肿，继而破入十二指肠横部或升部。胃、十二指肠瘘形成后，对机体的生理功能干扰不大，一般多无明显症状。绝大部分患者都因长期严重的溃疡症状而掩盖了瘘的临床表现；少数患者偶尔发生胃输出道梗阻。

（二）十二指肠胆囊瘘

十二指肠胆囊瘘症状颇似胆囊炎，如嗳气、恶心、呕吐、厌油腻、消化不良，有时有寒战、高热、腹痛、黄疸而酷似胆管炎、胆石症的表现。有时表现为十二指肠梗阻，也有因胆石下行到肠腔狭窄的末端回肠或回盲瓣处而发生梗阻，表现为急性机械性肠梗阻症状，如为癌症引起，则多属晚期，其症状较重，且很快出现恶病质。

（三）十二指肠胆总管瘘

通常只出现溃疡病的症状，有少数可发生急性化脓性胆管炎而急诊入院。

（四）十二指肠胰腺瘘

十二指肠胰腺瘘发生之前常先有胰腺脓肿或胰腺囊肿的症状，故可能追问出有上腹部肿块的病史。其次，多数有严重的消化道出血症状。手术前不易明确诊断。Berne 和 Edmondson 认为消化道胰腺瘘具有 3 个相关的临床经过，即胰腺炎后出现腹内肿块及突然出现严重的胃肠道出血，应警惕内瘘的发生；腹内肿块消失之时，常为内瘘形成之日，这个经验可供诊断时参考。

（五）十二指肠结肠瘘

良性十二指肠结肠瘘常有上腹部疼痛、体重减轻、乏力、胃纳增大，大便含有未消化的食物或严重的水泻。有的患者伴有呕吐，可闻到呕吐物有粪臭味，结合既往病史有诊断意义。内瘘发生的时间，据统计从 1 周到 32 周，多数（70％以上）患者至少在内瘘发生 3 个月才被确诊而手术。内瘘存在时间越长，症状就越突然，后果也越严重。先天性十二指肠结肠瘘最突出的症状是腹泻，往往自出生即出现，病史中查不到腹膜炎、肿瘤和腹部手术的有关资料。由于先天性内瘘在十二指肠一侧开口位置较低而且内瘘远端不存在梗阻，故很少发生粪性呕吐与腹胀。如无并发症，则不产生腹痛。要注意与非先天性良性十二指肠结肠瘘的区别。若为恶性肿瘤浸润穿破所造成的十二指肠结肠瘘，除了具备上述基本症状外，病情较重，恶化较快，常同时又有恶性肿瘤的相应症状。

（六）十二指肠肾盂（输尿管）瘘

十二指肠肾盂（输尿管）瘘临床上可先发现有肾周围脓肿，即病侧腰痛，局部有肿块，疼痛向大腿或睾丸放射，腰大肌刺激征阳性。以后尿液可有气泡，或者尿液浑浊，或有食物残渣，以及尿频、尿急、尿痛等膀胱刺激症状。如果突然发生水样、脓性腹泻同时伴有腰部肿块的消失，往往提示内瘘的发生。此时腰痛减轻，也常有脱水及血尿。此外，尚有比较突出的消化道症状,如恶心、呕吐和厌食,肾结石自肛门排出甚为罕见。未能得到及时治疗者呈慢性病容,乏力和贫血,有时可以引起明显的脓毒血症,患者始终有泌尿道的感染症状,有的患者有高氯血症的酸中毒。宁天枢等曾报道 1 例先天性输尿管十二指肠瘘并发尿路蛔虫病,患者自 4 岁起发病,到 18 岁就诊止估计自尿道排出蛔虫达 400 条左右,该例经手术证实且治愈。原武汉医学院附属第一医院泌尿外科报道 1 例 5 岁男性右输尿管十二指肠瘘的患者,也有排蛔虫史,由于排蛔虫,首先想到的是膀胱低位肠瘘,很容易造成误诊。该例手术发现不仅右输尿管上段与十二指肠间有一瘘管,而且右肾下极 1 cm 处有一交叉瘘管与十二指肠降部相通,实为特殊。故对尿路蛔虫病的分析不能只局限于膀胱低位肠瘘的诊断。

五、并发症

(1)感染是最常见的并发症,严重者可发生败血症。

(2)合并水电解质紊乱。

(3)出血、贫血也是常见并发症。

六、诊断

十二指肠内瘘,术前诊断较为困难,因为大部分十二指肠内瘘缺乏特征性表现,漏诊率极高。有学者报道 10 例胆囊十二指肠内瘘,术前诊断 7 例为胆囊炎、胆囊结石,3 例诊断为肠梗阻。提高十二指肠内瘘的正确诊断率,应注意以下几个方面。

(一)病史

正确详细的既往史、现病史是临床诊断的可靠信息来源,有下列病史者应考虑有十二指肠内瘘存在的可能。

(1)既往有反复发作的胆管疾病史,尤其是曾有胆绞痛、黄疸,后又突然消失的患者。

(2)既往彩超或 B 超提示胆囊内有较大结石,近期复查显示结石已消失,或移位在肠腔内。

(3)长期腹痛、腹泻、消瘦、乏力,伴程度不等的营养不良。

(二)辅助检查

十二指肠内瘘诊断的确定常需要借助影像学检查,如 X 线检查、彩超或 B 超、CT、MRI、ERCP 等,能提供直接的或间接的影像学诊断依据,或内镜检查发现胃肠道异常通道的开口等即可明确诊断。

七、治疗

十二指肠内瘘的治疗分为手术治疗和非手术治疗,如何选择争议较大。

(一)非手术治疗

鉴于部分十二指肠内瘘可以自行痊愈,加之部分十二指肠内瘘可以长期存在而不发生症状,目前多数学者认为只对有临床症状的十二指肠内瘘行手术治疗,方属合理。一组资料报道 13 年行胆管手术 186 例,术后发生 8 例胆总管十二指肠内瘘(4.7%),经抗感染、营养支持治疗,6 例内瘘治愈(75%)仅有 2 例经非手术治疗不好转而改行手术治疗而治愈。非手术治疗包括纠正水、电解质紊乱、选用有效足量的抗生素控制感染、积极的静脉营养支持,必要时可加用生长激素。严密观察生命体征及腹部情况,如临床表现不好转应转手术治疗。

(二)手术治疗

在输液(建立两条输液通道)、输血、抗感染等积极抗休克与监护下施行剖腹探查术。

1.胃、十二指肠瘘

根据胃溃疡的部位和大小，做胃大部分切除术及妥善地缝闭十二指肠瘘口，疗效均较满意。若瘘口位于横部及升部，往往炎症粘连较重，手术时解剖、显露瘘口要特别小心避免损伤肠系膜上动脉或下腔静脉。Webster推荐在解剖、显露十二指肠瘘口之前，先游离、控制肠系膜上动脉和静脉，这样既可避免术中误伤血管，又可减轻十二指肠瘘口的修补张力。

2.十二指肠胆囊瘘

术中解剖时应注意十二指肠胆囊瘘管位置有瘘口短而较大的直接内瘘，也有瘘管长而狭小的间接内瘘。由于粘连多，解剖关系不易辨认，故宜先切开胆囊，探明瘘口位置与走向，细致地游离，才不致误伤十二指肠及其他脏器，待解剖完毕后，切除十二指肠瘘口边缘的瘢痕组织，再横行缝合十二指肠壁。若顾虑缝合不牢固者，可加用空肠浆膜或浆肌片覆盖然后探查胆总管是否通畅，置T管引流，最后切除胆囊。对瘘口较大或炎性水肿较重者，应做相应的十二指肠或胃造口术进行十二指肠减压引流，以利缝合修补的瘘口愈合，术毕须放置腹腔引流。

3.十二指肠胆总管瘘

单纯性的由十二指肠溃疡并发症引起的十二指肠胆总管瘘可经非手术治疗而痊愈。对经常发生胆管炎的病例或顽固的十二指肠溃疡须行手术治疗，否则内瘘不能自愈。较好的手术方法是迷走神经切断胃次全切除的胃-空肠吻合术。十二指肠残端的缝闭，可采用Bancroft法。十二指肠、胆总管无须另做处理，胃内容改道后，瘘管可以自行闭合。如有胆管结石、胆总管积脓，则不宜用上述手术方法。应先探查胆总管，胆管内结石、积脓、食物残渣等均须清除、减压，置T形管引流；或者待十二指肠与胆总管分离后分别修补十二指肠和胆总管的瘘孔，置T形管引流，另外做十二指肠造口减压。切除胆囊，然后腹腔安置引流。

4.十二指肠胰腺瘘

关键在于胰腺脓肿或囊肿得到早期妥善的引流，及时解除十二指肠远端的梗阻和营养支持，则十二指肠胰腺瘘均能获得自愈。因胰液侵蚀肠壁血管，造成严重的消化道出血。如非手术治疗无效，应及时进行手术，切开十二指肠壁，用不吸收缝线缝扎出血点。

5.十二指肠结肠瘘

有学者曾报道1例因溃疡穿孔形成膈下脓肿所致的十二指肠结肠瘘，膈下脓肿经引流后，瘘获得自愈。结核造成内瘘者，也有应用抗结核治疗后而痊愈的报道，但大多数十二指肠结肠瘘内瘘（包括先天性），均须施行手术治疗。由于涉及结肠，术前须注意充分的肠道准备与患者全身状况的改善。良性的可做单纯瘘管切除，分别做十二指肠和结肠修补，缝闭瘘口。倘瘘口周围肠管瘢痕较重或粘连较多，要行瘘口周围肠切除和肠吻合术。位于十二指肠第三部的内瘘切除后，有时十二指肠壁缺损较大，则修补时应注意松解屈氏韧带，以及右侧系膜上血管在腹膜后的附着处，保证修补处无张力。必要时应用近段空肠袢的浆膜或浆肌覆盖修补十二指肠壁的缺损。由十二指肠溃疡引起者，只要患者情况允许，宜同时做胃次全切除术。先天性者，有多发性瘘的可能，因此手术时要认真而仔细地探查，防止遗漏。因结肠癌浸润十二指肠而引起恶性内瘘者，视具体情况选择根治性手术或姑息性手术。

（1）根治性手术：Callagher曾介绍以扩大的右半结肠切除术治疗位于结肠肝曲、恶性肿瘤所致的十二指肠结肠瘘。所谓的扩大右半结肠切除，即标准右半结肠切除加部分性胰十二指肠切除，然后改建消化道。即行胆总管（或胆囊）-空肠吻合、胰腺-空肠吻合术（均须分别用橡皮管或塑料管插管引流）、胃-空肠吻合术、回肠-横结肠吻合术。

（2）姑息性手术：对于无法切除者，可做姑息性手术。即分别切断胃幽门窦、横结肠、末端回肠,再分别闭锁胃与回肠的远端,然后胃-空肠吻合、回肠-横结肠吻合与空肠输出祥同近侧横结肠吻合。无论是根治性或姑息性手术,术中均须安置腹腔引流。

6.十二指肠肾盂(输尿管)瘘

(1)引流脓肿:伴有肾周围脓肿或腹膜后脓肿者,须及时引流。

(2)排除泌尿道梗阻:如病肾或输尿管有梗阻应设法引流,可选择病侧输尿管逆行插管或暂时性肾造口术。经上述治疗,有少数瘘管可闭合自愈。

(3)肾切除和瘘修补术:病肾如已丧失功能或者是无法控制的感染而健肾功能良好,可考虑病肾的切除,以利内瘘的根治。采用经腹切口,以便同时做肠瘘修补。因慢性炎症使肾周围粘连,较多解剖关系不清,故对术中可能遇到的困难有充分的估计并做好相应准备,包括严格的肠道准备。十二指肠侧瘘切除后做缝合修补,并做十二指肠减压、腹腔内和腹膜外的引流。

(4)十二指肠输尿管瘘多数须将病肾和输尿管全部切除。如仅在内瘘的上方切除肾和输尿管,而未切除其远侧输尿管,则瘘可持续存在。少数输尿管的病变十分局限,肾未遭到严重破坏,则可考虑做病侧输尿管局部切除后行端端吻合术。术后须严密观察病情,继续应用有效的抗生素给予十二指肠减压。

第四节 急性肠梗阻

肠梗阻是肠内容物运行由于某些原因发生阻塞,继而引起全身一系列病理生理反应和临床症状。

一、分类

(一)机械性肠梗阻

临床最多见,由于机械性原因使肠内容物不能通过,多见于肠道肿瘤、肠管受压、肠腔狭窄和粘连引起的肠管成角、纠结成团等。肠道粪石梗阻主要见于老年人。

(二)动力性肠梗阻

分为麻痹性肠梗阻和痉挛性肠梗阻,肠道本身无器质性病变,前者由于肠道失去蠕动功能,以至肠内容物不能运行,如低钾血症时;后者则由于肠壁平滑肌过度收缩,造成急性肠管闭塞而发生梗阻,见于急性肠炎和慢性铅中毒等,较为少见。

(三)血运性肠梗阻

由于肠系膜血管栓塞或血栓形成,引起肠道血液循环障碍,肠管失去蠕动能力,肠内容物停止运行。

二、病因

主要原因依次为肠粘连、疝嵌顿、肠道肿瘤、肠套叠、肠道蛔虫症、肠扭转等。据大宗资料显示,肠粘连引起的肠梗阻占70%～80%。

三、病理生理

急性肠梗阻病因繁多,但肠腔阻塞后的病理生理变化主要概括为以下三方面。

(一)肠腔积液积气

正常情况下,人体消化道内的少量气体,随肠蠕动向下推进,部分由肠道吸收,其余最后经肛门排出。消化道气体约70％来自经口吞入的空气,约30％来自肠腔内细菌的分解、发酵。这些气体在肠梗阻时不能被吸收和排除,再加上肠道细菌大量繁殖和发酵作用,肠腔胀气会越来越重。肠梗阻时,肠道和其他消化腺分泌的大量消化液正常吸收循环途径被阻断,梗阻近端肠腔内大量积液,病程晚期还有肠壁病变引起的渗出,再加上呕吐丢失,将造成严重的水电解质平衡紊乱、循环血量不足和休克。严重膨胀扩张的小肠还引起腹腔压力增高、膈肌抬高,影响下腔静脉回流,加重心动过速和呼吸急促。

（二）细菌易位与毒素吸收

急性肠梗阻时肠道细菌迅速繁殖,产生大量有毒物质,并经损伤的肠黏膜屏障和通透性增高的末梢血管进入血液循环,肠腔内细菌也发生易位,进入血液、淋巴循环和腹腔,引起全身中毒反应和感染。

（三）肠壁血运障碍

急性完全性肠梗阻的近端肠管扩张逐渐加重,肠壁逐渐变薄、张力增高,进而引起肠壁血运障碍,即绞窄性肠梗阻,肠黏膜可发生溃疡和坏死,肠壁出现出血点和瘀斑,肠腔和腹腔内均有血性液体渗出。随着时间延长,过度扩张的肠壁会因缺血而坏死,继而肠管破裂,引起急性腹膜炎。

以上病理生理改变持续进展将最终导致多器官功能障碍综合征（MODS）和死亡。

四、临床表现

急性肠梗阻的症状与梗阻部位和时间有明显关系,位置越高则呕吐越明显,容易出现水电解质平衡紊乱;位置越低则腹胀越明显,容易出现中毒和感染;病情随时间逐渐加重。急性肠梗阻的共同症状包括腹痛、腹胀、呕吐和停止排气、排便。

（一）腹痛

无血运障碍的单纯性肠梗阻多表现为阵发性腹痛。因肠管内容物下行受阻,其近端肠管会加强蠕动,因此出现阵发性绞痛,逐渐加剧。其特点是发作时呈波浪式由轻至重,可自行缓解,有间歇,部位不定。腹痛发作时在有些患者的腹壁可见肠型,听诊可闻及高调肠鸣音。腹痛发作频率随蠕动频率变化,早期较频繁,数分钟至数秒钟1次,至病程晚期肠管严重扩张或绞窄时则转为持续性胀痛。绞窄性肠梗阻,腹痛多为持续性钝痛或胀痛,伴阵发性加剧,引起腹膜炎后,腹痛最明显处多为绞窄肠管所在部位。麻痹性肠梗阻腹痛较轻,为持续性全腹胀痛,甚至没有明显腹痛,而主要表现为明显腹胀。

腹痛随病情发展而变化,阵发性绞痛转为持续性腹痛伴阵发性加剧提示病情加重,肠梗阻可能由不全性转为完全性,单纯性转为绞窄性。

（二）呕吐

急性肠梗阻时多数患者有呕吐症状,呕吐程度和呕吐物性质与梗阻部位及程度有关。高位小肠梗阻呕吐发生早而频繁,早期为反射性,吐出胃内食物和酸性胃液,随后为碱性胆汁。低位小肠梗阻呕吐发生晚,可吐出粪臭味肠内容物。结肠梗阻少有呕吐。呕吐和腹痛常呈相关性,病程早期呕吐后腹痛可暂时缓解。如呕吐物为棕褐色或血性时,应考虑已发生绞窄性肠梗阻。麻痹性肠梗阻的呕吐为溢出性,量较少。

（三）腹胀

腹胀症状与梗阻部位有明显关系,高位梗阻因呕吐频繁,胃肠道积气积液较少,腹胀不明显。低位梗阻时腹胀明显。

(四)停止排气、排便

不完全性肠梗阻时,肛门还可排出少量粪便和气体,完全性肠梗阻则完全停止排气、排便。在高位完全性肠梗阻病例中,梗阻以下肠道内的积气、积便在病程早期仍可排出,故有排气、排便并不说明梗阻不存在。绞窄性肠梗阻时,可出现黏液血便。

(五)全身症状

急性肠梗阻早期全身情况变化不大,晚期则出现发热、脱水、水电解质及酸碱平衡紊乱、休克,并发肠坏死穿孔时则出现腹膜炎体征。

(六)体征

腹部膨隆与梗阻部位有关,低位梗阻较明显,可为全腹均匀膨隆或不对称膨隆,随病程进展加重,在腹壁薄的患者可见肠型。腹部叩诊呈鼓音。未发生肠绞窄或穿孔时,腹肌软,但因肠道胀气膨隆导致腹壁张力升高,可干扰对腹肌紧张的判断。压痛定位不明确,可为广泛轻压痛。发生肠绞窄或穿孔后,压痛明显,定位在绞窄肠管部位或遍及全腹,并有反跳痛和肌紧张。在病程早期,听诊可闻及高调金属声响样肠鸣音,至病程晚期,近端肠道严重扩张,发生肠绞窄、穿孔或麻痹性肠梗阻,肠鸣音消失。应注意在年老体弱患者,即使已发生肠绞窄或穿孔,腹部体征也可能表现不明显。

对肠梗阻患者的体检应注意腹股沟区,特别在肥胖患者,其嵌顿疝可能被掩埋于厚层脂肪中而被忽略。肛门指诊应作为常规检查,可发现直肠肿瘤、手术吻合口狭窄或盆腔肿瘤等。多数肠梗阻患者直肠空虚,若直肠内聚集多量质硬粪块,则梗阻可能为粪块堵塞引起,多见于老年人,勿轻易手术探查。

五、辅助检查

(一)立位 X 线腹平片

立位 X 线腹平片是诊断是否存在肠梗阻最常用也是最有效的检查,急性肠梗阻表现为肠道内多发液气平面,小肠梗阻表现为阶梯状液平面;若见鱼肋征,即扩大的肠管内密集排列线条状或弧线状皱襞影,则为空肠梗阻征象;结肠梗阻表现为扩大的结肠腔和宽大的液气平面,而小肠扩张程度较轻。无法直立的患者可拍侧卧位片,平卧位片可以体现肠腔大量积气,但无法体现液气平面(图 4-7)。

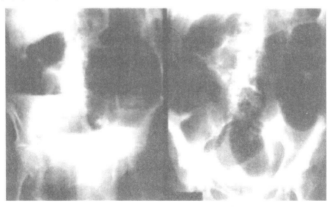

图 4-7　急性肠梗阻时立位腹平片(左)和平卧位片(右)对照

(二)超声检查

简便快捷,可在床边进行。肠梗阻时超声可见梗阻近端肠管扩张伴肠腔内积液,而远端肠管空瘪。小肠梗阻近端肠道内径常大于 3 cm,结肠梗阻近端内径常大于 5 cm。根据扩张肠管的分布可大致判断梗阻部位,小肠高位梗阻时上腹部和左侧腹可见扩张的空肠回声,呈"琴键征";小肠低位梗阻时扩张肠管充满全腹腔,右下腹及盆腔内扩张肠管壁较光滑(回肠);结肠梗阻时形成袋状扩张,位于腹周。严重结肠梗阻时肠管明显扩张,小肠与结肠的形态难以区分,但回盲瓣常可显示。机械性肠梗阻时近端肠管蠕动增强,扩张肠管无回声区内的强回声斑点呈往返或漩涡状流动;而麻痹性肠梗阻时肠壁蠕动减弱或消失,肠管广泛扩张积气;绞窄性肠梗阻时肠管粘连坏死呈团块状,肠壁无血流信号。超声诊断肠梗阻的敏感性可达 89%～96%,而且对引起梗阻的病因,如肿瘤、嵌顿疝等也可提供重要线索。

(三)CT 检查

平卧位 CT 横切面影像可显示肠管扩张和肠腔内多发气液平面。机械性肠梗阻有扩张肠管和塌陷肠管交界的"移行带征";麻痹性肠梗阻常表现为小肠、结肠均有扩张和积气积液,而常以积气为主,无明显"移行带征";血运障碍性肠梗阻除梗死或栓塞血管供血的相应肠管扩张、肠壁水肿增厚外,梗阻肠管对应血管可见高密度血栓,或增强扫描见血管内充盈缺损。CT 还有助于发现引起肠梗阻的病因,如肿瘤、腹腔脓肿、腹膜炎、胰腺炎等。

(四)实验室检查

实验室检查常见水电解质及酸碱平衡紊乱,低钾血症、低钠血症常见,白细胞升高,中性粒细胞百分比升高等。

六、诊断

依据症状、体征和影像学检查,急性肠梗阻的诊断不难确立。完整的急性肠梗阻诊断应包括以下要点。

(一)梗阻为完全性或不完全性

不完全性肠梗阻具有腹痛、腹胀、呕吐等症状,但病情发展较慢,可有少量排气、排便,立位腹平片见肠道少量积气,可有少数短小液气平面。完全性肠梗阻病情发展快而重,早期可能有少量排气、排便,但随病情进展,排气排便完全停止,立位腹平片见肠道扩张明显,可见多个宽大液气平面。

(二)梗阻部位高低

高位小肠梗阻,呕吐出现早而频繁,水电解质与酸碱平衡紊乱严重,腹胀不明显,立位腹平片见液气面主要位于左上腹。低位小肠梗阻呕吐出现晚,一次呕吐量大,常有粪臭味,腹胀明显,腹痛较重,立位腹平片见宽大液气平面,主要位于右下腹或遍布全腹。

(三)梗阻性质

是机械性还是动力性肠梗阻,性质不同,处理方法也不同。机械性肠梗阻常伴有阵发性绞痛,可见肠型和蠕动波,肠鸣音高亢。而麻痹性肠梗阻则呈持续性腹胀,腹部膨隆均匀对称,无阵发性绞痛,肠鸣音减弱或消失,多有原发病因存在。痉挛性肠梗阻的特点是阵发性腹痛开始快,缓解也快,肠鸣音多不亢进,腹胀也不明显。机械性肠梗阻的立位腹平片见充气扩张肠管仅限于梗阻以上肠道,麻痹性肠梗阻则可见从胃、小肠至结肠普遍胀气,痉挛性肠梗阻时胀气多不明显。

（四）梗阻为单纯性或绞窄性

绞窄性肠梗阻预后严重,须立即手术治疗,而单纯性肠梗阻可先保守治疗。出现下列临床表现者应考虑有绞窄性肠梗阻存在。①腹痛剧烈,在阵发性疼痛间歇仍有持续性疼痛。②出现难以纠正的休克;③腹膜刺激征明显,体温、脉搏、白细胞逐渐升高;④呕吐物或肠道排泄物中有血性液体,或腹腔穿刺抽出血性液体;⑤腹胀不对称,可触及压痛的肠袢,并有反跳痛。在临床实际中肠绞窄的表现可能并不典型,若延误手术可危及生命,外科医师应提高警惕,急性肠梗阻经积极保守治疗效果不明显,腹痛不减轻,即应考虑手术探查。

（五）梗阻病因

详细询问病史,结合临床资料全面分析。婴幼儿急性肠梗阻多见于肠套叠和腹股沟疝嵌顿,青壮年多见于腹外疝嵌顿,老年人常见于消化道和腹腔原发或转移肿瘤。有腹部损伤或手术史则粘连性肠梗阻可能性大,心房颤动、风湿性心瓣膜病等可引起肠系膜血管血栓,饱食后运动出现的急性肠梗阻多考虑肠扭转引起。

七、治疗

（一）非手术治疗

为患者入院后的紧急处置措施,可能使部分病例病情得到缓解,为进一步检查和择期手术创造条件,也作为急诊手术探查前的准备措施。

1. 禁食和胃肠减压

禁止一切饮食,放置鼻胃管(长度为 $55\sim65$ cm)并持续负压吸引。降低胃肠道积气积液和张力有利于改善肠壁血液循环,减轻腹胀和全身中毒症状,改善呼吸循环。

2. 补充血容量和纠正水电解质及酸碱平衡失调

患者入院后立即建立静脉通道,给予充分的液体支持。对已有休克征象者可先快速输注 5％葡萄糖注射液或林格液 1000 mL。高位小肠梗阻常有脱水、低钾血症、低钠血症、低氯血症和代谢性碱中毒,其中以低钾血症最为突出,可进一步导致肠麻痹,加重梗阻病情。尿量大于 40 mL/h 可静脉滴注补钾。低钾血症、低钠血症纠正后代谢性碱中毒多能随之纠正。低位小肠梗阻多表现为脱水、低钠血症、低钾血症和代谢性酸中毒,其中以低钠血症更为突出。轻度低钠血症一般补充 5％葡萄糖注射液 1000 mL 后多可纠正,重度低钠血症患者则须根据实验室检查结果在补液中加入相应量的 10％氯化钠溶液。对急性肠梗阻患者的补液量应包括已累计丢失量、正常需要量和继续丢失量,其中丢失量还包括因组织水肿而移至组织间隙的循环液体量。应记录尿量,间断复查实验室指标,对重症患者还应监测中心静脉压(CVP),以酌情调整补液量和成分。对绞窄性肠梗阻患者可适当输血浆、白蛋白或其他胶体液,以维持循环胶体渗透压,有利于维持循环血量稳定,减轻组织水肿。

3. 应用抗生素防治感染

急性肠梗阻时由于肠内容物淤滞,肠道细菌大量繁殖,肠壁屏障功能受损容易发生细菌易位,出现绞窄性肠梗阻时感染将更加严重。故应用广谱抗生素为必要措施。

4. 营养支持

禁食时间超过 48 小时应给予全肠外营养支持,经外周静脉输注最好不超过 7 天,而经深静脉导管可长期输注,但应注意防治导管感染等并发症。

5.抑制消化液分泌

应用生长抑素可有效抑制消化液分泌,减少肠道积液,降低梗阻肠段压力。

6.其他

输注血浆或白蛋白同时应用利尿剂,有助于减轻肠壁水肿。

(二)手术治疗

经非手术治疗无效、病情进展,已出现绞窄性肠梗阻或预计将出现肠绞窄的患者应行急诊手术治疗。需根据梗阻病因、性质、部位及全身情况综合评估,选择术式。手术原则是在最短时间内用最简单有效的方法解除梗阻。若伴有休克,待休克纠正后手术较为安全。若估计肠管已坏死而休克短时间内难以纠正者,应在积极抗休克同时进行手术探查。

手术切口应考虑有利于暴露梗阻部位,多采用经腹正中线切口或经右腹直肌探查切口(图 4-8)。应尽量在估计无粘连处进入腹腔,探查粘连区,锐性加钝性分离粘连,显露梗阻部位。已坏死的肠段、肿瘤、结核和狭窄部位应行肠段切除。若肠道高度膨胀影响手术操作,可先行肠腔减压,在肠壁开小口吸取肠内容物及气体,过程中尽量避免腹腔污染。

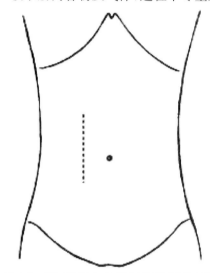

图 4-8　切口选择在有利于显露梗阻的部位

对肠道生机的判断是决定是否切除及切除范围的依据,主要从肠壁色泽、弹性、蠕动、血供、边缘动脉搏动等方面进行判断。遇判断有难度时,可用温生理盐水湿敷肠袢,或以 0.5%~1% 的普鲁卡因 10~30 mL 在相应系膜根部注射,以缓解血管痉挛,并将此段肠管放回腹腔,15~20 分钟后再观察。若肠壁颜色转为正常,弹性和蠕动恢复,肠系膜边缘动脉搏动可见,则不必切除,若无好转则应切除。多数小肠部分切除后吻合较为安全。若绞窄肠段过长,患者情况危重,或切除范围涉及结肠,应在切除坏死肠段后做近远端肠造瘘,待病情稳定后二期行肠吻合术。

八、术后并发症处理

手术后对患者应密切监护,老年、体弱及重症患者应进入 ICU 治疗。常见术后并发症包括以下三方面。

(一)腹腔和切口感染

肠管坏死已存在较严重的腹腔感染,肠管切开减压和肠段切除易污染腹腔和切口,故术后发生感染的风险较高。术中应尽量避免肠内容物污染,关腹前应用生理盐水、聚维酮碘溶液或甲硝唑充分清洗腹腔,留置有效的腹、盆腔引流,切口建议采用全层减张缝合,以消除死腔,即使有感染渗出也可向外或向腹腔排除,避免因感染而敞开切口。

(二)腹胀和肠麻痹

术后应继续监测和补充电解质,进行肠外营养支持,继续鼻胃管减压。可用少量生理盐水灌肠,促进肠蠕动,减少肠粘连。若广泛肠粘连在手术中未能完全分离,或机械性肠梗阻存在多个病因,而手术只解决了某个病因,应警惕术后再次出现机械性肠梗阻,必要时须再次手术。

(三)肠漏和吻合口漏

是粘连性肠梗阻术后的常见并发症。急性肠梗阻时肠壁水肿变脆,分离粘连时容易损伤,且在术中容易忽略,而在术后出现肠内容物外漏,引起急性腹膜炎。急性肠梗阻手术切除梗阻部位,行肠吻合时,近端肠管扩张变粗,而远端肠管较细,大口对小口吻合有一定难度,加之肠壁的炎性水肿和腹膜炎,容易造成术后吻合口漏。术后肠漏和吻合口漏的预后取决于其部位、流量、类型等,轻者经通畅引流,加强支持治疗后可以愈合,重者须及时再次手术治疗。

第五节　炎性肠病

炎性肠病(inflammatory bowel disease,IBD)泛指一组原因不明的慢性肠道炎症性病变,通常指克罗恩病和溃疡性结肠炎。

一、克罗恩病

克罗恩病(CD)是一种病因尚不十分明确的肠道慢性肉芽肿性炎性疾病,由纽约 Mount Sinai 医院的 Burrill 和 Crohn 于 1932 年首次报告,多见于美国、西欧、北欧和东欧,我国等亚洲国家相对少见,但近年来有逐渐增多的趋势。日本目前的发病率已经接近欧美,可以预见其可能成为我国消化系统较常见的疾病之一。克罗恩病表现为局灶性、不对称性的肠壁炎症,可出现在从口腔至肛门的任何部位,而回肠和右半结肠是最常被累及的部位,其中以回肠末段最多见。克罗恩病的炎性病灶呈透壁性、节段性、非对称性分布,易发生瘘管及脓肿。本病患者多为青壮年,多数病情呈长期反复发作,严重影响生活质量甚至危及生命。克罗恩病在一定程度上可认为是一种难以治愈的终身疾病。

(一)病因

克罗恩病病因尚不明确,有多种学说,其中以感染和免疫异常学说较受关注。其他还有精神因素、食物过敏及家族遗传等病因学说,可能起诱发或加重本病的作用。

(二)病理

早期克罗恩病的损害主要发生在胃肠道淋巴滤泡和派尔集合淋巴结,这些淋巴结在回肠末段最为丰富,且此处本身肠管最狭窄,肠内容物停留时间最长,因此该区病变最明显。急性期受累肠管水肿、充血,肠壁组织中有炎性细胞浸润,浆膜表面常有灰白色纤维素沉积,淋巴组织增生,继之出现浅溃疡。在小溃疡部位的淋巴滤泡中有时可发现肉芽肿,说明可能在溃疡形成之前已有淋巴细胞在黏膜基底部局灶性集中,以后再有柱状上皮退化。该段肠系膜也可受累,表现为明显的水肿增厚,淋巴结急性肿大。其后肠壁间有多量纤维增生,进而形成肠祥间粘连。黏膜下层有慢性炎性细胞浸润,黏膜增生形成假性息肉,这时出现明显的肠壁变厚、僵硬,并出现部分梗阻现象。肠黏膜面可出现深浅不同的溃疡,但一般呈息肉样增生状态,肠系膜因有纤维增生而变厚,且呈皱缩状,同时系膜间脂肪组织也明显增生。慢性期肠管因高度纤维化,不但变厚而且变细,出现较严重的梗阻,也可因肠祥间紧密粘连而形成梗阻。溃疡可穿出肠壁,形成腹内脓肿,但多数因脏器间先有粘连,容易形成肠祥间及肠祥与膀胱、阴道间的内瘘,部分穿破到腹壁外而形成外瘘。

(三)临床表现

1.全身表现

体重下降、日渐消瘦为最常见的症状。部分患者有低热或中度发热,无寒战,此时为活动期病变,可伴有溃疡、窦道、瘘管形成,或局限性穿孔形成腹内脓肿。约30%患者有肠道外全身性疾病,如关节炎、结节性红斑、脉管炎、硬化性胆管炎、胰腺炎等。

2.腹痛

腹痛是克罗恩病最常见的临床症状,疼痛多发生在右下腹或其周围,多呈间歇性发作,轻者仅有肠鸣和腹部不适,重者有剧烈绞痛。进食含纤维素多的食物常引起腹痛发作。病变进一步发展可形成肠梗阻,出现阵发性痉挛性疼痛。病变侵及回盲部时,疼痛常发生在脐周,以后局限于右下腹,与急性阑尾炎非常相似。有些病例既往无任何症状,突然发生剧烈腹痛,与肠穿孔极为相像,临床常误诊,剖腹探查时才证实为克罗恩病。病变侵犯空肠可表现为上腹痛。

当脓肿广泛侵及肠系膜根部时,常以背痛为主诉,易被误诊为脊柱或肾脏病变。胃、十二指肠受累可出现类似消化性溃疡的症状和幽门梗阻表现。

3.腹泻

腹泻是克罗恩病的另一个特点,腹泻次数与病变范围有关。腹泻每天3~10次,严重者可达数十次,常为水样便,也可出现黏液便或脓血便,易被误诊为细菌性痢疾。晚期患者可出现恶臭的泡沫样便。在有不全性梗阻时肠腔内大量积液,肠蠕动增强,加重腹泻。尤其是肠管广泛炎症并伴有内瘘时,使大量液体短路进入结肠,则出现更为严重的水样泻。腹泻呈慢性过程,间断急性发作,长期持续,会出现水电解质紊乱和营养代谢障碍。

4.肠瘘

克罗恩病的特征之一是形成瘘管。内瘘是最常见的形式,发生率为30%~40%,病变侵及肠壁肌层和浆膜层,进一步发展向邻近的小肠、结肠、膀胱等形成粘连穿透。外瘘也是病变发展的一种形式,常见瘘管通向肛周皮肤,也有开口在腹壁或臀部。瘘管很少通向腹内实质器官,如肝脏、脾脏,但可在器官周围形成脓肿。

5.肠梗阻

梗阻多发于小肠,原因有急性炎症致黏膜充血、水肿、增厚;慢性炎症使肠壁增生、瘢痕形成,致肠腔狭窄,是克罗恩病手术治疗的首要原因。

6.肠穿孔和腹腔脓肿形成

1%~2%的患者发生肠穿孔,急性肠穿孔在克罗恩病较少见。大部分为慢性穿孔,在局部包裹形成脓肿,90%发生在末段回肠,且在系膜对侧缘,10%发生在空肠。脓肿多形成于肠管之间,或肠管与肠系膜或腹膜之间,也可发生于肠管切除后的吻合口漏,好发部位在回肠末段。

7. 出血和营养不良

肠壁炎症充血、水肿、纤维化的慢性过程中,肠黏膜病灶可反复出血,患者可经常出现黑便。肠道广泛炎症导致吸收面积减少,菌群失调,发生腹泻、贫血、低蛋白血症、维生素缺乏及电解质紊乱。由于钙缺乏可出现骨质疏松、四肢躯干疼痛。病变侵犯十二指肠可引起消化道大出血。直肠肛门有溃疡时可出现大便带鲜血,但一般量少,易误诊为内痔出血。

总之,克罗恩病的临床表现无特异性,且病变侵犯部位不同则症状也各异,常与其他疾病相混淆,临床上极易误诊。体格检查往往在病变部位可触到肿块,局部有压痛,以右下腹肿块较为多见,形态为腊肠样,边界不清,较固定。发生肠梗阻时有腹胀,有时可见肠型或触及扩张肠管。

(四)辅助检查

有诊断意义的辅助检查为消化道钡剂造影和内镜检查。

1. X线消化道钡剂造影

可显示小肠慢性炎症表现,包括:①肠道狭窄并呈跳跃式分布,肠壁的深浅溃疡和窦道;②钡剂通过窦道与相邻的肠道相通,或进入腹腔脓肿内;③肠管失去正常形态,狭窄、纠结、紊乱。灌肠气钡双重造影可见肠壁的纵行溃疡或裂隙状溃疡,溃疡之间有正常肠黏膜,但由于黏膜下层水肿及纤维化,使正常黏膜隆起,X线影像下形成卵石征。

2. 内镜检查

纤维小肠镜和结肠镜均可显示病变部位,可见狭窄不一的肠腔、大小不等的溃疡、表浅圆形溃疡或匐行溃疡,黏膜水肿,呈卵石样结节性改变,假息肉和狭窄带等。病变常为节段性分布。活检组织中可见到肉芽肿,对诊断有极大帮助。

(五)治疗

1. 支持疗法和对症处理

控制饮食,必要时禁食。有低蛋白血症和明显贫血时,要输血,输白蛋白,给予肠外营养支持,纠正水电解质紊乱。给予解痉、止泻、抗炎治疗,应用肾上腺皮质激素控制症状,严重病例可谨慎使用免疫抑制剂。

2. 外科手术治疗

克罗恩病的手术指征一直存在争议,多数学者认为无并发症的克罗恩病应首先内科治疗,无效或出现各种消化道并发症才是外科手术的适应证。术后易复发和可能须多次手术是克罗恩病的重要特性,在接受第1次手术后10年内,约有50%的复发者须再次手术。外科医生必须认识到,手术只是针对克罗恩病并发症而施行,并不能达到治愈目的。

(1)急性肠梗阻:多数为慢性肠梗阻急性发作而入院,主要原因除瘢痕、肉芽肿等机械因素外,肠道痉挛、肠壁充血水肿是急性发作的重要因素。经规范保守治疗病情无缓解,或持续加重者须尽快手术。

手术方式如下。①短路手术,即将梗阻近端肠道与梗阻远端肠道行侧侧吻合,通过旁路跨过梗阻,将梗阻部位旷置,使肠道上下通畅。手术简单、实用、损伤小,适用于病情重、手术难度大的患者。部分患者远期效果差,也可能出现盲袢综合征。尽管如此,该术式对暂时性缓解危重或炎性肿块较大患者的症状仍是行之有效的措施;②梗阻病变肠管切除,术中常规切开梗阻近端肠管减压,切除梗阻部位,行远近端肠管吻合。从长远看,此手术优于短路手术,特别是有学者发现克罗恩病患者并发的小肠癌,近一半发生在旷置肠管,故认为应切除病变肠管。

(2)肠穿孔:克罗恩病穿孔较少发生气腹,一旦确诊,必须急诊切除病变肠段,近端外置做肠造口,多为回肠造口。也有病变肠段切除后一期吻合的报道,主要应根据患者全身情况、腹腔污染情况以及病变程度和范围而定。病灶切除后复发部位一般在吻合口的近端肠管,出现吻合口不愈和肠漏,可能与病变切除范围不足有关,故确定切除范围极为重要。往往病变范围超过肉眼所见,一般应距离病变处10~15 cm。穿孔单纯修补术的病死率和并发症发生率高,不宜施行。

(3)腹腔脓肿:对较小的腹腔脓肿可采取保守治疗或行腹腔脓肿引流术,如在B超或CT引导下的经皮穿刺置管引流。如治疗失败或脓肿中含有肠内容物则需要剖腹探查,切开脓肿、清洗引流,并须切除脓肿形成的来源,即穿孔的病变肠段,可行一期吻合。当脓肿腔较大或伴有发热等中毒症状时,应先行近端肠管造口术,待脓腔引流较彻底后,再择期手术切除病变肠管。造口部位应避开切口。

(4)肠瘘:由于克罗恩病并不向穿透的组织扩散和侵袭,因此手术只须切除病变肠段,而被穿透的组织器官清创修补即可。需要注意的是,回肠乙状结肠瘘若单纯将乙状结肠清创缝合,修补口瘘发生率较高,故需要切除部分乙状结肠。外瘘发生率较低,但对机体影响较大,应早期积极引流和抗感染治疗。待病情稳定,局部炎症消退后的非活动期,行病变肠段切除吻合、皮肤瘘道切除术。切除皮肤瘘管时要注意往往存在多个瘘口,广泛切除可能引起皮肤缺损,若缺损不大可直接缝合,或只将炎性肠管切除,腹壁不做过多扩创仍可治愈。

(5)消化道出血:主要表现为便血,量较少,常为慢性反复出血,大出血少见。保守治疗可使大部分出血得到缓解。当合并大出血时,若保守治疗不能奏效,可行血管介入治疗,找到出血部位予以栓塞止血。如仍无法控制出血,应行紧急手术。

(6)误诊手术处理:克罗恩病手术前确诊率很低,大部分以急性阑尾炎、肠梗阻、肠穿孔、肠出血诊断进行探查,尤其以急性腹痛就诊而被误诊为急性阑尾炎者不在少数。当克罗恩病误诊为急性阑尾炎而手术时,有学者认为切除阑尾后容易发生肠瘘,故不主张行阑尾切除,但事实上术后肠瘘发生的部位常常不是阑尾根部盲肠,而是回肠末段。表面看来肠瘘与切除阑尾无关,但在这类患者术中可见盲肠和末段回肠充血、水肿、增厚,阑尾切除和局部探查扰动可能加重病变发展而导致肠瘘,故这类患者应禁行阑尾切除术。

外科手术并不能治愈克罗恩病,而只针对其并发症,术后易复发及须再次手术是克罗恩病的一个重要特征,患者一生之中可能需要多次手术,故过度的切除性手术可能导致短肠综合征等严重后果。手术时应遵循"节省肠管"的保守原则,全面探查肠管,了解病变范围,需要手术处理的只是那些有明显并发症的部位。术前术后应与内科医生及患者密切配合,制订合理的综合治疗方案,才可能获得最佳治疗效果和生活质量。

二、溃疡性结肠炎

溃疡性结肠炎(ulcerative colitis,UC)是一种以大肠黏膜和黏膜下层炎症为特点、病因不明的慢性疾病。病变多位于直肠和乙状结肠,也可延伸到降结肠,甚至整个结肠。其临床表现多样化,诊断缺乏特异性,近年来有不断增加的倾向,由其引起的并发症也有所增多。

(一)病因

UC病因至今未完全明了,多数学者认为与感染、遗传、自身免疫、饮食、环境及心理等因素有关。

(二)病理

UC病理表现为结肠弥漫性、连续性的表浅炎症,好发于直肠,向近侧结肠延续,累及乙状结肠,少数波及整个结肠,一般不累及小肠。全结肠受累时,在末端回肠可有反流性表浅炎症。UC病变深度一般限于黏膜和黏膜下层,肌层基本不受累。在少数严重病例,炎症和坏死可延伸至环肌层或纵肌层,使肠壁变薄,自发性穿孔的危险性增高。UC黏膜病变程度差别很大,可从正常黏膜到完全剥脱。肠黏膜细胞受炎症侵袭,肠壁充血、水肿、增生反复发作。炎症细胞浸润形成细小脓肿,脓肿间相互融合扩大形成溃疡。这些溃疡沿结肠纵轴发展,逐渐融合成大片溃疡。溃疡间黏膜增生形成假性息肉,其上皮可由不典型增生转为癌变,因此可认为UC是一种癌前病变。由于病变很少深达肌层,合并结肠穿孔、瘘管形成或结肠周围脓肿较少。在少数暴发型病例,病变侵及肌层并伴发血管炎和肠壁神经丛损害,使肠壁变薄、肠腔扩张、肠运动失调而形成中毒性巨结肠。炎症反复发作可使大量肉芽组织增生,肌层挛缩、变厚,造成结肠变形、缩短、结肠袋消失及肠腔狭窄。

(三)临床表现

根据病变发展的不同阶段,UC有轻重不一的临床表现。

1.轻型

病变部位仅累及结肠远端,症状轻,起病缓慢,腹泻轻,大便次数在每天4次以下,大便多成形,可见少量黏液性血便,呈间歇性,可有腹痛,但程度轻,无全身症状。

2.中型

病变范围较广,症状持续半年以上。常有程度不等的腹泻、间断血便、腹痛及全身症状。结直肠病变为进行性加重,并发症有结直肠出血、狭窄性结肠梗阻、结肠穿孔、癌变等。

3.重型

病变累及结肠,广泛而严重,易发生出血和中毒性结肠扩张。受累最重部位多在横结肠,由于肠袢极度膨胀,又称为中毒性巨结肠、中毒性结肠扩张或急性中毒性肠膨胀。约15%的UC患者可并发中毒性巨结肠而危及生命,其发病急骤,有显著的腹泻,日达6次以上,为黏液血便和水样便,伴发热、贫血、厌食、体重减轻等全身症状。严重者发生脱水、休克等毒血症征象。持续严重的腹痛、腹部膨隆、白细胞计数增多、低蛋白血症,提示结肠病变广泛而严重,已发展至中毒性巨结肠。

(四)诊断

UC通常并无特异性临床表现。重症患者因长期消耗,有营养不良,出现高热和中毒性巨结肠时诊断并不困难,但为时较晚。有两项辅助检查对诊断有较大帮助。

1.纤维结肠镜检查

大多数UC累及直肠和乙状结肠,通过结肠镜检查可明确诊断。镜下可见充血、水肿的黏膜,肿脆而易出血,在进展性病例中可见溃疡,周围有隆起的肉芽组织和水肿黏膜,呈息肉样改变。在慢性进展性病例中,直肠和乙状结肠腔可明显狭窄。为明确病变范围,应做全结肠检查,同时做多处活检,以便和其他疾病相鉴别。

2.气钡灌肠双重造影

有助于确定病变范围和严重程度。造影中可见结肠袋形态消失,肠壁不规则,假息肉形成,肠腔变细、僵直。在检查前应避免肠道清洁准备,以免使结肠炎恶化。一般检查前3天给予流质饮食即可。有腹痛患者禁做钡灌肠检查,应选择腹部 X 线平片或 CT 检查,观察有无中毒性巨结肠、结肠扩张及膈下游离气体。

(五)治疗

1.全身支持疗法和对症处理

给予深静脉营养支持,纠正水电解质平衡紊乱,纠正低钾血症。对于轻、中度患者可口服柳氮磺吡啶(SASP),常能达到较好效果,发作期每天 4~6 g,分 4 次服用。病情好转数周后减量,可改为每天 2 g,持续用药 1 年以上。对中、重度患者,结肠病变广泛的急性期和严重病变,应用肾上腺皮质激素对缓解症状、延迟病程有一定作用,可口服或静脉滴注,或加入生理盐水做保留灌肠。在急性发作期应用激素的效果是肯定的,但在慢性期应谨慎使用,注意其长期使用的不良反应。应用免疫抑制剂,如硫唑嘌呤等,能改善病程进展,控制临床症状,但不能改变基本病变,常用于静止期以减少复发。

2.手术治疗

适应证包括中毒性巨结肠、并发肠穿孔或濒临穿孔、大量或反复出血、肠狭窄并发反复梗阻。具体手术方法如下。

(1)结直肠全切除、回肠造口术(图 4-9):主要针对结肠病变广泛并伴有低位直肠癌变,须做直肠切除者。在急诊情况下无需肠道准备,手术彻底,并发症少,无复发、癌变、吻合口漏之虑。但永久性回肠造口将给患者带来不便,较影响生活质量。

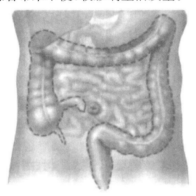

图 4-9　结直肠全切除、回肠造口术

(2)全结肠切除、回直肠吻合术(图 4-10):主要适用于直肠无病变的患者。手术操作简便,避免永久造口,术后并发症少。但由于保留了直肠,术后有疾病复发和癌变的危险。

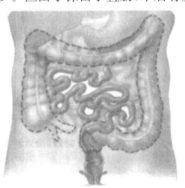

图 4-10　结肠全切除、回直肠吻合术

（3）全结肠直肠切除、回肛吻合术（IAA）及全结肠直肠切除、回肠储袋肛管吻合术（IPAA）：适用于慢性 UC 对内科治疗无效者，或反复持续的结肠出血、肠狭窄或黏膜严重病变者。这类手术既切除了结直肠（或直肠黏膜），又能保留有一定功能的肛门。尤其是 IPAA，因其储袋的储粪功能可减少排便次数，生活质量较好，更受患者欢迎。IPAA 术式须充分游离末段回肠系膜，使回肠末段能顺利拉至盆腔，制成二袢的 J 形或三袢的 S 形等储袋，与肛管吻合，疗效满意。

UC 的手术治疗分为急诊手术、限时手术和择期手术。肠穿孔、中毒性巨结肠、大量肠出血等常需急诊手术，旨在挽救患者生命，首选结肠次全切除、回肠造口、直肠残端缝闭（图 4-11），对危重患者可行末段回肠和乙状结肠双腔造口（双造口术），以转流粪便及排除结肠内容物，以后再行治疗性切除和重建手术。若经保守治疗病情转稳定，应强化支持治疗，力争在较好的条件下行择期手术。如不能控制出血，则应选择全部或次全结肠切除、回肠造口术，不必切除直肠，以减小手术创伤，留待日后再行治疗性切除和重建手术。结肠切除后粪流改道，即使直肠内仍有活动性病变，出血也可停止。全结肠直肠切除、回肠造口术为多年来施行的标准择期术式，其手术死亡率低、并发症少，结肠和直肠切除后根除了全部病变，多数患者能恢复正常生活和工作能力，仍不失为一种简单、安全的手术方式。但由于术后回肠造口不易管理，易致水电解质平衡紊乱和造口皮肤碱性腐蚀，又因 UC 病变多在直肠和结肠远段，因此可行直肠、乙状结肠切除，降结肠造口（图 4-12），或直肠、左半结肠切除，横结肠造口术（图 4-13），以改善术后营养吸收，减少肠液丢失，且造口更易管理。而 IAA 和 IPAA 是近年来颇受推荐的 UC 手术治疗方法，在达到治疗目标的同时，避免了肠造口对患者心理和生活质量的巨大影响，更符合现代外科发展力求减少治疗创伤的方向。

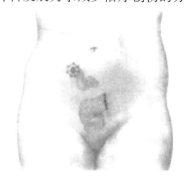

图 4-11　结肠次全切除、回肠造口术

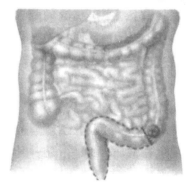

图 4-12　直肠、乙状结肠切除，降结肠造口

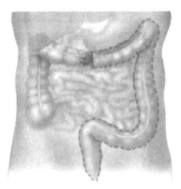

图 4-13　直肠、左半结肠切除,横结肠造口

3.中毒性巨结肠的治疗

多见于严重的 UC 患者,住院 UC 患者中约 60% 初次发病即发作。中毒性巨结肠为一段结肠急性炎症和明显扩张,扩张结肠主要位于横结肠和脾曲,小肠常无病变。正常小肠内无多量气体存留,如腹平片见小肠内有异常气体,并有严重代谢性碱中毒,常为中毒性巨结肠的先兆。该症以腹痛为主要表现,腹胀明显,腹部平片可见扩张增厚的结肠,肠腔直径可超过 6 cm。急性中毒性巨结肠是 UC 特别危险的并发症,往往是暴发型病例,有腹痛剧烈、高度腹胀、发热、心动过速、反应迟钝等中毒症状,肠鸣音消失。实验室检查可见白细胞升高、低钾血症、低蛋白血症和贫血。患者每天排便可达十余次,易引起水电解质平衡紊乱。对中毒性巨结肠应首先采取积极支持疗法和对症处理,维持水电解质和酸碱平衡,尽快应用抗生素,静脉给予皮质激素,约半数患者对药物保守治疗反应良好,可化急诊为平诊,改为择期手术。暂时性结肠扩张并不是急诊手术的适应证,如病情恶化,则手术应在 24 小时内进行。中毒性巨结肠经 24 小时保守治疗无效者,应急诊手术,方式首选结肠次全切除、回肠造口、直肠残端缝闭,留待以后行重建手术。手术可减少结肠穿孔的发生率,伴结肠穿孔的患者死亡率为 20%,而无穿孔仅为 4%。

第六节　肠瘘

肠瘘是指肠管之间、肠管与其他脏器或者体外出现病理性通道,造成肠内容物流出肠腔,引起感染、体液丢失、营养不良和器官功能障碍等一系列的病理生理改变。肠瘘可分为内瘘和外瘘两类。肠内容物不流出腹壁称为内瘘,如小肠间内瘘、小肠结肠瘘、小肠胆囊瘘、小肠膀胱瘘等。肠管与体外相通则称肠外瘘。根据瘘口所在部位、经瘘口流出的肠液量、肠道瘘口的数目、肠道是否存在连续性以及引起肠瘘的病变性质等,可将肠瘘分为高位瘘与低位瘘、高流量瘘与低流量瘘、单个瘘与多发瘘、端瘘与侧瘘以及良性瘘与恶性瘘等。

一、病因

肠瘘的常见原因有手术、创伤、腹腔感染、恶性肿瘤、放射线损伤、化疗以及肠道炎症与感染性疾病。肠外瘘主要发生在腹部手术后,是一种严重的术后并发症,主要病因是术后腹腔感染,各种原因导致的吻合口漏。小肠炎症、结核、消化道憩室炎、恶性肿瘤以及外伤伤道感染、腹腔脓肿也可直接穿破肠壁引起肠瘘。有些为炎性肠病本身的并发症,如克罗恩病引起的内瘘或外瘘。根据临床统计，以继发于腹腔脓肿、感染和手术后肠瘘最为多见，肠内瘘常见于恶性肿瘤。放疗和化疗也可导致肠瘘，比较少见。

二、临床表现

肠瘘的临床表现比较复杂，其病情轻重受多种因素影响，包括肠瘘的类型、原因、患者身体状况以及肠瘘发生的不同阶段等。肠内瘘可无明显症状和生理紊乱。肠外瘘早期一般表现为局限性或弥漫性腹膜炎症状，患者可出现发热、腹胀、腹痛、局部腹壁压痛及反跳痛等，在手术后患者与原有疾病的症状、体征难以区别，临床医师对患者诉腹胀、没有排气排便缺乏重视而将此归结为术后肠蠕动差、肠粘连等，往往错过早期诊断时机。在瘘管形成、肠液溢出体外以后，则主要表现为感染、营养不良、水电解质和酸碱平衡紊乱以及多器官功能障碍等。

(一)瘘口形成和肠内容物漏出

肠外瘘的特征性表现是在腹壁出现一个或多个瘘口，有肠液、胆汁、气体、粪便或食物流出。唇状瘘可在创面观察到外翻的肠黏膜，甚至破裂的肠管。瘘口周围的皮肤红肿、糜烂。十二指肠瘘和高位空肠瘘流出量大，可达 4000～5000 mL/d，含有大量胆汁和胰液，经口进食的食物很快以原形从瘘口排出，低位小肠瘘流出量仍较多，肠液较稠，主要为部分消化的食糜。结肠瘘一般流出量少，呈半成形的粪便，瘘口周围皮肤腐蚀较轻。肠内瘘可表现为不同程度的腹泻，应用止泻剂无效。肠道与输尿管、膀胱或者子宫发生的瘘，则出现肠内容物随尿液或从阴道排出，或者随大便排出。

(二)感染

是肠瘘发生和发展的重要因素，也是主要临床表现。腹腔感染，特别是腹腔脓肿可引起肠瘘。肠瘘初期因肠液漏出会引起不同程度的腹腔感染、腹腔脓肿，污染蔓延可出现弥漫性腹膜炎、脓毒血症等。

(三)营养不良

由于肠内容物特别是消化液的漏出，造成消化吸收障碍，加上感染、进食减少以及原发病影响，肠瘘患者大多出现不同程度的营养不良，表现为低蛋白血症、水肿、消瘦等。水电解质和酸碱平衡紊乱依肠瘘的位置、类型和流量而不同，表现为程度不等的内稳态失衡，常见低钾血症、低钠血症和代谢性酸中毒。

(四)多器官功能障碍

肠瘘后期可出现多器官功能障碍，较易出现胃肠道出血、肝脏损害。此外，肠瘘患者还可能存在一些与瘘发生相关的疾病，如消化道肿瘤、肠粘连、炎性肠病、重症胰腺炎以及多发性创伤等，出现相应的临床表现。

(五)各种肠瘘的特点

十二指肠瘘发生后常表现为突然出现的持续性腹痛，以右上腹最明显，局部腹肌紧张、压痛、反跳痛，可伴有高热、脉速、白细胞升高。一般发生于胃切除术后十二指肠残端破裂、盲袢梗阻和内镜检查损伤等。症状的严重程度与漏出液的多少有关。瘘孔较小，漏出物仅是少量黏液和十二指肠液，症状较轻；若瘘口较大则有大量肠内容物漏出，形成外瘘则伤口附近皮肤很快发生糜烂，大量消化液流失很快导致水电解质紊乱，甚至导致死亡。空回肠内瘘常有腹泻，外瘘则有明显的肠液外溢，瘘口皮肤红肿、糜烂、疼痛，并常有腹腔感染。当肠腔与其他脏器，如泌尿道等相通时，常出现相应器官的感染。肠瘘远端常有部分或完全性梗阻。持久的感染、肠液丢失和营养摄入困难可造成营养不良,体重迅速下降。

三、病理生理

(一)病理生理分期

肠瘘的病理生理发展一般经历四个阶段,相继出现以下病理改变。

1. 腹膜炎期

主要发生于创伤或手术后1周以内。由于肠内容物经肠壁缺损处漏入腹腔而引起腹膜炎。其严重程度依瘘口的位置、大小、漏出液的性质和量不同而异。高位、高流量的空肠瘘,漏出液中含有大量胆汁、胰液,具有强烈的消化腐蚀作用,且流量大,常常形成急性弥漫性腹膜炎。瘘口小、流量少的肠瘘则可形成局限性腹膜炎。

2. 局限性脓肿期

多发生于肠瘘发病后7～10天。由于急性肠瘘引起腹腔感染,腹腔内纤维素渗出,大网膜包裹,周围器官粘连等,使渗漏液局限、包裹形成脓肿。

3. 瘘管形成期

上述脓肿在没有及时引流的情况下,可发生破溃,使脓腔通向体表或周围器官,从肠壁瘘口至腹壁或其他器官瘘口处,形成固定的异常通路,脓液与肠液经过此通道流出。

4. 瘘管闭合期

随着全身情况的改善和有效治疗,瘘管内容物引流通畅,周围组织炎症反应消退以及纤维组织增生,瘘管将最后被肉芽组织充填并形成纤维瘢痕愈合。

(二)病理生理改变

肠瘘有一系列特有的病理生理改变,主要包括水电解质和酸碱平衡紊乱、营养不良、消化液腐蚀作用、感染以及器官功能障碍等。因瘘口位置、大小、流量以及原有疾病不同,对机体造成的影响也不同。瘘口小、位置低、流量少的肠瘘引起全身病理生理改变小,而高位、高流量的瘘则引起明显的全身症状,甚至出现多器官功能衰竭(MODS),导致死亡。

1. 水电解质和酸碱平衡紊乱

肠瘘按其流出量的多少,分为高流量瘘与低流量瘘。消化液丢失量的多少取决于肠瘘的部位,十二指肠瘘、空肠瘘丢失肠液量大,也称高位肠瘘,而结肠瘘及回肠瘘肠液损失少,也称低位肠瘘。大量肠液流失引起水电解质和酸碱平衡紊乱,甚至危及患者生命。因肠液丢失,肠液中营养物质和消化酶丢失,消化吸收功能发生障碍,加上感染等因素,导致和加重营养不良,其后果与短肠综合征相同。

2. 消化液腐蚀作用

肠液腐蚀皮肤可发生糜烂、溃疡甚至坏死,消化液积聚在腹腔或瘘管内,可能腐蚀其他脏器,也可能腐蚀血管造成大出血和伤口难以愈合。

3. 感染

肠瘘发生后,由于引流不畅而造成腹腔内脓肿形成。肠腔内细菌污染周围组织发生感染,又因消化酶腐蚀作用使感染难以局限。如肠瘘与胆道、膀胱相通则引起相应器官的感染,甚至发生败血症。

水电解质和酸碱平衡紊乱、营养不良、感染,是肠瘘的三大基本病理生理改变,尤其是营养不良和感染,在肠瘘中往往比较突出,而且互为因果,形成恶性循环,可引起脓毒血症和

MODS,最后导致死亡。

四、诊断

根据临床表现、病史和有关检查,肠瘘的诊断多无困难,但为实施正确治疗,对肠瘘的诊断须明确以下重要问题:①肠瘘的位置与数目,即明确是高位瘘还是低位瘘,是单个瘘还是多发瘘;②瘘管的走行情况,包括瘘管的形状、长度、有无脓腔存在、是否与其他脏器相通;③肠道的通畅情况,是端瘘还是侧瘘,瘘的远端有无梗阻;④肠瘘的原因,是良性瘘还是恶性瘘;⑤有无腹腔脓肿和其他并发症,瘘管的引流情况等;⑥患者的营养状态和重要器官功能情况,是否存在水电解质和酸碱平衡紊乱。

为明确上述情况,须进行实验室检查和影像学检查,特别是瘘管检查。瘘管检查可通过口服染料或炭粉,观察排出情况,口服或直接向瘘管内注入碘造影剂行瘘管造影。口服经稀释的炭粉或亚甲蓝后,定时观察瘘口,记录炭粉或亚甲蓝排出的量和时间。如有炭粉或染料经创口排出则肠瘘诊断明确,根据排出时间可粗略估计瘘的部位,根据排出量可初步估计瘘口大小。瘘管造影有助于明确瘘的部位、大小、瘘管长短、走行以及脓腔范围,还可了解与肠瘘相关的部分肠袢情况。其他辅助检查包括以下几种。

1. 腹部 X 线平片

通过腹部立、卧位 X 线平片了解有无肠梗阻,是否存在腹腔占位性病变。

2. B 超

可以检查腹腔脓肿,胸、腹腔积液,腹腔占位病变等,还可行 B 超引导下经皮穿刺脓肿引流。

3. 消化道造影

包括口服造影剂行全消化道造影和经腹壁瘘口造影,是诊断肠瘘的有效手段。常可明确是否存在肠瘘、肠瘘的部位与数量、瘘口大小、瘘口与皮肤距离、是否伴有脓腔以及瘘口引流情况等,同时还可明确瘘口远、近端肠管是否通畅。如果是唇状瘘,在明确瘘口近端肠管情况后,还可经瘘口向远端肠管注入造影剂进行检查。造影时应动态观察胃肠蠕动和造影剂分布情况,注意造影剂漏出的部位、量与速度、有无分支叉道和脓腔等。

对肠瘘患者进行消化道造影检查一般不宜使用钡剂,因为钡剂不能吸收或溶解,会造成钡剂存留在腹腔和瘘管内,形成异物,影响肠瘘自愈,且钡剂漏入腹腔或胸腔后引起的炎性反应也较剧烈。一般对早期肠外瘘患者多使用 76% 泛影葡胺,60~100 mL 口服或经胃管注入,多能清楚显示肠瘘情况。肠腔内和漏入腹腔的泛影葡胺均可很快吸收。

4. CT

是临床诊断肠瘘及其并发的腹、盆腔脓肿的理想方法。特别是通过口服造影剂 CT 扫描或 CT 瘘道造影,不仅可以明确肠道通畅情况和瘘管情况,还可协助进行术前评价,帮助确定手术时机。如炎症粘连明显的肠管 CT 表现为肠管粘连成团、肠壁增厚和肠腔积液。此时手术不但不能完全分离粘连,还可能造成肠管更多的继发损伤,产生更多的瘘,使手术彻底失败。

5. 其他检查

如对小肠胆道瘘、小肠膀胱瘘等进行胆管、泌尿道造影检查。

五、治疗

(一)治疗原则

肠瘘的治疗原则是设法闭合瘘管,恢复肠道连续性,纠正肠液外溢所致的各种病理生理改变。20世纪70年代以前,治疗肠瘘的首选方法是紧急手术修补肠瘘,当时公认的原则是"越是高位的瘘,越要尽早手术"。但由于对肠瘘的病理生理学了解不够,将肠瘘等同于十二指肠溃疡穿孔、外伤性肠穿孔等,希望能一次修补成功,而事实上由于腹腔内感染严重,肠祥组织不健康且愈合不良,早期手术失败率高达80%。20世纪70年代初期,随着全肠外营养(TPN)的发展,肠瘘患者的营养障碍问题可得到解决,加上新型广谱抗生素的应用,对肠瘘感染可有效控制,肠瘘的治疗策略出现了根本性转变,以采用各种非手术治疗促进肠瘘自行愈合为主,而确定性手术是最后的选择。

TPN不仅可以改善患者营养不良,而且可减少肠液分泌量50%～70%,有利于肠瘘愈合。20世纪80年代后期,生长抑素应用于肠瘘的治疗,使肠液分泌再减少50%～70%,可使24小时空腹肠液流出量由约2000 mL减少至200 mL左右。20世纪90年代以后,重组人生长激素应用于临床,可促进蛋白质合成与组织修复,使肠瘘非手术治疗的治愈率进一步提高。目前肠瘘的基本治疗原则是,根据肠瘘的不同类型和病理生理情况,采取营养支持、抗感染、减少肠液分泌、封堵瘘管、维持内环境稳定、促进瘘管愈合以及选择性手术等综合措施。一些研究正在探索在有效的营养支持和抗感染前提下,通过生长抑素和生长激素联合应用,对肠外瘘实施早期确定性手术以缩短疗程。

(二)治疗措施

1.纠正水电解质和酸碱平衡紊乱

水电解质和酸碱平衡紊乱是高流量肠瘘的严重并发症,也是肠瘘早期死亡的主要原因。其病因包括消化液的大量丢失、严重腹腔感染所致的高分解代谢(胰岛素拮抗、糖利用障碍、高血糖)、难以纠正的酸中毒,以及不恰当的营养支持和补液等。因此肠瘘所致的水电解质和酸碱平衡紊乱比较复杂,且贯穿整个病程。随瘘流量的改变、感染控制程度的不同,紊乱的程度也会发生改变。在肠瘘的治疗过程中,必须自始至终注意纠正水电解质和酸碱平衡紊乱,基本措施是保证足量补充,控制肠液漏出,实时监测调整。对肠瘘患者应注意监测24小时出入量、血电解质、血气分析、血细胞比容、血浆渗透压、尿量、尿比重、尿电解质等,特别要注意有无低钾血症、低钠血症和代谢性酸中毒。肠瘘治疗过程中既可出现高钾血症,也可出现低钾血症,而患者可无明显症状。由于细胞内外钾离子交换缓慢,并须消耗一定能量,因此血清钾并不能完全反映总体钾的量及变化。随着感染的控制,机体由分解代谢转向合成代谢,对钾离子的需求也会增加。在临床上补钾时应多做监测,不宜在短期内将所缺失的钾全部补充。补钾一般用10%氯化钾加入液体中,应严格掌握量和浓度限制(浓度不超过40 mmol/L,即氯化钾30 mL/L,速度不超过20～40 mmol/h,每天总量不超过氯化钾60～80 mL,尿量应超过40 mL/h),补充途径可经外周静脉、中心静脉或口服,因肠瘘患者多需长期营养支持,一般采用中心静脉给予,并应进行心电监测,监测心律失常。

2.营养支持

肠瘘患者营养支持的目的是改善营养状况和适当的胃肠功能休息。有效的营养支持不仅促进合成代谢,而且增强机体免疫力,使感染易于控制,提高肠瘘的治愈率。营养支持基本方法包括肠外营养(PN)和肠内营养(EN)两种,但所用的营养成分组成和具体途径可以有多种。

PN 用于肠瘘患者具有以下优点:营养素全部从静脉输入,胃肠液的分泌量明显减少,经瘘口溢出的肠液量也随之减少;调整补充水电解质比较方便;部分肠瘘经过 PN,溢出的肠液减少,感染控制,营养改善而可以自愈;围术期应用 PN 提高了手术成功率。肠瘘患者进行 PN 一般时间较长,其不足之处在于,PN 导管败血症发生率较高;容易产生淤胆、PN 性肝病等代谢并发症;长期 PN 还可引起肠黏膜萎缩,肠屏障功能受损和细菌易位;PN 费用较昂贵。故应酌情尽量缩短 PN 时间,添加特殊营养素、药物等以减少并发症,条件允许时尽快过渡到 EN。肠瘘患者 PN 的基本要求包括:针对每个患者具体计算热量和需氮量,一般轻度至中度应激者给予的非蛋白质热量分别为 $104.6\sim125.5$ kJ/(kg·d)及 $125.5\sim146.4$ kJ/(kg·d),氮量分别为 $0.16\sim0.2$ g/(kg·d)及 $0.2\sim0.3$ g/(kg·d);应同时应用葡萄糖注射液和脂肪乳剂作为能量供给,糖∶脂比例为$(1\sim2)∶1$;根据患者氮平衡状态、营养状况和治疗目的选用适当的氨基酸制剂,并且按不同品牌的溶液含氮量,计算决定输注量,一般选用含氨基酸种类较多的制剂,应激较重者可选用含支链氨基酸(BCAA)较多的制剂;补充适当的电解质、维生素和微量元素,不仅要注意钾、钠、氯水平,还要注意补充钙、镁和磷,以及水溶性维生素、脂溶性维生素和微量元素。

肠内营养(EN)是将一些只需化学性消化或不需消化就能吸收的营养液通过消化道置管或造口注入胃肠道内,更符合胃肠道正常生理,能够维持胃肠道和肝脏正常功能,避免肠黏膜萎缩,保护肠道屏障,防止细菌易位,并发症少,费用较低,技术要求低,故应尽量创造条件以实现 EN。肠瘘患者实施 EN 要注意时机,对于肠瘘急性期,并发严重的感染和水电解质及酸碱平衡紊乱,或者存在肠梗阻,肠内容物漏出比较严重者,不能采取 EN。对单纯的管状瘘,可在堵瘘后用鼻胃管实施 EN。在瘘发生后,如行腹腔引流术,可尽量同时做肠造口备 EN 用。对于肠瘘造成短肠综合征或者肠道功能不良者,宜选用易于吸收的氨基酸或短肽要素膳。当肠道功能基本正常,宜选用含蛋白水解物或全蛋白的制剂。应用 EN 应采取循序渐进的原则,输入量逐渐增加,速度由慢至快,使肠道有充分的适应,实施 EN 时应注意保温,输入的肠内营养液应在 40℃左右,以减少腹胀、腹泻的发生。

另外,生长抑素可进一步减少胃肠液分泌,有利于腹腔感染的控制,纠正水电解质紊乱,促进管状瘘愈合。生长激素具有促进合成代谢、促进伤口和瘘口愈合的作用。谷氨酰胺是合成氨基酸、蛋白质、核酸及其他生物大分子的前体,是肠黏膜细胞、免疫细胞等生长迅速细胞的主要能源物质,在应激状态下相当于必需氨基酸,经静脉或肠道补充谷氨酰胺可促进蛋白质合成,促进肠黏膜细胞增殖,保护肠屏障功能。精氨酸具有营养和免疫调节双重作用,经肠外或肠内补充可促进蛋白质合成,增强机体免疫功能。ω-3 多不饱和脂肪酸可改变细胞膜结构,影响细胞流动性、信号传递和受体功能,具有免疫调节作用。

3. 控制感染

肠瘘患者的感染主要是肠液外溢至腹腔形成的腹腔感染,以及静脉导管和肠道细菌易位导致的感染,通常由多种病原菌引起,可反复发生,加上患者常常同时存在营养障碍、免疫功能低下等问题,感染控制比较困难。腹腔内感染是肠瘘最主要、最初的感染灶,容易形成脓肿,而且易被腹腔粘连形成许多分隔,不易定位与引流。治疗腹腔内感染的最主要措施是有效引流、适当应用抗感染药物和全身支持治疗。

引流是控制肠瘘腹腔感染的主要方法,也是管状瘘治疗的基本方法。在肠瘘形成初期,若腹腔已经安置引流管且通畅,可利用此引流管继续引流。如果无腹腔引流管或引流不畅,存在广泛多处腹腔感染、脓肿,可考虑剖腹探查,大量冲洗腹腔后放置有效引流。若感染或脓肿局限,B超或CT引导下穿刺引流可避免剖腹探查。肠瘘腹腔引流应使用单腔负压管、双套管及三腔管。单腔负压管容易发生堵塞,适于短期抽吸引流。双套管的优点是能预防组织堵塞引流管,但由于肠瘘患者的腹腔引流液中含有多量纤维素和组织碎屑,仍可引起管腔堵塞。三腔引流管是在双套管旁附加注水管,可以持续滴入灌洗液,可达到持续冲洗效果,推荐使用。用临时性关腹技术处理严重的腹腔感染和多发脓肿近年来越来越多地用于临床,即暂时用聚丙烯网片等材料遮盖敞开的腹腔,以减少再次剖腹的次数,腹腔内液体可透过网孔得到引流,引流物和肠造口可从网片上戳孔引出,待病情恢复后再行腹壁修复。该技术在肠外瘘的应用指征是腹腔感染严重且广泛;腹腔内有多发或多腔脓肿;腹壁感染严重,不能缝合关闭。应用生物网片可以促进组织在网片上爬行生长,有利于远期的腹壁修复。因肠瘘患者通常治疗时间较长,而长期使用广谱抗生素将导致菌群失调或二重感染,故不可随意使用,应严格掌握适应证,并在病情允许时及时停药。肠瘘患者应用抗生素的主要适应证包括肠瘘早期存在严重的腹腔或全身感染;PN静脉导管感染;肠瘘患者全身情况较差,存在肠道细菌易位危险;肠瘘围术期。肠瘘患者在慢性期和恢复期,以及在腹腔感染局限,经过引流冲洗和营养支持瘘管开始愈合缩小等情况下,一般不需要抗生素治疗。

4.瘘口瘘管的处理

关闭瘘口是肠瘘治愈的目标,基本方法是吸引和封堵。吸引的目的是引流肠液、脓液和坏死组织,减少对瘘管和瘘口的进一步侵蚀,使瘘口瘘管缩小以便于封堵或者自愈。常用方法是从瘘口向近端肠腔插入一根直径为0.5 cm的硅胶双套管,如置管困难,可采取介入技术,将双套管尖端尽量摆放在肠瘘内口附近,低引力持续吸引,用凡士林纱布把瘘口与腹壁隔开。也可应用三腔管引流,间断吸引冲洗。准确收集记录吸引量作为补液参考。

封堵适于管状瘘或者高流量瘘,以尽快控制肠液漏出,改善营养状况。封堵前应进行瘘管造影,明确瘘管瘘口位置和解剖关系,最好在影像引导下完成。传统的方法是用纱布、油纱条填塞,还有盲管堵塞法、水压法堵塞等。也有报道经瘘口将避孕套放入肠腔,向套内注入适量的空气或水,使其在肠腔内外形成哑铃状而堵塞瘘口的方法。瘘口较大或唇状瘘,可用硅胶片内堵。目前应用更多的是医用粘胶,包括各种生物胶。进行肠瘘封堵时必须先明确瘘口远端肠管无明显狭窄和梗阻,避免对多发瘘进行封堵,以免引起部分瘘管引流不畅。封堵肠瘘时应尽量首先堵住内口,对外口进行引流冲洗,局部应用抗生素和促进瘘管愈合的药物,使肠瘘自行愈合。瘘口周围皮肤可以涂抹氧化锌、氢氧化铝或其他抗生素软膏予以保护。

5.其他治疗

肠瘘的治疗还应注意对其他器官功能的维护和病变的治疗,由于肠瘘属胃肠科疑难病危重病,尤其是早期未能发现,导致腹腔严重感染和多发性脓肿形成的患者,可能存在不同程度的心、肺、肝、肾等器官功能障碍,在治疗过程中应注意监测和维护。

六、预后

肠瘘是多种疾病和损伤引起的一种复杂并发症,在原发病基础上又出现新的病理生理学改变,其治疗一直是临床难题。肠瘘的病死率在 20 世纪 60 年代高达 40%～65%,70 年代以来,由于治疗策略的改进,营养支持的进步,重视患者整体情况和有效抗感染等,肠瘘的病死率已明显下降,一般在 5.3%～21.3%。

决定肠瘘预后的主要因素是发生部位、类型和原因,腹腔感染的严重程度以及治疗策略等,肠瘘的三大死亡原因是水电解质和酸碱平衡紊乱、营养不良和感染,肠瘘治疗失败的原因有:感染未能得到有效控制,所引发的 MODS 是治疗失败的主要因素,占死亡患者的 90%;特殊病因引起的肠外瘘,如克罗恩病、放射性损伤、恶性肿瘤等,缺乏有效治疗措施;并发其他重要脏器病变,如肿瘤、肝病和心血管病变。

第七节　短肠综合征

短肠综合征是指因各种原因行广泛小肠切除、手术造成小肠短路或误将胃与回肠吻合后,小肠消化吸收面积不足,无法维持生理需要,而导致进行性营养不良、水电解质紊乱,继而出现器官功能衰退、代谢障碍、免疫功能下降的临床综合征。

一、病因

导致短肠综合征的原因有很多,成人短肠综合征多见于因小肠扭转或肠系膜血管栓塞或血栓形成,导致大部分小肠坏死,被迫行大部分小肠切除后;也见于因克罗恩病、放射性肠损伤、反复肠梗阻、肠外瘘而多次切除小肠,致剩余肠道过短;或因严重外伤致大面积小肠毁损或肠系膜上血管损伤,而被迫切除大部分小肠;胃肠手术中误将胃与回肠吻合,或高位与低位小肠间短路术后也造成短肠综合征。儿童短肠综合征多为先天性因素引起,如肠闭锁、坏死性小肠结肠炎等导致小肠长度不足或切除大量肠袢,无法维持足够营养吸收。

二、病理生理

短肠综合征的严重程度取决于切除肠管的范围及部位,是否保留回盲瓣,残留肠管及其他消化器官(如胰和肝)的功能状态,剩余小肠的代偿适应能力等。通常认为满足正常成人所需的小肠长度最低限度,在没有回盲瓣时为 1 m,而有回盲瓣时为至少 75 cm。大量小肠吸收面积的丢失将导致进行性营养不良、水电解质紊乱、代谢障碍等。另外,大量肠道激素(如胆囊收缩素、促胰液素、肠抑胃素等)的丢失,将导致肠道动力、转运能力等发生改变,幽门部胃泌素细胞增生(约 40%～50% 的短肠综合征患者有胃酸分泌亢进)。回肠是吸收结合型胆盐及内因子结合性维生素 B_{12} 的部位,切除或短路后造成的代谢紊乱明显重于空肠。因胆盐吸收减少,未吸收的胆盐进入结肠将导致胆盐性腹泻,胆盐肠-肝循环减少将导致严重的胆盐代谢紊乱,因肝代偿合成胆盐的能力有限,将造成严重脂肪泻。切除较短回肠(<50 cm)时,患者通常能够吸收足够的内因子结合性维生素 B_{12},而当切除回肠>50 cm 时,将导致明显的吸收障碍,引起巨幼红细胞贫血及外周神经炎,并最终导致亚急性脊髓退行性改变。

短肠综合征时剩余小肠会发生代偿性改变,食物刺激及胃肠激素的改变使小肠绒毛变长、肥大,肠腺陷凹加深,黏膜细胞 DNA 量增加,肠管增粗、延长,黏膜皱襞变多。随黏膜的高度增生,酶和代谢也发生相应变化,钠-钾泵依赖的三磷酸腺苷、水解酶、肠激酶、DNA 酶、嘧啶合成酶活性均增加,而细胞二糖酶活性降低,增生黏膜内经磷酸戊糖途径的葡萄糖代谢增加。研究显示广泛肠切除后残余肠道可逐渐改善对脂肪、内因子和碳水化合物(特别是葡萄糖)的吸收(图 4-14)。

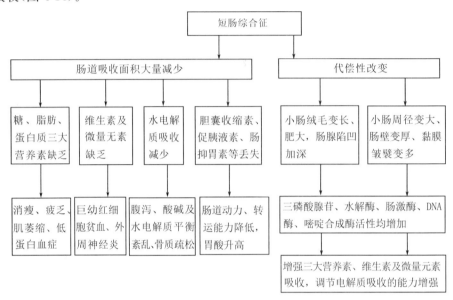

图 4-14　短肠综合征

三、临床表现

主要表现为早期的腹泻和后期的严重营养障碍。短肠综合征的症状一般可分为失代偿期、代偿期、代偿后期 3 个阶段。失代偿期(急性期)为第 1 阶段,是指发生短肠综合征后早期,残留的肠道仅能少量吸收三大营养素和水电解质,患者可出现不同程度的腹泻,与保留肠管的长度相关,多数患者并不十分严重,少数患者每天腹泻量可高达 2 L,重者可达 5~10 L,因此出现血容量不足、水电解质紊乱及酸碱平衡失调。因胃泌素增多,胃酸分泌亢进,不仅使腹泻加重,消化功能进一步恶化,还可出现吻合口溃疡,甚至导致上消化道出血。数天后腹泻次数逐渐减少,生命体征逐渐稳定,胃肠动力恢复,这一阶段多需 2 个月。代偿期(适应期)为第 2 阶段,经治疗后机体内稳态得以稳定,腹泻次数减少,小肠功能也开始代偿,吸收功能有所增强,肠液丧失逐渐减少,肠黏膜出现增生。代偿期时间长短随残留小肠长度、有无回盲部和肠代偿能力而定,最长可达 2 年,一般在 6 个月左右。代偿后期(维持期)为第 3 阶段,肠功能经代偿后具有一定的消化吸收能力,此时营养支持的方式与量已定型,需要长期维持,并预防并发症。

短肠综合征患者若无合理的营养支持治疗,会逐渐出现营养不良,包括体重减轻、疲乏、肌萎缩、低蛋白血症、皮肤角化过度、肌肉痉挛、凝血功能差及骨痛等。由于胆盐吸收障碍,胆汁中胆盐浓度下降,加上肠激素分泌减少,使胆囊收缩变弱,易发生胆囊结石。钙、镁缺乏可使神经、肌肉兴奋性增强,发生手足搐搦,长期缺钙还可引起骨质疏松。由于草酸盐在肠道吸收增加,尿中草酸盐过多而易形成泌尿系结石。长期营养不良可最终导致多器官功能衰竭。

四、治疗

根据病因及不同病程阶段采取相应治疗措施。因手术误行吻合造成的短肠综合征需急诊再次手术改正吻合。肠切除术后短肠综合征急性期以肠外营养支持,维持水电解质和酸碱平衡为主,适应期以肠外营养与逐步增加肠内营养相结合,维持期使患者逐步过渡到肠内营养为主。

因短肠综合征早期治疗需大量补液,后期需长期肠外营养支持,应选择中心静脉补液。可采用隧道式锁骨下静脉穿刺置管、皮下埋藏植入注射盒的中心静脉置管或经外周静脉穿刺中心静脉置管(PICC)。据部分学者经验,隧道式锁骨下静脉穿刺置管的并发症发生率(尤其是感染率),明显小于另外两种置管,护理也较方便,一般可保持2~3年不须换管。

(一)急性期治疗

应仔细记录24小时出入量,监测生命体征,定时复查血电解质、白蛋白、血糖,进行动脉血气分析,监测体重。术后24~48小时补充的液体应以生理盐水、葡萄糖注射液为主,也可给予一定量氨基酸及水溶性维生素。原则上氮源的供给应从小量开始,逐步增加氨基酸输入量,使负氮平衡状态逐步得到纠正。每天约补充6~8 L液体,电解质补充量随监测结果酌情调整。此期因肠道不能适应吸收面积骤然减少,患者可出现严重腹泻、大量体液丧失、高胃酸分泌,营养状况迅速恶化,易出现水电解质紊乱、感染和血糖波动。此阶段应以肠外营养支持为主,进食甚至饮水均可加重腹泻。由于多数短肠综合征患者需接受长期肠外营养支持,不合理肠外营养配方或反复中心静脉导管感染可在短时间内诱发肝功能损害,使肠外营养无法实施。因此在制订肠外营养配方时应避免过度使用高糖,因过量葡萄糖会转化为脂肪沉积在肝脏,长期会损害肝功能;选择具有护肝作用的氨基酸;脂肪乳剂使用量不宜过大,一般不超过总热量的30%~40%,并采用中、长链脂肪乳;还应补充电解质、复合脂溶性维生素及水溶性维生素、微量元素等;所需热量和蛋白质要根据患者的实际情况进行个体化计算,热量主要由葡萄糖及脂肪提供。

由于长期肠外营养不仅费用昂贵,易出现并发症,而且不利于残留肠道的代偿。因此如有可能即使在急性期也应尽早过渡到肠内营养和口服进食。研究表明,肠内营养实施得越早,越能促进肠功能代偿。但短肠综合征患者能否从肠外营养过渡到肠内营养主要取决于残留肠管的长度和代偿程度,过早进食只会加重腹泻和水电解质紊乱,因此从肠外营养过渡到肠内营养时应十分谨慎。开始肠内营养时先以单纯的盐溶液或糖溶液尝试,逐步增量,随肠代偿的过程,逐步过渡到高蛋白、低脂、适量碳水化合物的少渣饮食,少食多餐,也可选用专用于短肠综合征患者的短肽型肠内营养制剂。

(二)肠康复治疗

急性期后期应进行肠康复治疗,即联合应用生长激素(重组人生长激素)、谷氨酰胺与膳食纤维。生长激素能促进肠黏膜细胞增殖,谷氨酰胺是肠黏膜细胞等生长迅速细胞的主要能量物质,而膳食纤维经肠内细菌酵解后,能产生乙酸、丙酸和丁酸等短链脂肪酸,丁酸不仅可提供能量,还能促进肠黏膜细胞生长。使用方法为重组人生长激素皮下注射[0.05 mg/(kg·d)],谷氨酰胺静脉滴注[0.6 g/(kg·d)],口服含膳食纤维素丰富的食物或营养液,持续3周或更长。

（三）防治感染

当患者持续发热，应及时行各项检查以排查感染原因并早期治疗。针对肠源性感染的可能性，无细菌培养和药敏试验结果时，经验性用药应选择覆盖厌氧菌和需氧菌的抗生素。

（四）控制腹泻

禁食及肠外营养可抑制胃肠道蠕动和分泌，延缓胃肠道排空，从而减轻腹泻。可酌情应用肠动力抑制药，如口服洛哌丁胺、阿片酊或黄连素等。腹泻严重难以控制者，应用生长抑素或奥曲肽可明显抑制胃肠道分泌，减轻腹泻。生长抑素首次剂量 $300~\mu g$ 静注，以后每小时 $300~\mu g$ 静滴；或奥曲肽首次剂量 $50~\mu g$ 静注，以后每小时 $25~\mu g$ 静滴，连用 $3\sim5$ 天，腹泻次数明显减少后停用。

（五）抑制胃酸分泌过多

术后胃酸分泌过多可应用质子泵抑制剂，目前抑酸效果最强的种类为埃索美拉唑，$40~mg$ 静注，每天 2 次。

（六）手术治疗

一些探索用手术方法治疗短肠综合征的方法，如肠管倒置术等，并未形成治疗常规，效果仍待定论。

小肠移植目前已成为治疗短肠综合征的理想方式。随着外科技术和免疫抑制方案的进步，经过多年发展，目前小肠移植在美国已被纳入联邦医疗保险范畴，在一些先进的移植中心，1 年和 5 年生存率可高达 91％和 75％。我国南京军区南京总医院于 1994 年成功完成国内首例成人单独小肠移植，目前已有南京、西安、广州等多家移植中心共完成数十例单独或与其他脏器联合小肠移植，但与世界水平相比，小肠移植在中国仍是极富挑战的领域。

五、预防

外科医生应认识到短肠综合征的严重性，在手术中尽量避免过多切除小肠，对于小肠缺血病变范围广的病例，不应草率决定大面积切除，而应经扩血管措施后观察小肠活力，或暂行肠外置术观察，尽量抢救和保留肠管。

第八节　急性阑尾炎

急性阑尾炎是常见的外科急腹症，自新生儿至 90 岁以上的人群均可发病，而以青年人最为多见，其发病率在文献统计中差别很大，数据自 1‰至 10％均有报道，男性居多，男女发病比约为 2∶1～3∶1。阑尾切除术也为普通外科医师的基础手术。虽然在现代规范医疗机构中，急性阑尾炎的死亡率已经非常低，仅为 1‰～5‰，但在临床实践中，由于病例数量大，临床表现多样，部分病例症状及体征并不典型，与其他急腹症难以鉴别，如消化道穿孔、急性盆腔炎、卵巢囊肿破裂出血等，且目前的影像学检查对未形成脓肿或穿孔的急性阑尾炎并无诊断优势，故经治大量病例所累积的临床经验非常重要。未能及时治疗的急性阑尾炎发生坏疽穿孔，可导致严重的急性腹膜炎甚至感染性休克，特别是在老年、小儿和妊娠妇女中，可造成死亡或流产等严重后果。故虽为常见病多发病，对急性阑尾炎的诊治绝不能掉以轻心。

在传统的经麦氏切口阑尾切除术中，由于阑尾解剖位置有很大个体差异，某些特殊位置阑尾如浆膜下阑尾、盲肠后位阑尾、腹膜外位阑尾、位于肝下的高位阑尾等，都会使寻找阑尾非常困难,几乎每一位普通外科医师都有在术中难以找到阑尾的经历。阑尾化脓或坏疽穿孔,造成局部严重水肿、粘连,未及时治疗的急性阑尾炎,可形成脓肿或周围组织炎性包裹。反复发作的阑尾炎,可在右下腹腔形成紧密粘连,肠管扭曲成团,以上情况都使局部解剖不清,给手术造成困难,且增加盲肠、回肠等相邻器官的损伤风险。感染较严重的阑尾切除术后,切口感染也很常见。常规5～6 cm或更小的麦氏切口,术野局限,无法直视下探查大部腹、盆腔,在术前诊断有误而经麦氏切口手术时,很可能遗漏原发病,或须扩大切口、另做切口进行探查,造成较大创伤。

目前腹腔镜阑尾切除术已经广泛开展,大部分急性阑尾炎都可以行腹腔镜阑尾切除术,因其比传统开腹手术具有明显的优势,在有条件的医院已经成为常规首选术式。腹腔镜阑尾切除术通过5 mm和10 mm的腹壁套管操作,可酌情选择三孔法、双孔法或单孔法,腹壁创伤微小。腹腔镜在气腹造成的空间里可直视腹、盆腔各部,比开腹手术更易于发现阑尾,故可避免反复翻找阑尾时可能造成的损伤。在阑尾异位或发生术前误诊的情况下,腹腔镜容易探明并酌情处理,可避免扩大切口,或帮助选择切口,从而避免扩大创伤。在腹腔镜直视下,可用吸引器安全地对腹、盆腔进行吸引和冲洗,避免因遗漏积脓而造成术后并发症。腹腔镜手术避免手术手套与腹膜及腹腔脏器接触,可明显降低腹腔粘连形成。因腹壁切口很小,即使在阑尾坏疽穿孔的病例中,规范操作的腹腔镜阑尾切除术后也很少发生切口感染。

需注意的是,腹腔镜手术并不适用于所有急性阑尾炎病例,如休克、严重心肺功能障碍和局部粘连复杂的情况。故除腹腔镜手术技术外,更重要的是掌握其适应证和禁忌证,在术前选择适宜的术式,或在术中及时中转开腹。

一、病因

急性阑尾炎发病的根本原因是阑尾管腔梗阻和黏膜受损。阑尾为细长盲管结构,与盲肠腔相通,正常情况下即有大量肠道细菌存在。当阑尾管腔发生梗阻,其黏膜分泌物排出不畅,致腔内压力增高,影响阑尾血运,此时细菌自受损黏膜入侵,引起急性感染。常见病因包括:阑尾腔粪石阻塞;阑尾黏膜下淋巴组织肿大使管腔狭窄或阻塞;结肠肿瘤导致闭祥梗阻时,阑尾腔因盲肠腔内压力增高而发生梗阻;回盲部结核致阑尾出口狭窄阻塞;先天性解剖特点如阑尾过长、系膜过短、形态扭曲、管腔远端大而近端细小;病毒感染导致的阑尾黏膜受损。消化道功能障碍常为急性阑尾炎的诱发因素,如腹泻和便秘。身体某部位发生感染时,可引起其他部位淋巴组织肿大,故急性阑尾炎可继发于其他部位感染,如继发于急性扁桃体炎。饮食习惯和遗传因素也与急性阑尾炎发病相关,多纤维素的饮食习惯可降低其发病率,而饮食无规律、冷热食共进和过于辛辣刺激的饮食则易促其发病。

二、病理类型

(一)急性单纯性阑尾炎

急性阑尾炎病程早期,阑尾轻度充血、水肿,质地稍硬,阑尾壁各层均可见炎性细胞浸润,以黏膜层最多。阑尾周围渗出少。此时阑尾感染尚不严重,无全身反应或仅有轻度全身反应,若给予及时的抗生素治疗,感染可以得到控制而炎症消退。

(二)急性化脓性阑尾炎

急性单纯性阑尾炎继续发展,血运障碍加重,阑尾感染及炎症加重致其明显充血、水肿,表面可见较多脓性渗出,壁内大量炎性细胞浸润,形成多量大小不一的脓肿,阑尾腔内脓性分泌物聚集,积脓量多时可使阑尾膨大增粗。化脓性阑尾炎可引起腹腔局部积脓、局限性腹膜炎,作为机体的防御反应,此时常有大网膜下移包裹化脓的阑尾,全身反应也加重。

(三)坏疽性阑尾炎

急性阑尾炎持续发展至阑尾血运完全阻断时,阑尾即出现部分或全部坏死,形成坏疽性阑尾炎。坏疽部位呈黑色,阑尾壁全层坏死常合并穿孔,腔内积脓流出,可有粪石漏出,周围脓性渗出多量,使局限性腹膜炎范围扩大,大网膜和肠系膜、肠管常共同形成局部包裹,包裹组织明显充血水肿,内部可有多少不等的积脓,而包裹不佳时可致感染蔓延,形成弥漫性腹膜炎。坏疽性阑尾炎是急性阑尾炎发展的严重阶段,除局部体征明显外,全身症状也非常明显,可导致感染性休克甚至死亡。

(四)阑尾周围脓肿

急性阑尾炎进展至化脓、坏疽、穿孔时,多有大网膜移至局部,与周围肠管及肠系膜共同包裹成团,形成阑尾周围脓肿。随病情进展的严重程度,阑尾周围脓肿可表现为多种组织不规则包裹的炎性团块,内部间有显微镜下可见的小脓肿,或包裹内部形成肉眼可见的积脓。此类脓肿不同于有完整囊壁的囊性脓肿,而是形成包裹的大网膜、肠管和肠系膜之间的积脓,内部有化脓或坏疽穿孔的阑尾,或阑尾已完全坏死消融。脓肿形状不规则,积脓量也多少不一。

阑尾周围脓肿可通过B超、CT等影像学检查诊断,较大的阑尾周围脓肿可在触诊中发现,为有明显触痛的质韧包块,边界不甚清楚,移动度小。若包裹形成良好,感染及炎症被局限,包裹内部积脓量少时,可以通过抗生素和全身支持治疗使感染控制,脓肿吸收,积脓量多则需手术或介入方法引流。阑尾周围脓肿处理不当时,可因内压增高而溃破,导致严重的弥漫性腹膜炎;也可能向邻近空腔脏器溃破形成内瘘,或向体表溃破形成窦道。包裹紧密的阑尾周围脓肿在术前诊断和术中,都可能与合并感染的肿瘤难以鉴别,特别是在老年患者,应注意排除回盲部肿瘤。

三、临床表现

典型的急性阑尾炎临床表现包括转移性右下腹痛和右下腹压痛,但临床实际病例并非都具有典型表现,有时存在鉴别难度。须注意几种特殊患者,包括老年人、儿童、孕妇和精神智力障碍人士等,其症状和体征可以不典型、不清晰,外观表现与病情严重程度可以分离,或存在交流困难不能配合体检,容易导致误诊,而病情突然加重造成严重后果。个别青壮年急性阑尾炎患者,病情也可以快速进展为感染性休克、MODS的重症状态,故对每一例急性阑尾炎都不能轻视。

(一)腹痛

典型的转移性右下腹痛为先出现脐周或上腹部定位模糊的隐痛,后逐渐转为右下腹痛。腹痛多为胀痛或钝痛,病程初期疼痛轻至中度,可表现为阵发性加重,随阑尾化脓坏疽的进展,腹痛程度加剧,及至阑尾穿孔后由于腔内压力降低,腹痛可暂时缓解,但因随之而来的腹膜炎,腹痛再次持续加重,范围扩大或弥漫全腹。部分急性阑尾炎患者并无转移性右下腹痛出现,而是直接出现右下腹隐痛或钝痛,随病程逐渐加重。

(二)全身症状

患者在发病早期多有乏力、食欲不振、恶心、呕吐的症状,但呕吐多不剧烈。在单纯性阑尾炎阶段,患者也可仅有腹痛而无其他任何不适。当脓液聚集于盆腔或盆位阑尾的化脓性感染,可刺激直肠,引起腹泻或里急后重感。发热与阑尾炎症程度相关,单纯性阑尾炎阶段可无发热或仅有 38℃ 以内的低热,至化脓性阑尾炎和坏疽性阑尾炎阶段,患者多有体温超过 38℃ 的发热。当阑尾腔内积脓压力高、存在范围较大的下腹部腹膜炎或弥漫性腹膜炎时,可出现高热,严重者有寒战、神志淡漠,可发展至感染性休克和全身炎症反应综合征(SIRS)的重症状态。在个别急性阑尾炎病例中,阑尾的细菌或小脓栓可以经门静脉回流入肝,引起化脓性门静脉炎,患者有高热、寒战、肝区疼痛和轻度黄疸,此种情况可进一步发展为细菌性肝脓肿。

(三)体征

最重要的体征是右下腹压痛。固定的右下腹压痛在腹痛未转移至右下腹时即可存在。检查阑尾压痛的常用体表标志有麦氏点(McBurney 点,右髂前上棘与脐连线中外 1/3 处)和兰氏点(Lanz 点,左右髂前上棘连线的右 1/3 和中 1/3 交界处),急性阑尾炎的右下腹压痛最剧处多集中于此两点及其附近小片区域。无论阑尾位置如何,大多数急性阑尾炎病例都可查见右下腹固定压痛,此现象除与阑尾自身炎症和局部腹膜炎直接相关外,还与阑尾的内脏感觉神经与右下腹皮肤感觉神经进入同一脊髓节段有关,McBurney 点 Lanz 点这种牵涉导致右下腹皮肤在阑尾炎发生时对痛觉过敏,在体检中即表现为右下腹明显的压痛。在局限性腹膜炎或弥漫性腹膜炎时,除所涉及区域的腹膜刺激征外,压痛最剧部位仍在右下腹。在部分异位阑尾炎病例中,腹部压痛随阑尾位置也有变化,如盲肠后位阑尾炎在后腰部可查见压痛或叩痛,位于肝下的高位阑尾炎压痛区上移,但右下腹疼痛敏感区仍存在。在少见的先天性内脏转位不良患者,若阑尾位于左下腹,阑尾炎压痛最剧区域位于相应部位。腹部压痛程度与阑尾炎发展程度相关,在单纯性阑尾炎阶段,压痛较轻,而至化脓坏疽性阑尾炎阶段则程度加重。当形成阑尾周围脓肿时,可触及右下腹痛性包块,多在发病后 5~7 天。须注意在腹壁肥厚的患者,当阑尾位置深在或较低时,查明腹部压痛区较困难,不能以此认为体征不存在或轻微,应通过其他诊断要素综合判断。

一些特殊体位的检查在急性阑尾炎临床体检中并不常规使用,只在症状和体征不典型的病例,可能提供更多参考信息。现列举如下:①结肠充气试验(罗夫辛征),双手交替向上深压降结肠,将肠腔内气体推向盲肠,若引起右下腹痛则有参考意义;②腰大肌试验,患者左侧卧位,使其右下肢向后过伸,若引起右下腹疼痛则有参考意义,且提示阑尾位置较深,多为盲肠后位阑尾;③闭孔肌试验,患者仰卧位,右下肢屈曲内旋,若引起右下腹痛则有参考意义,且提示阑尾位置较低,靠近闭孔肌;④直肠指诊,直肠右前壁触痛提示阑尾炎存在。直肠周围饱满灼热,提示盆腔脓肿形成。

四、辅助检查

(一)实验室检查

常用的实验室检查与急腹症常规检查相同,包括血细胞计数、尿常规、肝肾功能、血糖、电解质、凝血功能等。对育龄妇女应常规行血或尿液 HCG 检查。白细胞升高和中性粒细胞百分比升高最常见,而在急性阑尾炎初期白细胞数可能并不高出正常范围,在老年人、营养不良、免疫抑制和身体虚弱的慢性病患者,白细胞数可以没有明显升高,此时中性粒细胞百分比上升也有诊断价值。病程中若升高的白细胞数突然下降,则是病情恶化、出现脓毒症的表现。化脓的阑尾刺激输尿管时,尿液中可出现少量红、白细胞。食欲不振、恶心、呕吐可导致尿酮体升高和低钾血症。发生弥漫性腹膜炎或感染性休克的患者,化验结果可显示水电解质平衡紊乱。

（二）影像学检查

多数急性阑尾炎并无特异性影像学表现。常用 X 线腹部平片、B 超和 CT 检查。腹部平片可以显示阑尾周围脓肿时阑尾区软组织团块影和气影,B 超和 CT 可以发现腹、盆腔少量积液（积脓）、阑尾周围脓肿和明显肿胀的阑尾积脓。影像学检查的意义还在于提供鉴别诊断信息,如妇科急症、泌尿系结石、上消化道穿孔等。

五、诊断和鉴别诊断

急性阑尾炎诊断要素包括转移性右下腹痛或右下腹痛,右下腹压痛及白细胞、中性粒细胞比值升高。多数病例（约 80%）具有以上要素。还须常规行 X 线胸片检查、尿常规和泌尿系 B 超检查、育龄女性血或尿 HCG 检查及子宫双附件 B 超,以提供重要的鉴别诊断信息。

不具备典型临床表现的病例则需要依据病史和体征提示的信息,选择适当检查协助判断。怀疑存在急性阑尾炎但又未能明确诊断时,最重要的并非完全明确诊断,而是判断有无手术适应证,当患者已出现急性腹膜炎体征时,就应积极手术探查。可通过腹腔镜探查或剖腹探查明确诊断。腹腔镜探查创伤微小,比剖腹探查具有诸多优势,可以探查腹腔各区域及盆腔,明确诊断后也可以进行上腹部、下腹部或盆腔的腹腔镜手术,而不需要增加腹壁创伤。即使探查证实没有需要手术的急症,其微小创伤相比延误治疗的风险也是值得的。

急性阑尾炎很容易与其他急腹症混淆,与之鉴别的疾病很多,包括肝胆外科、泌尿外科、妇产科和内科疾病,常见如下。

（一）胃十二指肠溃疡穿孔

患者多有消化性溃疡病史或上腹痛史,发病时腹痛起自上腹,突然而剧烈。穿孔漏出液可能沿右结肠旁沟流至右下腹腔,出现右下腹局限性腹膜炎体征,存在弥漫性腹膜炎时体检可能难以查清腹痛最剧部位,容易与急性阑尾炎混淆。胃十二指肠溃疡穿孔的腹痛多持续而程度重,发病后较快出现弥漫性腹膜炎,体征明显,腹部平片多可见膈下游离气体。

（二）急性胆囊炎

多有胆石症病史。当胆囊肿胀,下垂位置较低时,可能表现为右下腹或稍高位置的压痛、反跳痛,但大多数急性胆囊炎体征仍集中于右上腹,墨菲征阳性,或可触及光滑圆形的肿胀胆囊,超声检查可明确诊断。

（三）急性胃肠炎

患者多有不洁饮食史,腹痛伴随呕吐、腹泻和发热,因肠道积气和痉挛可出现腹胀和位置多变的阵发性绞痛,程度可轻可重,体检可有多个部位轻压痛,且变化较大,一般没有固定压痛点,肠鸣音活跃。揉压腹部时患者不适感减轻,此点为内科腹痛与外科急腹症的重要区别。

（四）右侧输尿管结石

是临床常见的须与急性阑尾炎鉴别的疾病。结石在输尿管内下降时可引起剧烈的右下腹痛,多起病突然,没有转移性右下腹痛病史,疼痛中到重度,可为绞痛、钝痛或胀痛,并可向腹股沟区及会阴部放射。体检时可查见固定的右下腹压痛,尿常规检查可见血尿,血常规检查白细胞变化可不明显,B超或肾、输尿管、膀胱 X 线平片(KUB)可发现结石或轻度的输尿管梗阻。腹痛可自行缓解,或使用解痉药物缓解。

（五）异位妊娠破裂

对怀疑急性阑尾炎的育龄女性患者应常规进行血液或尿液 HCG 检查。异位妊娠破裂可引起下腹痛,体检可存在右下腹固定的压痛和反跳痛,与急性阑尾炎容易混淆。但一般没有转移性右下腹痛病史,血常规检查提示失血性贫血,量多时可引起失血性休克。B超可查见腹、盆腔积液(积血)和子宫附件异常。

（六）右侧卵巢黄体破裂

对育龄女性应详细询问月经史,黄体破裂出血多发生在月经前 1～10 天,没有转移性右下腹痛病史,起病突然,多伴有恶心、呕吐、肛门坠胀和少量阴道流血,疼痛持续,可存在右下腹固定压痛和反跳痛,妇科检查有宫颈举痛,阴道后穹隆饱满,穿刺有不凝血,出血量多时可引起失血性休克,血常规检查见血红蛋白降低,B超可发现腹、盆腔积液(积血)和卵巢异常。

（七）右侧卵巢囊肿蒂扭转

部分患者有卵巢囊肿病史,腹痛起病突然,疼痛剧烈,存在右下腹固定压痛和反跳痛,有时可触及肿物,B超可明确诊断。

（八）急性输卵管炎

患者可存在右下腹痛、发热和白细胞升高,右下腹压痛、反跳痛,与急性阑尾炎很容易混淆。但多数患者双侧下腹部均有压痛,且位置较低,当存在输卵管积脓时,因输卵管腔压力增高,疼痛剧烈,患者可大声呼号,辗转难安。妇科检查可触及盆腔有触痛包块,B超可显示输卵管增粗和积液以及盆腔积液。

（九）急性盆腔炎

有下腹痛、发热和白细胞升高,可伴有尿频、尿痛、便秘、腹泻或里急后重,甚至可查见右下腹固定压痛和反跳痛,与急性阑尾炎容易混淆。但其腹部压痛位置多偏低,且包括双侧下腹部,妇科检查可见阴道充血、宫颈举痛、子宫压痛等。

（十）肠结核

因 85% 的肠结核病变在回盲部,故引起腹痛多位于右下腹,为隐痛或钝痛,有阵发性绞痛,发作时体检也可查见右下腹固定压痛。对误诊为急性阑尾炎的肠结核行手术治疗,可能引起术后难以治愈的肠瘘,故必须谨慎对待。肠结核患者的胸片多可发现结核病灶,肠结核腹痛可自行缓解,白细胞和中性粒细胞比值变化不明显,腹痛缓解期行 X 线钡剂造影可以明确。肠结核以内科治疗为主,但并发穿孔、脓肿或肠梗阻时,或结核病灶导致阑尾出口堵塞引起急性阑尾炎时,仍须手术治疗。

（十一）小儿肠系膜淋巴结炎

患者多在 1～2 周内有上呼吸道感染病史,有发热、腹痛、白细胞和中性粒细胞比值升高,可查见右下腹固定压痛,与急性阑尾炎非常相似,有报道本病误诊为急性阑尾炎行手术治疗的病例占急性阑尾炎手术的 4%～5%。本病腹痛以脐周为主,没有转移性腹痛史,腹部压痛的体检非常重要,应耐心仔细,本病具有特征性的沿肠系膜根部排列的压痛点,即自第 1 腰椎左侧至右骶髂关节前方线形区域,一般没有反跳痛和肌紧张。B超检查可能显示肠系膜淋巴结肿大。本病经抗生素治疗后腹痛逐渐好转,白细胞和中性粒细胞比值逐渐降低。

(十二)需与急性阑尾炎鉴别的疾病

还有梅克尔憩室炎,克罗恩病等,具体不再赘述。

六、治疗

(一)非手术治疗

非手术治疗以抗生素治疗和液体支持为主,决定暂不手术的患者可以进流质、半流质饮食。体温<38℃、症状体征轻、没有腹膜炎体征的急性单纯性阑尾炎可以采用非手术治疗,但远期容易复发。病程超过1周的阑尾周围脓肿,若体温<38℃,腹痛和腹部压痛局限,可以暂予非手术治疗,观察病情转归。对于合并严重疾病不能耐受手术的患者,应采取非手术治疗。

(二)手术治疗

阑尾切除术是治疗急性阑尾炎的根本方法,除以上情况外,均应采取积极的手术治疗。反复发作的急性单纯性阑尾炎也应积极手术。急性单纯性阑尾炎初次发作,但患者需经常旅行,或即将进入医疗条件不完善地区时,如远洋航行或赴落后偏远地区,也应行阑尾切除术。经抗生素和液体支持治疗症状体征无好转的阑尾周围脓肿应行手术或介入方法进行脓肿引流。

阑尾切除手术包括传统的开腹阑尾切除术和腹腔镜阑尾切除术。目前在有条件的医院,腹腔镜阑尾切除术已经成为常规首选术式,比开腹手术具有诸多优势。但腹腔镜手术并不能完全取代开腹手术。医师除掌握腹腔镜手术技术外,更重要的是在术前和术中判断其适应证和禁忌证。开腹手术与腹腔镜手术操作模式不同,但其包含的手术要点相同:①结扎离断阑尾系膜;②结扎离断阑尾根部,妥善处理残端;③吸尽腹腔积脓,酌情留置引流;④当阑尾情况与症状体征不符时,应进一步探查腹腔寻找原发病灶。

1. 开腹阑尾切除术

开腹阑尾切除术是治疗急性阑尾炎的基本手术,医师在开展腹腔镜阑尾切除术之前,应熟练掌握开腹阑尾切除术,并具备处理各种非典型情况的经验。

(1)麻醉:常用腰麻联合连续硬膜外麻醉,可兼顾起效快速和维持较长的麻醉持续时间。

(2)体位:直腿仰卧位。

(3)切口:最常用麦氏切口,即经麦氏点与脐至右髂前上棘连线垂直的切口,通常为5～6 cm,其位置可依术前体检压痛点稍上移或下移。依据患者年龄和体型胖瘦,切口须做适度调整,儿童患者切口可减小,而肥胖患者须扩大切口以暴露术野。经右腹直肌探查切口用于术前诊断不甚明确的手术,切口中点位置多选择平脐或稍向下,一般需>8 cm,术中需要时可向上下延长。

注意:切口大小应以有效暴露术野为原则,不要为追求小切口而使暴露和操作困难,增加误伤和术后并发症风险,安全确切的手术操作永远是最重要的。

(4)手术步骤。

1)做皮肤切口,逐层进入腹腔,依次为皮肤、皮下脂肪、腹外斜肌腱膜、腹肌(包括腹外斜肌、腹内斜肌和腹横肌)、腹膜。其中腹肌层由术者和助手用止血钳呈垂直方向交替撑开,操作时注意控制深度,因局部腹膜炎腹膜水肿时,钳尖可能直接戳穿腹膜,容易误伤。其他层次选用手术刀、电刀或组织剪刀锐性切开,过程中随时处理出血点。切开腹膜前应使用交替钳夹动作以避免提起肠管,有时盲肠与右下腹膜紧贴时容易误切入盲肠腔。腹腔积脓多时,切开腹膜即有脓液冒出污染切口,切开前可用小纱布围绕切开处保护,先切开小口,伸入吸引器吸除大部分积脓,防止脓液漫溢。切开腹膜后可在其周边夹一圈切口巾保护。

2)寻找阑尾,分离其周边粘连,辨清局部解剖结构。腹腔内操作尽量用器械进行,以减少手套表面对腹膜和脏器的摩擦,减少术后粘连。化脓坏疽穿孔的阑尾炎往往局部脓性渗出多,大网膜和周围器官包裹粘连,结构混乱难以辨清。此种急性炎症期的粘连并不紧密,用手指钝性分离较安全。几乎每一位普通外科医师都有找不到阑尾的经历,此时应避免漫无目的地反复翻找,应辨清升结肠结肠带,沿其汇聚方向寻找阑尾根部,确认根部后一般都可寻见线索。无法寻见阑尾时,应考虑到浆膜下阑尾、腹膜外阑尾和高位阑尾等少见情况,暴露不佳时应果断延长切口,否则只会无谓地延长手术时间和增加误伤风险(图 4-15)。

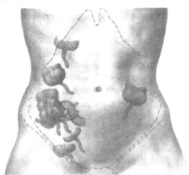

图 4-15　阑尾位置

3)游离阑尾后在其系膜根部钳夹两把止血钳,结扎离断阑尾系膜,系膜水肿严重结扎不确切时应缝扎止血。系膜宽厚时应分束结扎离断。在阑尾根部钳夹两把止血钳,在其中间离断阑尾,阑尾残端长约 0.5 cm 较适宜。结扎阑尾残端,现多用电刀烧灼残端,再荷包缝合包埋。荷包缝合也可在阑尾离断之前先进行,以便于牵拉,若荷包缝合有困难时,也可不包埋,或酌情用 8 字缝合或间断缝合浆肌层包埋。若阑尾根部已坏疽或充血水肿严重,不适于结扎,应用 8 字缝合、间断缝合或 U 形缝合关闭残端,再行浆肌层缝合加固。鉴于腹腔镜手术的经验,在残端结扎或缝合关闭切实的情况下,不缝合包埋也是安全的。结扎离断根部和系膜的顺序依手术具体情况而定,阑尾粘连严重时可用逆行切除法,先结扎离断根部后再逐次分离阑尾系膜。

4)切除阑尾后应进一步清理腹腔积脓、脓苔和脱落的粪石,若包裹的大网膜已形成化脓感染灶,应做局部切除,不提倡大量冲洗以防感染扩散,可在局部用蒸馏水或甲硝唑小量冲洗后吸尽。因粪石中含菌量非常高,若遗落腹腔将形成感染源头,引起术后腹腔脓肿或腹膜炎迁延不愈等棘手的并发症,必须彻底清除。附着紧密的脓苔不须强行剥除。对腹腔渗出多或系膜、残端处理不甚满意的病例应留置引流管。

5)切口缝合前应更换清洁的手套和器械,尽量使用抗菌可吸收缝线。缝合腹膜层后可用蒸馏水或聚维酮碘液冲洗切口,再缝合腹外斜肌腱膜层、皮下脂肪和皮肤。腹肌层交叉钝性撑开后会自然回缩,一般不须缝合,若开口较大可缝合一至两针,术中因扩延切口而切断的肌肉应予缝合,U 形缝合法牢固性更好。皮下脂肪层不厚时应与皮肤一层缝合,减少缝合层面和组织内缝线数量。皮下脂肪肥厚时应先用纱布尽量擦去脱落的脂肪粒,削除松散游离的脂肪团,并切实止血,缝合时应进针至脂肪层底部,不留死腔,若腹壁脂肪厚度>4 cm,最好留置切口内胶片引流,24~48 小时后拔除。使用钉皮钉可减少切口内缝线,切口愈合后瘢痕更小,外观明显改善,但钉皮前应将脂肪层做少数几针缝合对拢对齐。注意切口保护和缝合方式,可以降低术后切口感染的发生率,但在化脓坏疽性阑尾炎,开腹手术后切口感染率仍较高,可达50%或更高。

2.腹腔镜阑尾切除术

(1)适应证:①急、慢性阑尾炎;②妊娠20周以内发作的急性阑尾炎。

(2)禁忌证:①严重心肺疾患;②腹腔复杂手术史,存在广泛粘连;③合并休克、严重水电解质平衡紊乱等的危重患者。

(3)麻醉:气管插管全身麻醉。

(4)体位与手术室布局:患者取仰卧位,手术开始后调至头低左倾位,以利于暴露回盲部。术者立于患者左侧,扶镜手立于术者右侧,显示器设置在术者对面(图4-16)。

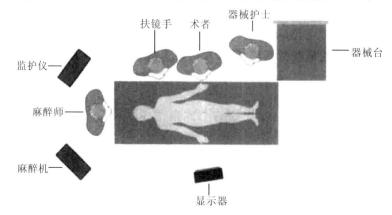

图4-16 腹腔镜阑尾切除术手术室布局

(5)套管位置:套管位置可根据术者经验和患者体型等具体情况作适当调整,通常两套管之间距离至少10 cm,以便于操作。①单孔法:在脐上缘或下缘放置10 mm套管(观察及操作孔);②双孔法:在脐上缘或下缘放置10 mm套管(观察孔),麦氏点或耻骨联合上放置10 mm套管(操作孔);③三孔法:在脐上缘或下缘放置10 mm套管(观察及取标本孔),左右下腹部各放置5 mm套管(操作孔),具体位置根据阑尾位置和术者习惯调整。常用麦氏点内下方和与其水平的腹正中线偏左侧4~6 cm处,较利于操作。两个操作套管之间应至少有10 cm距离。因取出阑尾方式不同,右下腹也可选用10 mm操作套管。

(6)手术步骤。

1)单孔法:仅适用于慢性阑尾炎和急性单纯性阑尾炎,阑尾及盲肠较游离,阑尾根部可提至脐孔处。在脐上缘或下缘做1 cm切口,切开皮下脂肪至腹白线,提起其两侧后剪开腹白线进入腹腔,置入带操作通道的10 mm腹腔镜建立气腹(开放法)。气腹压力成人为12~14 mmHg,儿童为9~11 mmHg。探查腹、盆腔后经操作通道置入分离钳,确认阑尾根部游离度足以提至脐孔处后,钳夹阑尾尖端经脐孔提出体外,同时放尽气腹,在体外结扎离断阑尾系膜和根部,残端处理切实后松开钳夹,盲肠即滑回腹腔。再次建立气腹,腹腔镜探查腹腔无出血或其他异常后消除气腹,逐层缝合脐部套管孔。

2)双孔法:仅适用于慢性阑尾炎和急性单纯性阑尾炎,阑尾及系膜较细长,可经10 mm套管孔提出体外者。在脐上缘或下缘以前述开放法置入10 mm观察套管并建立气腹,置入腹腔镜,在腹腔镜观察下于麦氏点置入10 mm操作套管。探查腹、盆腔后经操作套管置入分离钳,钳夹阑尾尖端自操作套管孔提出体外,同时放尽气腹。在体外结扎离断阑尾系膜和根部,处理切实后松开钳夹,盲肠即滑回腹腔。重新建立气腹,腹腔镜再次探查腹腔无出血或其他异常后消除气腹,逐层缝合脐部套管孔。

3)三孔法:适用于各期急性阑尾炎,阑尾周围脓肿,是最常用的方法。在脐上缘或下缘以开放法置入 10 mm 套管并建立气腹,置入腹腔镜,在腹腔镜观察下放置下腹部两个操作套管。先吸除腹、盆腔积脓,全面探查腹、盆腔,再开始分离阑尾及系膜。分离化脓或被包裹的阑尾时应用无损伤器械进行钝性分离,在清晰视野下小心进行,以免造成副损伤。浆膜下阑尾部分或全部位于盲肠浆膜下,可用剪刀剪开浆膜暴露,不要用带电操作,以免损伤盲肠。盲肠后位和少见的腹膜外阑尾多须游离盲肠与侧腹壁附着部。

系膜可用丝线结扎后剪断,也可直接用超声刀或电凝器械离断,后者安全且可简化操作,特别适用于系膜明显水肿时,此时线扎法易切割组织且难以结扎牢固。阑尾根部用丝线结扎,拟离断处远端用丝线结扎或用钛夹、结扎锁夹闭,防止离断阑尾后粪石或脓液漏出污染腹腔。使用带电剪刀或超声刀离断根部,同时适度烧灼残端,使用带电器械时应注意短时间通电,并与肠壁保持距离,以免热损伤肠壁。阑尾残端处理切实后缝合包埋并非必须。怀疑止血不确切而系膜残端离肠壁很近时,可在镜下缝扎止血。阑尾根部肠壁水肿严重或已坏疽穿孔时,可在镜下进行 8 字或 U 形缝合关闭,怀疑阑尾残端结扎不确切时,应做缝合加固或包埋。镜下缝合技术对术者操作技巧要求很高。

阑尾切除后应再次探查腹腔,尽量吸尽腹、盆腔积脓,可做局部冲洗,切除的阑尾必须装入标本袋经 10 mm 套管孔取出,以免污染套管孔。酌情经操作套管留置引流管。最后消除气腹,逐层缝合脐部套管孔。

注意:腹腔镜阑尾切除术的中转开腹率,与术者的技术水平相关。若局部粘连复杂紧密,解剖结构不清,镜下处理有困难或不安全时,应果断中转开腹,不要无谓地延长手术和麻醉时间,增加副损伤和术后并发症风险。

(7)术后并发症。①切口感染:开腹阑尾切除术后切口感染主要见于化脓、坏疽、穿孔的阑尾炎。除术中注意各个环节的防止感染措施,术后还应每天换药仔细观察,酒精湿敷对部分出现红肿的切口有防止进一步化脓的作用,若切口红肿疼痛,按压有脓液溢出时,应拆除表层缝线,充分敞开引流,每天换药直至坏死组织排清,肉芽生长,切口逐渐愈合或行二期缝合。没有与腹腔内感染灶相通的切口感染一般限于腹外斜肌腱膜层以外,经积极换药都可愈合。而感染源头来自腹腔内(粪瘘或脓肿)的切口不会愈合,必须去除腹腔内感染源才可治愈。规范操作的腹腔镜阑尾切除术后切口感染非常少见,多发生在取出标本的套管孔,故取标本时必须装入清洁的标本袋以保护套管孔。若发生套管孔感染,经敞开换药很快可以愈合,若无好转,应注意有无粪石残留于套管孔内;②腹、盆腔脓肿:化脓感染严重的阑尾炎,或已导致弥漫性腹膜炎时,腹、盆腔积脓未清理干净或遗漏粪石,都可能引起术后腹、盆腔脓肿形成。脓肿可位于盆腔、膈下或肠间。术后患者的发热、腹痛及白细胞升高无好转,并伴有恶心、呕吐、腹胀、腹泻等消化道症状时应考虑此并发症。肠间脓肿局部有腹膜炎体征或触及包块,膈下脓肿可引起呃逆,盆腔脓肿可引起腹泻和里急后重感,直肠指诊可触及包块或局部压痛。B超或 CT 可发现脓肿。较小的脓肿经抗生素治疗后可吸收。脓肿较大而抗生素治疗无效时应行 B 超引导下的穿刺引流,可经腹壁、阴道或直肠进行。引流效果不佳时应行手术治疗。腹腔脓肿可能迁延不愈,治疗棘手。开腹手术 14 天后因腹腔粘连已较紧密,再行腹腔手术将非常困难,腹腔镜手术的术后粘连则很轻微,故制订治疗方案时应考虑术式与治疗时机。③肠瘘:术中损伤肠管而未发现,术后即形成肠瘘。化脓感染严重使肠壁组织水肿,结扎阑尾根部时结扎线切割肠壁,术后结扎线脱落即引起粪瘘。化脓坏疽性阑尾炎时附近盲肠壁可能存在小脓肿,术后可使肠壁破溃形成肠瘘。腹腔镜手术中电器械使用不当,造成肠壁热损伤,损伤处在术后逐渐坏死穿孔,形成肠瘘。阑尾切除手术所致的肠瘘一般位置较低,局限于右下腹,建立通畅引流后多可自愈;④其他:阑尾切除术后腹腔出血,通常由阑尾系膜处理不当、阑尾动脉出血引起,除术中精心操作避免隐患外,术后应注意观察引流、心率、血压等,若明确诊断应尽快手术止血。阑尾残株炎与阑尾残端过长有关,被荷包包埋的阑尾残株炎可形成盲肠壁内脓肿,保守治疗无效时均须手术处理。

第九节　特殊的急性阑尾炎

一、小儿急性阑尾炎

小儿急性阑尾炎临床上并不少见,但发病率低于成年人。据综合医院统计,12 岁以下的小儿急性阑尾炎占急性阑尾炎总数的 4%~5%。与成年人比较,小儿急性阑尾炎发展快、病情重、穿孔率高、并发症多。1 岁以内婴儿的急性阑尾炎几乎 100% 发生穿孔,2 岁以内为 70%~80%,5 岁时为 50%。小儿急性阑尾炎病死率为 2%~3%,较成年人平均高 10 倍。

(一)诊断依据

1.病史特点

常伴有上呼吸道感染和肠炎等诱因,而转移性右下腹痛史常不能自述,全身反应和胃肠道症状出现早,且比成人明显,有时以频繁的呕吐为最初的首要症状,个别患儿起病时就伴有 39~40℃ 高热,也有以持续性腹泻为主要表现。阑尾壁薄,大网膜短而薄,穿孔后并发弥漫性腹膜炎,出现严重的全身中毒症状。

2.体征

右下腹固定压痛点或直肠指检发现右前方有触痛是诊断的主要依据。但小儿常哭闹不合作,应重视检查的技巧。

(二)治疗方法

一旦诊断明确,又无禁忌证,应即刻进行手术治疗。术前应注意纠正水电解质失衡和酸碱紊乱;尽早应用抗生素;及时处理高热,以免引起严重并发症。

二、老年急性阑尾炎

老年人常患有各种主要脏器疾病如冠心病等,急性阑尾炎的病死率较高,而且随年龄的逐渐增高而增高。据统计,急性阑尾炎年龄 60~69 岁组病死率为 17%,70 岁以上组为 40%,发病 12 小时内立即手术者病死率为 13.3%。

(一)诊断依据

1.病史特点

起病缓慢,老年患者反应能力低,腹痛多不剧烈,也无明显的疼痛转移史;胃肠道症状轻,恶心、呕吐不多见,但便秘为常见症状;全身反应如体温、脉搏以及白细胞计数的变化不显著,有时甚至正常。

2.有合并症

老年患者常并存有心血管疾病、慢性肺疾病、胃肠道疾病及代谢性疾病如糖尿病,这些疾病的症状可能与急性阑尾炎的临床表现相混淆,增加了诊断上的难度。

3.体征

多在阑尾部位有固定压痛点,但腹肌紧张多不明显。由于腹肌已萎缩,即使阑尾已穿孔,腹膜刺激征也不明显。有时阑尾周围脓肿形成后,右下腹已出现包块,但不伴有急性炎症表现,临床上很似回盲部恶性肿瘤。

(二)治疗方法

应力争早期手术,高龄本身不是手术禁忌证,但对手术耐受性较低,要做好全身检查和术前准备,手术操作要轻柔、迅速。术后预防肺部并发症及下肢深静脉血栓形成。

三、妊娠期急性阑尾炎

妊娠期急性阑尾炎的发病情况:国内产科医院统计,妊娠期阑尾炎约占孕妇的 0.1%,一般医院中妊娠期急性阑尾炎占阑尾炎总数的 2%。大多发病于 25~35 岁,约 80% 是在妊娠的中晚期。由于孕妇生理方面的变化,一旦发生阑尾炎其危险性较一般成人大。据统计,妊娠期急性阑尾炎中妊娠妇女病死率为 2%,比一般阑尾炎患者高 10 倍,胎儿的病死率约为 20%。

随子宫的增大,盲肠和阑尾的位置也随之改变,阑尾在向上移位的同时,其尖端还呈逆时针方向旋转。有时盲肠和阑尾向外和向后移位,部分为胀大了的子宫所覆盖。

(一)诊断依据

1.病史特点

与非妊娠期急性阑尾炎相同,有转移性右下腹痛,疼痛部位可随子宫大小而变位。由于盆腔充血,不仅感染机会增多而且炎症发展较快,阑尾坏死穿孔的机会多。由于大网膜被推向一侧,不易限制炎症的发展,合并弥漫性腹膜炎的机会也增多。

2.体征

阑尾压痛点可随子宫增大而向外向上变化。阑尾在子宫后方,腰前壁的压痛和腹肌紧张均可不明显。有时腰部可有压痛。

(二)治疗方法

(1)妊娠早期(1~3 个月)症状轻者可非手术治疗,症状重者应手术。

(2)妊娠中期(4~7 个月)一旦确诊,应手术治疗,切口比麦氏切口稍高或腹直肌旁纵行切口,术中不要过多刺激子宫,术后给予镇静、止痛及黄体酮等保胎治疗。

(3)妊娠晚期(8 个月以上)可行阑尾切除,然后待其自然分娩。约 50% 孕妇可能早产,胎儿的病死率也较高,手术时应尽量减少对子宫的刺激。

(4)预产期和临产期的急性阑尾炎,诊断和治疗均较复杂,应与产科医师共同研究处理。

四、异位急性阑尾炎

多数人出生时阑尾已下降到右髂窝内,如胚胎发育异常,阑尾可滞留于腹腔的任何部位。当异常位置的阑尾发生急性炎症时,诊断上有一定困难,临床上较多见的异位阑尾为盆腔位、肝下位和左侧位。

(一)低位(盆腔位)急性阑尾炎

由于盲肠下降过多或右半结肠游离而缺乏固定时,阑尾可位于髂嵴线以下,甚至完全进入盆腔内,临床估计盆位急性阑尾炎发生率为 $4.8\%\sim7.4\%$,表现为转移性腹痛,只是腹痛部位及压痛区均较低,肌紧张也较轻。病程中可能出现直肠刺激症状如便次增多、肛门坠胀,或出现膀胱刺激症状如尿频和尿急等。低位阑尾炎的治疗与一般阑尾炎相同,应急诊手术切除阑尾。手术过程中应仔细探明盲肠和阑尾的位置,分离炎性粘连,使阑尾完全游离后予以切除。

(二)高位(肝下位)急性阑尾炎

先天性肠道旋转下降不全时,盲肠和阑尾可停留于肝下;后天性阑尾过长,尖端也可延伸于肝外下。肝下位阑尾炎时,腹痛、压痛和肌紧张均局限于右上腹,临床上常误诊为急性胆囊炎。必要时行腹部 B 超检查,如证实胆囊大小正常,轮廓清晰,胆囊腔内也无异物回声时,高位阑尾炎应该考虑,一旦确诊,应急诊切除阑尾。

(三)左侧位急性阑尾炎

由于先天性腹腔内脏异位,盲肠可位于左下腹部;后天性游离盲肠,也可移动并粘连固定于左下腹,阑尾也随之固定在左髂窝内。左侧位急性阑尾炎极少见,其病理学类型和发病过程与右侧急性阑尾炎相同,有转移性左下腹痛,压痛和肌紧张也局限于左髂窝。考虑到左侧急性阑尾炎的可能时,应仔细进行胸、腹部的体检和 X 线检查,确诊后可经左下腹斜切口切除阑尾。

第十节　慢性阑尾炎

慢性阑尾炎大多为急性阑尾炎经非手术治愈的病例或有反复发作史,但有部分患者可无急性发作过程,而一开始就是慢性过程。

一、分类

临床上将慢性阑尾炎大致分为下述两种类型。

(一)原发性慢性阑尾炎

其特点为起病隐匿,症状发展缓慢,病程持续较长,几个月到几年。病初无急性发作史,病程中也无反复急性发作的现象。

(二)继发性慢性阑尾炎

特点是首次急性阑尾炎发病后,经非手术治疗而愈或自行缓解,其后遗留有临床症状,久治不愈,病程中可再次或多次急性发作。

二、病理学分析

慢性阑尾炎肉眼观察可有各种表现,镜下可见阑尾各层有淋巴细胞浸润。

(1)阑尾细长呈卷曲、折叠及纠搭状,使阑尾的排空受阻。阑尾及其系膜与周围组织和器官有不同程度的粘连。

(2)阑尾壁增厚,管径粗细不均匀,部分管腔呈狭窄状,有时相当一段远端管腔完全闭塞而呈条索状。

（3）阑尾腔内有粪石、异物阻塞，阑尾浆膜血管明显增多而清晰。

三、诊断依据

(一)临床表现

1.腹部疼痛

腹部疼痛主要位于右下腹部，其特点是间断性隐痛或胀痛，时重时轻，部位比较固定。多数患者在饱餐、运动和长时间站立后，诱发腹痛发生。病程中可能有急性阑尾炎的发作。

2.胃肠道反应

患者常表现轻重不等的消化不良、食欲不佳。病程较长者可出现消瘦、体重下降。一般无恶心和呕吐，也无腹胀，但老年患者可伴有便秘。

3.腹部压痛

压痛是唯一的体征，主要位于右下腹部，一般范围较小，位置恒定，重压时才能出现。无肌紧张和反跳痛，一般无腹部包块，但有时可触到胀气的盲肠。

4.间接体征

各种特定的压痛点如马氏点、兰氏点及腰大肌征、罗氏征，在慢性阑尾炎的诊断中无意义。

(二)辅助检查

胃肠钡剂造影和纤维结肠镜检查有一定帮助。回盲部钡剂造影如出现显示的阑尾有压痛、阑尾呈分节状、阑尾腔内的钡剂排空时间延长及阑尾未显影等，均为慢性阑尾炎的特征。纤维结肠镜可直接观察阑尾的开口及其周围的黏膜的变化和活检，尚可对阑尾腔进行造影，对鉴别诊断有一定意义。

X线钡剂造影检查有如下特征：①阑尾充盈后有明显压痛，当移动阑尾时，压痛点也随之有相应的移位；②阑尾虽未见充盈，但多次检查盲肠内侧有局限性压痛；③阑尾充盈不规则；④阑尾充盈后，隔48小时以上仍未见钡剂排空，有的排空延迟到2～3周；⑤阑尾本身有固定或纠结的现象或盲肠和末端回肠有变形的表现，提示阑尾周围有粘连。

(三)诊断

慢性阑尾炎的确诊有时相当困难，国内统计，慢性阑尾炎手术后症状未见减轻者高达35%，其主要原因是诊断上的错误。应该对每一个慢性阑尾炎的诊断高度认真，用"排除法"来逐个排除容易与它相混淆的有关疾病。其中主要有回盲部结核、慢性结肠炎、慢性附件炎、胃肠神经官能症及结肠恶性肿瘤等。

总之，慢性阑尾炎的诊断相当困难，最后确诊慢性阑尾炎的标准如下，除曾有典型的急性发作史、右下腹有经常存在和位置固定的压痛点、有X线钡剂造影的佐证外，阑尾切除后临床症状应消失。

四、治疗方法

手术治疗是唯一有效的方法，但在决定行阑尾切除术时应特别慎重。

（1）慢性阑尾炎确诊后，原则上应手术治疗，切除病变阑尾，特别是有急性发作史的患者，更应及时手术。对诊断可疑的患者或有严重合并症的高龄患者，应暂行非手术治疗，在门诊追踪观察。

(2)手术中如发现阑尾外观基本正常,不能轻易只切除阑尾后即刻关腹,应仔细检查阑尾附近的组织和器官如回盲部、回肠末段 100 cm、小肠系膜及其淋巴结。女性患者还应仔细探查盆腔及附件,以防误诊和漏诊。

(3)手术后应对每一个患者进行一段时间的随访,以了解切除阑尾后的实际效果。慢性阑尾炎的最后诊断不是病理学诊断,而是手术后症状的完全解除。术后仍有症状的患者,应做全面的检查,找出真正的病因,不能轻易地按术后肠粘连治疗。

五、治愈标准

治愈:手术切除阑尾后,症状及体征消失,切口愈合佳,无并发症。

第十一节　阑尾肿瘤

阑尾类似于一根管型的小储袋样结构,位于盲肠。其长度平均为 8~10 cm,被认为是胃肠道的一部分。虽然通常认为阑尾对人体来说是一个无明显功能的器官,但其可能为淋巴系统、内分泌及外分泌系统的一部分。当阑尾细胞出现不正常的或者是不可控的增生生长时,就会发生阑尾肿瘤。阑尾肿瘤可分为良性及恶性,而后者也就是通常所说的阑尾癌。

一、阑尾良性肿瘤

(一)阑尾黏液囊肿

阑尾黏液囊肿为一种良性肿瘤,临床罕见,发病率约为 0.14%。在阑尾切除术中的发现率为 0.07%~0.3%,女性多见,男女发病比为 1:3。临床上往往缺乏典型症状及体征,多数患者是在术中或术后病理确诊的。

1. 病因

阑尾黏液囊肿是阑尾根部因慢性炎性反应而发生梗阻,阑尾腔内黏液细胞不断分泌黏液积存于阑尾腔内形成。阑尾黏液囊肿到一定程度时黏液细胞则失去功能,不再分泌黏液而黏液物不能正常排出,阑尾逐渐扩张形成膜性黏液性囊肿。有时黏液可以穿透阑尾脏层直至浆膜外,形成壁内黏液湖或阑尾周围黏液性肿块,甚至引起腹膜种植形成腹膜假性黏液瘤。

2. 病理

病理学可见充满黏液的阑尾腔,黏膜扁平,无肿瘤性上皮的证据。后期由于腔内压力增加,可形成憩室,上皮也可移位至黏膜下(假侵犯),当黏液囊肿破裂,黏液分泌上皮也可随之进入腹腔。腹膜假性黏液瘤的形成,一方面是由于黏液自破裂囊肿溢出所致,另一方面溢出黏液中含有黏液分泌功能的细胞,其附着于腹膜表面并继续分泌,从而形成腹膜假性黏液瘤。

3. 临床表现

阑尾黏液囊肿体积小时,常无任何特异性症状,多为其他手术时偶然发现,临床仅表现为右下腹隐痛,但在囊肿膨胀生长过程中可能会诱发阑尾炎表现。偶尔体积较大者右下腹可触及包块,仍需手术探查、明确病理。囊肿可与肠道粘连形成肠梗阻,或形成肠套叠、肠扭转、囊内出血、感染破裂及恶变等多种并发症。

4.诊断及鉴别诊断

因阑尾黏液囊肿缺乏特异性临床表现,术前诊断困难,往往需要术后病理明确诊断。术前的辅助检查对该病的诊断可以提供一些帮助。

(1)辅助检查。①X线平片可见囊肿边缘钙化影;②钡灌肠最典型表现为阑尾腔不显影,盲肠与回肠之间有占位性病变,回肠被推向内上方,盲肠被推向外上方,盲肠壁可有外来压迹,但黏膜正常;③B超检查是本病的主要诊断方法,较为简便快捷。B超检查可见回盲部囊实性肿物,包膜完整,内部回声呈网格状,透声差,有密集点状回声,后方回声稍增强。④CT检查既能对囊肿定位又能定性。扫描可见右下腹不规则低密度灶,边界较清楚,内部密度欠均匀,可有钙化;增强扫描见囊壁呈环形均一强化,强化程度同肠壁,囊内无强化,周围组织有炎性浸润时可与囊肿壁粘连,后腹膜可增厚,若见到囊性肿物与盲肠壁相连则更支持诊断。CT检查中应与阑尾周围脓肿相鉴别,后者一般为圆形,边缘不规则,欠清楚,密度不均,囊壁较厚,增强扫描强化不均,周围组织炎症表现较显著。

(2)鉴别诊断:如果手术前考虑阑尾黏液囊肿诊断,则须进一步与阑尾周围脓肿及结肠癌相鉴别。

5.治疗

手术是治疗阑尾黏液囊肿的唯一方法。阑尾远端2/3的较小囊肿,与周围无粘连且阑尾根部完整者行阑尾切除术,即使术后病理证实为囊腺癌,也不必2次手术扩大切除范围,因为此处病灶并不侵及周围淋巴结。当囊肿侵犯阑尾近1/3或与邻近盲肠回肠有粘连时,则宜行右半结肠切除术。也有学者提出根据病变部位选择手术方式,位于阑尾远端的囊肿,选择囊肿在内单纯阑尾切除术;囊肿受累阑尾根部和盲肠发生粘连者,应做阑尾和盲肠切除;若囊肿较大,怀疑有恶变可能,应行盲肠切除或右半结肠切除。如果囊肿已与其他小肠肠袢粘连,或已经引起肠扭转、肠套叠等并发症,往往须将受累的肠袢一并切除。此外,阑尾腔内黏液较多,腔内压高,且囊壁薄时易引起阑尾破溃,黏液球经破口溢出导致腹腔内广泛转移。故术时应先保护腹腔,术中应遵循无瘤观念,轻柔操作,用敷料将囊肿与周围组织隔开,尽量不使囊肿破裂,避免穿刺和切开探查操作,谨防黏液外溢造成医源性种植引起腹膜假性黏液瘤发生。手术中一旦发现囊肿破裂,应尽量清除溢出的黏液,须用氟尿嘧啶局部冲洗,术毕以生理盐水和氟尿嘧啶反复冲洗腹腔,术后也可用氟尿嘧啶少量多次注入腹腔。术中也用5%甲醛溶液局部固定或用2.5%碘酊灼烧,再用噻替啶冲洗腹腔,预防腹腔黏液瘤的发生。

对于已经形成腹膜假性黏液瘤的患者,大多数学者同意行严格的病灶切除,包括彻底清除腹腔内胶样腹水;甚至为确保足够的切除范围行大网膜切除术和双侧卵巢切除术。术中应行腹腔灌洗或腹腔温热疗法,术后辅以化疗或放疗。本病极易复发,对于复发病灶仍须再次手术切除病灶。有学者指出,术中行肿瘤细胞减瘤手术联合腹腔内热灌注化疗及联合术后周期化疗可以提高腹膜假性黏液瘤患者生存率。

(二)阑尾黏液性囊腺瘤

阑尾黏液性囊腺瘤也是一种少见的阑尾良性肿瘤,仅占阑尾切除手术标本的0.3%。另据相关文献报道,其发病年龄为11~90岁,发病高峰年龄为61~70岁,发病男女发病比为1:4,平均发病年龄为55岁。

1.病因、病理

阑尾黏液囊腺瘤的腺上皮呈不典型增生或腺瘤性息肉,腺瘤阻塞阑尾,使黏液潴留阑尾腔内导致压力增高,黏液可穿透浆膜层,表现为阑尾周围和腹膜后黏液性肿块,可伴卵巢黏液性囊腺瘤。黏液性囊腺瘤的特点是阑尾壁有不典型腺体浸润,并穿越黏膜肌层,或有腹膜种植形成腹膜假黏液瘤,不发生血性和淋巴转移。

2.临床表现

临床表现与阑尾黏液囊肿相似,阑尾黏液性囊腺瘤临床表现不一,可无临床症状,常于体检超声检查中发现,或表现为急性阑尾炎的症状和体征,或由于患者触及腹部包块而就诊。阑尾黏液性囊腺瘤可并发急性阑尾炎,也可并发肠扭转及肠坏死、肠套叠、肠梗阻、囊肿继发感染及出血,从而引起相对应的临床表现。

3.诊断及鉴别诊断

本病术前确诊较为困难,误诊率高,仅靠术后病理证实。临床上遇下述情况应考虑本病的可能:①有阑尾炎、阑尾脓肿病史;②右下腹肿块,生长缓慢,表面光滑,囊实性,经抗感染等治疗无明显消退;③B超及CT提示右下腹囊实性肿块,囊壁厚薄均匀,呈长条状或椭圆形,与盲肠关系密切,可有钙化;④标本剖开有淡黄色或白色黏液胶冻状液体。

临床上阑尾黏液性囊腺瘤与黏液囊肿难以区分,因本病罕见,因此其各种辅助检查,如超声检查、CT等方法及鉴别诊断可参照阑尾黏液囊肿。

4.治疗

手术也是治疗阑尾黏液性囊腺瘤的唯一方法。手术方式的选择及注意事项与阑尾黏液囊肿相同。

二、阑尾腺癌

(一)概述

阑尾腺癌的发病率约占阑尾切除术后标本的 0.1%,每年约 0.2/10 万患者发病。阑尾腺癌占胃肠道肿瘤的 0.2%～0.5%,占阑尾原发恶性肿瘤的 5%～8%。发病的平均年龄为 60～65 岁,男性发病率高于女性。

阑尾腺癌又主要可分为三类:黏液腺癌,结肠型腺癌和印戒细胞癌,其中约 60% 是黏液腺癌,其次是结肠型腺癌,印戒细胞癌则极其罕见。

此病发病原因尚不清楚,可能与免疫功能低下、炎性反应反复发作和上皮再生等有关。有研究指出,患有慢性溃疡性结肠炎的患者,容易造成病变肠上皮细胞发育不良及细胞恶变,从而造成一半左右的患者阑尾炎性受累,诱发恶变。阑尾腺癌多发生于阑尾的根部,呈浸润性生长,恶性程度高。

(二)阑尾黏液腺癌

阑尾黏液腺癌是阑尾恶性肿瘤的一种,临床罕见,占阑尾腺癌 60% 以上。发病原因尚不明确,以 60 岁以上老年人多见,男女均可发病,男女之比为 3：1。

1.病理

黏液腺癌肉眼观:阑尾腔不同程度的囊性扩张,囊内充满黏液,黏膜面有时见结节状、绒毛状肿物,但无明确肿块形成。镜下观:肿瘤细胞呈高柱状,胞质透亮,充满黏液,核位于基底部,细胞呈现不同程度异型性,大多分化良好。细胞呈乳突状或腺管状排列弥漫性生长。若肿瘤穿破阑尾壁进入腹腔内形成腹膜假性黏液瘤。依据细胞异型及阑尾壁有无恶性腺体侵犯,将黏液性肿瘤分为黏液囊肿、黏液性囊腺瘤和黏液性囊腺癌。

2.临床表现

阑尾黏液腺癌临床症状不典型,右下腹痛或右下腹包块是该病的主要表现。肿瘤多位于阑尾基底部,临床表现隐匿,当并发感染,临床上出现右下腹痛、发热等症状,因此常常被误诊为阑尾炎或阑尾周围脓肿。肿瘤长大或与周围组织粘连后常形成肿物。当黏液腺癌进一步发展甚至穿孔突破浆膜层,向腹腔、盆腔内播散转移,广泛种植在腹、盆腔脏器及大小网膜表面,粘连形成肿块,或形成大量黏液性腹水,此临床病变称腹膜假性黏液瘤,此时的临床表现有腹痛、腹胀、腹部肿物及腹水征等。

3.转移途径

(1)淋巴转移:阑尾的淋巴组织很丰富,主要在黏膜下层,呈纵行分布,回流入回盲部及右半结肠系膜淋巴结。所以,一旦癌侵犯黏膜下层易致淋巴转移,提示须行根治性右半结肠切除,尤其注意清扫右半结肠系膜淋巴结。

(2)直接浸润和种植:可出现大网膜、邻近肠系膜、盆腔腹膜转移,故手术时应妥善保护切口和术野,切勿分破肿瘤,应连同包裹的大网膜一并切除,以防局部种植复发。

4.诊断

本病与阑尾黏液囊肿及阑尾黏液囊腺瘤一样,术前诊断较为困难,误诊率高,往往须靠术后病理证实。

(1)超声可探查到右中下腹实性或囊实性肿块及腹水,但因没有明确的诊断标准,术前很难明确诊断,当合并感染时,阑尾炎表现更使超声检查获益有限。

(2)CT可表现为:①肿块往往较大,一般呈分叶状,囊壁及囊内分隔厚薄不均,局部可有壁结节向腔内突入,增强后实质部分呈不均匀的中、高密度结节,花环样强化,囊性部分不强化;②病灶周围脂肪间隙因肿瘤浸润密度增高,与周围肠道、系膜血管粘连,并可向腹腔脏器的实质内浸润,可推压或侵犯盲肠,致肠壁偏侧性增厚、僵硬;③CT可提示腹膜假性黏液瘤形成。

(3)纤维结肠镜无特征性表现,主要作用是排除结肠肿瘤、肠结核等病变,同时有助于判断肿瘤有无肠腔内浸润。

(4)肿瘤标志物 CEA、CA19-9 等对阑尾黏液腺癌有一定辅助诊断价值。

5.鉴别诊断

(1)阑尾黏液囊肿:单纯性黏液囊肿是由于非肿瘤性病变如炎性狭窄,黏液积聚而引起阑尾腔扩张,形成薄壁,单房性(偶为多房性)囊肿,腔内充满稠性黏液,囊肿直径通常小于 1 cm,光镜下可见充满黏液的腔,黏膜扁平,无肿瘤性上皮的证据,由于腔内压力增加,可形成憩室,上皮也可移位至黏膜下(假侵犯),当黏液囊肿破裂,黏液分泌上皮也可随之进入腹腔。

(2)阑尾黏液腺瘤:该瘤为良性肿瘤,在生长中发生囊性变,上皮排列呈波浪状或绒毛状,形成黏液囊肿,无细胞性黏液在整个管腔中四散,就像黏液腺癌浸润一样,但黏膜肌层是完整的,病变可通过完整切除而治愈。

(3)卵巢交界性黏液性囊腺瘤:当阑尾黏液腺癌晚期侵及卵巢时,其形态与卵巢黏液性囊腺瘤相似,引起腹膜假黏液瘤,腹腔内肿物为大量多结节或葡萄状结构,大部分表面光滑,富于光泽,切面结节内充满胶冻状黏液物质,镜下见大量黏液上皮呈不同程度分化,大部分分化良好,阑尾黏液腺癌时免疫组织化学结果显示 CK20、Villin、CDx2 阳性,CK7、WT1 阴性,而来源于卵巢时 CK20 阴性及 CK7 阳性。

6.治疗

（1）手术治疗：首选右半结肠切除术。当一期以"阑尾炎"行阑尾切除术，而病理显示为黏液腺癌时，应在阑尾切除术后 2 周内施行二期右半结肠切除术。因为单纯阑尾切除和姑息性手术易导致肿瘤复发和转移。多数学者认为，此术式与单纯阑尾切除相比可减少复发，明显提高远期生存率，主张一旦确诊应行右半结肠切除。Pruvanov 还建议对于绝经期妇女，在行右半结肠切除术时连同卵巢一起切除，可防止转移，提高生存率。因为 Ronnett 等通过病理和免疫组织化学分析，许多卵巢肿瘤患者是通过阑尾肿瘤转移的。多方研究报道，右半结肠切除术后，5 年生存率可达 70％以上，而仅行阑尾切除者仅为 20％～30％。由于阑尾腺癌多呈浸润性生长，肉眼诊断困难，术中若发现有肿块，阑尾管壁增厚、变硬，尤其是阑尾炎症不明显而合并有腹腔积液时，应即刻行术中冷冻切片检查，以便及时发现该病，避免或减少二次手术问题，降低术后复发率和延长生存期。

但目前也有国内外学者认为，如果阑尾病变比较局限，无外侵和淋巴结转移，也可单纯切除阑尾。有学者认为右半结肠切除的适应证为：肿瘤累及肠壁肌层；肿瘤位于阑尾根部；证实有淋巴结转移。还有学者认为，对于已有腹膜种植的阑尾黏液腺癌，行右半结肠切除术并无必要。

对已经形成腹膜假性黏液瘤的患者，目前的术式仍存在争议。最常采用的是减瘤手术，尽可能完整切除肿瘤，消除腹腔内肉眼可见转移灶。此手术难度较大，病变广泛时需要切除小肠、结肠或脾、子宫等，且术后复发率高。对于复发病例仍应积极手术治疗，可延长生存时间及改善生存质量。

（2）辅助化疗：目前针对阑尾黏液性肿瘤，同时有腹膜转移的病例，推荐术后静脉全身化疗，但目前尚无公认的化疗方案。NCCN 结肠癌指南 2011 年第 1 版中新增脚注，表明阑尾的腺癌，也可以按照 NCCN 结直肠癌指南进行术后全身辅助化疗。而对于并发腹腔假性黏液瘤的患者，术中用 0.5％ 氟尿嘧啶溶液反复冲洗术野，术后早期行腹腔灌注化疗及热疗，能提高药物对肿瘤的作用，对肿瘤细胞更具有细胞毒性，使肿瘤局限、包裹，已得到多数国内外学者的认可。有学者提出腹腔灌注化疗等局部治疗十分重要，考虑大部分病例在确诊时已有腹腔内广泛转移，治疗应采用肿瘤细胞减灭外科治疗，并尽可能完整切除肿瘤，消除腹腔内转移灶，同时术后应早期行腹腔灌注化疗（氟尿嘧啶＋丝裂霉素或加铂类）及热疗，目前已成为大部分转移性病灶的首选治疗。

（三）阑尾结肠型腺癌

阑尾结肠型腺癌约占阑尾腺癌的 30％～35％。结肠型腺癌病变与结肠癌相似，可浸润周围组织并发淋巴结转移，病理早期为结节状或息肉状突向阑尾腔内，临床上所见腺癌大多已经浸润阑尾壁，使阑尾变粗形成一实性包块，沿阑尾根部浸润到盲肠壁。晚期则可出现淋巴结和血运转移。

临床表现与黏液性腺癌一致，缺乏特异性，右下腹痛及右下腹肿物为主要表现。后病情发展，可出现结肠癌相关表现，如营养不良、肠套叠、肠梗阻等。诊断方法及鉴别诊断可参考阑尾黏液性腺癌及结肠癌诊断标准。

结肠型腺癌的病变通常位于阑尾根部，为高度恶性，局部多呈浸润性生长，易沿血行和淋巴途径转移,具有结肠癌的特点,应行根治性右半结肠切除术为妥,并尽可能争取早期手术,术后行静脉全身化疗。

(四)阑尾腺癌预后

一些临床及病理因素影响阑尾腺癌的预后,这些因素包括腹膜征象和最初的临床表现、术前疾病的范围、腹膜播散的程度、组织学亚型或分级和肿瘤细胞灭减术的完全性。有研究结果显示,术前 CEA 水平、分化程度和临床分期是影响患者预后的独立因素。

1. 并发症

急性阑尾炎、阑尾穿孔、腹水、右下腹包块等主要并发症,是本病的主要临床特点,也是临床诊断困难的重要原因。并发症的多少与其死亡率成正相关,有并发症者死亡率是无并发症者的 2～3 倍。有腹水与穿孔者预后差,有学者注意到阑尾腺癌伴穿孔易引起肿瘤远处转移和广泛种植。

2. 临床分期

临床分期是影响阑尾腺癌预后的重要因素,据 Walter 等报道,0 期、Ⅰ期、Ⅱ期、Ⅲ期和Ⅳ期患者的 5 年生存率分别为 95.7％、88％、75.2％、37.1％和 25.6％。Nitecki 等研究表明,Ⅳ期的 5 年生存率仅为 6％。

3. 病理因素

Yoon 等通过临床病理的多因素分析表明,高组织学分级和高病理分期与低生存率成线性关系。Ito 等报道,高分化和中低分化患者的 5 年生存率分别为 100％和 46％。有学者研究发现,阑尾腺癌的 5 年生存率为 42％～57％,其中黏液腺癌、结肠型腺癌和印戒细胞癌的 5 年生存率分别为 46％、42％和 18％,黏液型腺癌患者的预后优于结肠型腺癌,印戒细胞癌患者的预后最差。

4. 手术方式

尽管不同术式对预后的影响尚没有定论,但部分学者认为,右半结肠切除术与单纯阑尾切除术相比,能获得更好的预后。进行肿瘤细胞减灭术及术中腹膜化疗术,能够改善伴有腹膜假性黏液瘤的黏液型腺癌患者的临床预后。

5. 化疗

目前用全身化疗作为替代方案治疗转移性阑尾癌的数据非常有限,近年来临床上主要采取术中氟尿嘧啶及热蒸馏水充分浸泡腹腔,术后给予腹腔温热化疗,常用药为 5-FU、顺铂及丝裂霉素,明显提高了 5 年生存率,特别对复发患者能延长再次复发时间。而根据术后病理分型及分期,术后全身静脉化疗也应有选择性地进行。

三、阑尾类癌

(一)概述

阑尾类癌占阑尾肿瘤的 50％～70％,胃肠道类癌 38％～40％发生于阑尾。阑尾类癌是一种生长缓慢的肿瘤,从儿童到老年人均可发生,青年人多见,女性发病率高于男性。平均发病年龄为 38 岁,发病高峰段为 15～29 岁。据美国一项全国性、多中心统计发现,在过去的 25 年中,虽然类癌的发病率在显著升高,但阑尾类癌所占比例却呈下降趋势。

阑尾类癌是一种神经内分泌肿瘤,起源于腺上皮内的嗜银细胞(又称 Kultschitsky 细胞),所以也称类癌为嗜银细胞癌。生物学特性介于良、恶性之间的肿瘤,它们虽然具有浸润、转移倾向,但与其他腺癌相比,其临床特征更倾向于良性,故将其命名为"类癌"。

(二)病理

阑尾类癌多数为单发结节,其肿瘤主要位于阑尾黏膜下层或肌层,少数患者可出现浆膜浸润或淋巴结转移,直径一般小于 1 cm,大于 2 cm 者罕见。肿瘤于阑尾各部位所占的比例分别是:尖部 70%;体部 20%;根部 10%。肿块为黄色结节,质地硬,界限尚清晰,无包膜,切面呈灰黄或灰白色。癌细胞大小、形状较一致,染色质均匀,胞质呈颗粒状,红染,可有细小空泡,细胞核小,呈圆形、椭圆形或月牙形,位于细胞底部,细胞异型不明显,核分裂象少见。癌细胞排列成实性巢团状、栅栏状或腺管状,癌组织在阑尾壁内呈弥漫性浸润性生长。

阑尾类癌有三种病理亚型:①管状类癌又称腺类癌或伴有腺体分化的类癌;②杯状细胞类癌又称作杯状细胞型腺类癌、黏液性类癌、微腺体和隐窝细胞癌;③混合性类癌—腺癌。

(三)临床表现

阑尾类癌通常无症状,缺乏特异性的临床症状和体征,故早期极易被忽视,术前诊断困难,患者多以右下腹痛或转移性右下腹痛等类似阑尾炎的症状就诊,在阑尾切除术或其他腹部手术时偶然发现且很少转移。极少患者可出现类癌综合征的临床表现(面部潮红、发热、心动过速、严重腹泻和低血压),而一旦出现类癌综合征,往往意味着病程已进入晚期,多数患者为肝脏转移所致。

(四)诊断及鉴别诊断

术前诊断非常困难,常用的 X 线气钡灌肠、B 超和 CT 等检查对阑尾类癌的早期诊断价值不大,因此术前误诊率高达 96% 以上。临床往往为阑尾切除术后病理发现且明确诊断。体积较大的阑尾类癌可引起相应的影像学征象,但临床罕见。有报告实验室检查对阑尾类癌诊断有一定帮助,如尿 5-羟吲哚乙酸尿组胺及血清 5-羟色胺的测定。

鉴别诊断方面主要是基于病理检查,有利于术后评估及治疗。

1.高分化腺癌

管状型腺类癌细胞分化好,大小较一致,肿瘤表面的黏膜正常,无异型增生或腺瘤等癌前病变。

2.印戒细胞癌

印戒细胞癌异型明显,可见大片状或单个散在的癌细胞广泛浸润肌层,其间找不到内分泌细胞。类癌则较少累及黏膜层,主要位于黏膜下及肌层,且细胞较一致,无明显异型。

3.转移性腺癌

管状型腺类癌常常有腺体形成而没有实性巢,通常存在黏液,缺少核分裂象,排列有序。

(五)治疗

1.手术治疗

阑尾类癌首选治疗为手术治疗。手术关键在切除范围即术式的选择。术式选择的先决条件是术中行快速冰冻切片检查得到确诊,其次是看类癌肿块的位置及类癌侵及阑尾组织情况,是否有淋巴、血行转移,及浸润程度来决定。对于肿瘤直径<1 cm,位于阑尾尾段或中段者,手术方式趋于一致:单纯阑尾切除,包括阑尾系膜全部切除,其术后 5 年生存率在 99% 以上。但对于肿瘤位于阑尾根部,直径<1 cm,特别是年轻患者,应选择回盲部切除或右半结肠切除为妥。肿瘤直径>2 cm 者,不论肿瘤位置均应行右半结肠切除。而 1~2 cm 的阑尾类癌,目前认为需根据患者年龄、手术耐受情况、有无阑尾系膜侵蚀及转移等综合判断,决定切除范围。

也有学者提出如下阑尾类癌手术切除术式选择。①单纯阑尾切除术适用于:肿瘤位于尖端或基底部,且切缘无癌细胞残留;肿瘤直径在 1 cm 之内,或瘤体直径在 1~2 cm,肉眼未见肿瘤转移;无局部淋巴结肿大,无阑尾系膜侵犯,肿瘤为单纯癌;②右半结肠切除术适用于:直径>2 cm 的病变;有阑尾系膜浸润或局部淋巴结肿大;肿瘤位于阑尾根部且切缘阳性或累及盲肠;高度恶性类癌;除小的单个局限性病变之外的杯状细胞类癌。

2. 药物治疗

总的来说,类癌对放、化疗不敏感,多数学者不主张术后化疗。以往可采用链脲霉素、氟尿嘧啶、多柔吡星及 β-干扰素等药物联合应用。对已发生肝脏或腹腔广泛转移者,特别是生长抑素受体闪烁扫描阳性者,可应用生长抑素治疗。生长抑素类似物进行核素标记后应用于小范围转移性类癌患者,有缩小肿瘤的疗效,联合应用干扰素,效果更好,其作用机制是阻止肿瘤增生。

(六)预后

阑尾类癌虽然属于一种交界性恶性肿瘤,但其恶性程度和远处转移率较低,生长缓慢,自然病程较长,生物学表现多为良性,绝大多数患者预后良好,总体 5 年生存率为 98%。影响预后的主要因素有肿瘤大小、部位、有无浸润转移、是否伴有类癌综合征以及手术方法。有的学者提出,类癌局限于阑尾者 5 年生存率为 94%,有邻近侵犯的患者 5 年生存率为 85%,有远处转移占类癌患者的 4%,5 年生存率为 34%,总体预后良好。

第五章　肝疾病

第一节　肝脓肿

肝受病原体感染后,未及时处理或处理不当而形成脓肿,称为肝脓肿(liver abscess,LA)。临床上常见的有细菌性肝脓肿(bacterial liver abscess)和阿米巴肝脓肿(amebic liver abscess),均为继发性。

一、细菌性肝脓肿

(一)发病情况

细菌性肝脓肿,又称化脓性肝脓肿,是由化脓性细菌引起的肝内化脓性感染。细菌性肝脓肿占肝疾病的比例为 $1\% \sim 5\%$。因肝的血供特点,以及胆道与肝、肠的互通性,故肝发生感染的机会较多。但因肝内有库普弗细胞,具有强大的免疫吞噬功能,可在很大程度上杀灭侵入的病原菌,故化脓性肝脓肿不常发生。但因各种原因导致人体免疫功能减弱时,侵入的细菌则会引起肝感染形成脓肿。肝脓肿可单发,也可多发。单个肝脓肿体积可很大,多个肝脓肿的直径则可在数毫米至数厘米之间,数个脓肿也可融合成一个大脓肿。血源性感染者常为多发,病灶主要累及右肝甚至全肝。胆源性肝脓肿均伴有胆道疾病,脓肿多与胆道相通。外伤性肝脓肿或隐匿性肝脓肿,多为单发脓肿。

引起细菌性肝脓肿最常见的致病菌在成人为大肠埃希菌、变形杆菌、铜绿假单胞菌,在儿童为金黄色葡萄球菌和链球菌。病原菌多经由下列途径进入肝。

1.胆道系统

在胆道阻塞和继发感染病例,细菌可沿胆道上行,感染肝而形成脓肿。此途径常见病原菌为大肠埃希菌,其次为厌氧性链球菌。

2.门静脉系统

腹腔感染(如坏疽性阑尾炎、化脓性盆腔炎等)、肠道感染(如溃疡性肠炎、细菌性痢疾等)、痔核感染等可引起门静脉属支的血栓性静脉炎,其脓毒性栓子脱落后可入肝,引起肝脓肿。

3.肝动脉系统

上呼吸道感染、急性骨髓炎、亚急性心内膜炎、疖和痈等并发菌血症时,病原菌可由肝动脉侵入肝。此种途径常见病原菌为金黄色葡萄球菌。

4.淋巴系统

肝的邻近部位如有化脓性病灶,如胆囊炎、膈下脓肿及胃、十二指肠穿孔等,细菌可经淋巴系统侵入肝。

5.开放性损伤

细菌可经由创口直接侵入。有时肝闭合性损伤形成肝血肿后,尤其是合并胆管损伤时,更易导致脓肿。

6.其他原因

不少肝脓肿并无明显原因,如隐匿性肝脓肿。可能与肝内已存隐匿性病变有关,当机体抵抗力减弱时,病原菌在肝内繁殖而导致肝脓肿。隐匿性肝脓肿中25％伴有糖尿病。

(二)临床特点

1.症状

(1)寒战和高热:为最早和最常见症状,体温可达39～40℃,呈一日数发的弛张热,伴大量出汗、心率增快等。

(2)肝区疼痛:肝炎性增大、肝包膜膨胀、肝区呈持续钝痛,可因膈肌炎性刺激或感染向胸膜、右肺扩散,伴右肩牵涉痛、胸痛或刺激性干咳、气短等。

(3)消化道症状:主要是乏力、食欲下降、恶心和呕吐,多与脓毒性反应及全身消耗有关,可伴腹泻、腹胀及呃逆等。

(4)当脓肿进入慢性期,脓腔肉芽组织增生、纤维化,临床上脓毒血症表现可减轻或消失。因抗生素的早期应用,上述典型表现已少见,而常以腹痛、消瘦、乏力和盗汗为主要症状。

2.体征

巨大肝脓肿可使右季肋呈饱满状态,甚至可见局限隆起。右下胸及肝区叩痛及压痛。可有右侧反应性胸膜炎或胸腔积液,听诊可有右肺底呼吸音低、啰音和叩诊浊音等。局部皮肤凹陷性水肿。严重时或并发胆道梗阻者,可出现黄疸。晚期有腹水,可能是由于门静脉炎及脓肿压迫,影响门静脉循环及肝功能受损,长期消耗致营养不良和低蛋白血症。

3.辅助检查

(1)血常规:血常规检查肝脓肿患者白细胞计数及中性粒细胞百分比升高,有时伴血红蛋白降低。

(2)肝功能检查:肝功能检查常有不同程度的氨基转移酶、胆红素升高。

(3)超声检查:B超可明确肝脓肿部位、大小,阳性诊断率达96％以上,为首选检查方法。典型表现为肝内低密度占位,可有液化。必要时可在超声引导下行穿刺抽液,获得脓液可确诊。

(4)X线检查:右叶脓肿可使右膈肌升高,肝阴影增大或有局限性隆起,可有右侧反应性胸膜炎或胸腔积液。左叶脓肿,钡餐检查可见胃小弯受压、推移现象。

(5)CT检查:表现为肝内多发或单发占位,呈类圆形或不规则形,平扫期为低密度,动脉期因其周边炎症充血可有强化表现,有时伴有中心液化,部分患者可有脓腔内分隔。

(三)临床分期及转归

1.临床分期

按病程不同,肝脓肿分为化脓性炎症期、脓肿形成期、液化坏死期。

(1)化脓性炎症期:属肝脓肿早期阶段,表现为肝组织炎症水肿及白细胞浸润,此期临床症状及体征均轻微。

(2)脓肿形成期:肝组织内化脓性炎症进展,病灶扩大或融合,形成脓肿,肝包膜充血并有纤维素性渗出,此期临床症状及体征较明显。

(3)液化坏死期:脓肿病灶内肝组织因细菌繁殖破坏、局部微循环障碍,导致液化、坏死。此期若未获及时合理治疗,脓肿可继续进展破溃导致并发症。

2.转归

肝脓肿的转归有以下三种。

(1)脓肿吸收消散。

(2)脓肿局限,形成慢性脓肿或厚壁脓肿。

(3)脓肿扩散或穿破,肝右叶脓肿可穿破而形成膈下脓肿,也可向右胸穿破,甚至穿破肺组织至支气管,形成支气管胸膜瘘,如同时穿破胆道,则可形成支气管胆瘘。左叶脓肿偶可穿入心包;如向腹腔穿破,可引发腹膜炎。少数情况下,胆源性肝脓肿穿破血管壁,引起出血,从胆道排入肠道,表现为上消化道出血。

(四)诊断及鉴别诊断

对突发寒战、高热,伴肝区疼痛,尤其是既往有腹部感染或胆道疾病的患者,应考虑肝脓肿可能。结合肝B超和X线检查,多可诊断本病。必要时可在肝区压痛最剧烈处或超声引导下行诊断性穿刺,抽出脓液可确诊。若获得脓液,应做细菌涂片、细菌培养与药敏试验,以明确病原菌并选择有效抗生素。

肝脓肿应与以下疾病鉴别。

1.阿米巴肝脓肿

化脓性肝脓肿与阿米巴肝脓肿在临床症状、体征甚至影像学表现方面有相似之处,但两者治疗原则不同,故鉴别诊断十分重要(表5-1)。

表 5-1　细菌性肝脓肿与阿米巴性肝脓肿的鉴别要点

鉴别点	细菌性肝脓肿	阿米巴性肝脓肿
病史	多继发于胆道疾病	继发于阿米巴痢疾
症状	病情急骤,全身中毒症状明显	起病较缓慢,病程较长,可继发细菌感染
体征	肝大常不明显	肝大明显,可有局限性隆起
脓肿	脓肿较小,常为多发性	脓肿较大,多为单发,位于肝右叶
脓液	黄白色脓液,涂片和培养可发现细菌	巧克力色,无臭味,可找到阿米巴滋养体
血常规	白细胞计数及中性粒细胞百分比明显增加	白细胞计数可增加
血液细菌培养	可呈阳性	若无继发细菌感染,血液细菌培养呈阴性
大便常规	无特殊表现	部分患者可找到阿米巴滋养体或包囊
诊断性治疗	抗阿米巴药物治疗无效	抗阿米巴药物治疗有效

2.胆囊炎、胆石症

胆囊炎、胆石症常有反复发作史,临床表现较轻,可有右上腹绞痛或右肩背部放射痛,伴恶心、呕吐等消化道症状。体格检查时见右上腹肌紧张、胆囊压痛或墨菲征阳性。超声检查可见胆囊结石,肝内一般无液性暗区。

3.膈下脓肿

膈下脓肿者多有基础疾病,如消化性溃疡、阑尾炎,或有既往上腹手术史等。膈下脓肿主要表现为胸痛,深呼吸时加重,全身反应较肝脓肿轻,X线检查可见膈肌抬高、僵硬,运动受限,有时可见膈下游离气体。超声或CT、MRI等对鉴别诊断帮助更大。

4.肝囊肿继发感染

当肝棘球蚴病和先天性肝囊肿继发感染时,与化脓性肝脓肿表现类似。肝棘球蚴病患者多来自牧区,或与狗、牛、羊等有密切接触史,包虫囊液皮试及间接血凝试验多呈阳性,嗜酸性粒细胞计数升高,CT 检查可见肝边缘整齐包块,平扫期可见钙化等改变。先天性肝囊肿常为多发,可伴有肾囊肿或其他先天性畸形。

5. 原发性肝癌

巨块型肝癌中心区缺血、坏死、继发感染,可有肝脓肿类似表现。但肝癌患者多有(乙型或丙型)肝炎病毒感染、甲胎蛋白升高等。

(五)治疗

1. 非手术治疗

(1)全身支持:给予充分的营养及能量,纠正水电解质紊乱,必要时小量输血和血浆,以纠正低蛋白血症,改善肝功能,同时可补充维生素,增强机体抵抗力。

(2)抗生素治疗:在未确定病原菌以前,可首选对大肠埃希菌、葡萄球菌和厌氧菌敏感的抗生素,如氨苄西林加氨基糖苷类、头孢菌素类、甲硝唑等。然后根据细菌培养和药敏试验结果选用敏感的抗生素。

(3)中医药:在上述治疗的同时,可辨证施治给予中医中药治疗。

2. 手术治疗

在非手术治疗无效,或脓肿转为慢性厚壁脓肿等情况下,应给予手术治疗。

(1)穿刺置管引流:单个或较大肝脓肿可在超声引导下行穿刺抽吸。此治疗可根据患者情况,反复多次进行。在穿刺的同时,可置入引流管,行持续负压引流或冲洗。

(2)肝脓肿切开引流:对有穿破可能的脓肿,或已有穿破并发症,以及胆源性肝脓肿或慢性肝脓肿,在非手术治疗的同时,应行脓肿切开引流术。手术方式主要有经腹腔切开引流术、经前侧腹膜外脓肿切开引流术、经后侧腹膜外脓肿切开引流术。手术中注意用纱布垫妥善隔离,保护腹腔和周围器官,避免脓液污染;脓腔内仍应安置多孔引流管,以利于后续引流或冲洗。

(3)肝切除术:对于病期长的慢性局限性厚壁脓肿、窦道长期流脓不愈以及合并肝内胆管结石、该肝叶或肝段严重破坏丧失正常功能者,可行肝叶或肝段切除术。

(六)预防及预后

肝脓肿的预防主要在于积极治疗导致肝脓肿的原发病,尤其是胆系疾病。肝脓肿一般预后良好,多可痊愈。但若未获及时合理治疗,或原发病未能治愈,则可能转化为慢性肝脓肿,反复发作,导致营养不良、肝功能衰竭,多发慢性肝脓肿者尤甚。

二、阿米巴肝脓肿

(一)发病情况

阿米巴肝脓肿是肠道阿米巴感染最常见的并发症,多见于温热带,发病率农村高于城市。阿米巴肝脓肿绝大多数为单发,多数在阿米巴痢疾期间形成。

阿米巴肝脓肿占肝疾病的 $0.4\%\sim1\%$。溶组织阿米巴是人体唯一致病的阿米巴,经粪-口途径传染。阿米巴包囊经口进入,在小肠下部囊内虫体脱囊而出,经二次分裂形成滋养体,侵入肠壁,经静脉或淋巴管进入肝,形成阿米巴肝脓肿。阿米巴肝脓肿多为单发,脓腔较大,多位于肝右叶,尤以右肝顶部常见。这与右半结肠阿米巴病多见而右侧结肠血流多经门静脉进入右侧肝有关。

(二)临床特点

1. 症状

(1)发热:体温多持续在 38～39℃,常为弛张热或间歇热。若继发细菌感染,体温可达 40℃及以上,伴畏寒、多汗等。

(2)消化道症状:患者多有食欲下降、腹胀、恶心、呕吐、腹泻、痢疾等症状。

(3)疼痛:肝区常有持续钝痛与明显叩痛。若脓肿位于膈顶,可伴右肩或右腰背部放射痛。

(4)全身症状:可有消瘦、衰弱、乏力、贫血等,部分患者可有黄疸。

2. 体征

较大脓肿可出现右下胸或右季肋部膨隆、压痛、肌紧张;肝大,触之圆钝,肝区叩痛;少数患者可出现胸腔积液。

3. 辅助检查

(1)血清免疫学:阿米巴抗体间接血凝法检测可呈阳性。

(2)大便常规:可发现阿米巴包囊或滋养体。

(3)诊断性穿刺:对部分诊断存在困难的,可于超声引导下行诊断性穿刺,可抽出果酱色无臭脓液。

(三)诊断及鉴别诊断

长期发热、乏力、肝区疼痛伴有消化道或全身症状者,特别是有细菌性痢疾病史时,应考虑阿米巴肝脓肿诊断。大便中找到阿米巴包囊或滋养体、脓肿穿刺获得果酱色无臭脓液、阿米巴抗体间接血凝法阳性等可以确诊。阿米巴肝脓肿主要应与细菌性肝脓肿、原发性肝癌及膈下脓肿等疾病鉴别。

(四)治疗

1. 非手术治疗

以抗阿米巴药物治疗和必要时反复穿刺吸脓及支持疗法为主。常用抗阿米巴药物为甲硝唑、氯喹啉和盐酸吐根碱。大多数患者可获良好疗效。

2. 手术治疗

①经皮经肝穿刺置管闭式引流术:适用于病情较重,脓肿较大,有穿破危险者;多次穿刺吸脓,而脓腔未见缩小者;②切开引流:适用于穿刺未见缩小、继发细菌感染、脓肿破溃者等;③肝叶切除术:对慢性厚壁脓肿,切开引流腔壁不易塌陷、残留无效腔或窦道者,可行肝叶切除术。

(五)预防及预后

只要严格粪便管理,讲究卫生,及时治疗阿米巴痢疾,阿米巴肝脓肿是可以预防的。即使发生阿米巴肝炎,如治疗及时,也可预防阿米巴肝脓肿的形成。阿米巴肝脓肿如获得及时合理治疗,预后良好。

第二节　肝棘球蚴病

肝棘球蚴病属于寄生虫病,绝大多数由细粒棘球绦虫(Echinococcus granulosus)(犬绦虫)的蚴侵入肝所致(肝棘球蚴病),少数由泡状棘球绦虫(Alveolar echinococcus)的蚴所致

（肝泡球蚴病），多见于牧区。当人进食被虫卵污染的饮食后，虫卵于十二指肠孵化，经肠黏膜入门静脉系统，约 70％蚴虫于肝发育成囊，其余经血流散布于肺、肾、脾、脑、肌肉、眼眶和脊柱等部位。

本病好发年龄以 20～40 岁为主，病程长。临床症状可出现上腹饱胀、隐痛或其他压迫症状。包虫囊液的异种蛋白可引起皮肤瘙痒、荨麻疹等过敏表现。部分患者可有消瘦、贫血等全身症状。体格检查多可发现上腹不同程度的局限性隆起。肝包虫囊肿常见并发症为继发感染和囊肿破裂。继发感染时，临床表现酷似肝脓肿。包虫皮试（卡索尼试验）、补体结合试验、间接血凝试验、嗜酸性粒细胞计数等检查有助于棘球蚴病的定性诊断。超声、CT、MRI 有助于显示囊肿部位、大小、囊液性状等。

治疗以手术为主，原则是清除内囊，防止外渗，消灭外囊残腔，预防感染。应根据不同病情选择具体手术方式。临床常用术式为内囊摘除术，适用于无继发感染者。对继发感染者，可行引流术配合抗生素治疗，如存在胆瘘，需缝闭，必要时应同时引流胆道。对于囊腔长期不闭合、多个囊肿局限于肝的一叶、巨大囊肿已破坏该叶肝组织、囊壁坚厚不塌陷等应考虑行肝部分切除或肝叶切除术。对不能手术或术后复发者，可口服甲苯咪唑 400～600 mg，每天 3 次，21～30 日为一个疗程。此药可透入包虫囊肿，对棘球蚴的生发细胞和头节有杀灭作用，长期服用可使包虫囊肿明显缩小。

第三节　原发性肝恶性肿瘤

肝肿瘤是指发生于肝内的各种实质性新生物，按肿瘤性质可分为肝恶性肿瘤（肝癌）和良性肿瘤。肝癌按其来源分为原发性肝癌及继发性肝癌。原发性肝癌按其组织细胞来源又分为肝细胞癌、肝内胆管细胞癌和混合细胞癌。

一、原发性肝癌

（一）发病情况

原发性肝癌（primary hepafic carcinoma，PHC）是发生于肝的非转移性恶性肿瘤。原发性肝癌是我国常见恶性肿瘤之一，其病死率为男性恶性肿瘤的第三位，女性第四位。好发于中年以上患者，男性居多。男女发病率大致为 43.9/10 万与 16.1/10 万。我国高发区在东南沿海地区，发病率越高的地区，肝癌患者的中位年龄越低。按组织病理类型可分为肝细胞癌（hepatocellular carcinoma，HCC）、肝内胆管细胞癌（intrahepatic cholangiocarcinoma，ICC）和混合细胞癌，其中肝内胆管细胞癌生物学行为（肿瘤的发生、侵袭和转移等）和治疗方法均明显不同于肝细胞癌。按大体类型分为结节型、巨块型和弥漫型。

其发病原因尚不完全清楚，目前认为与以下方面有关。

1. 病毒性肝炎

与肝癌有关系的主要是乙型、丙型与丁型肝炎。我国肝癌患者中 85％以上有乙肝病毒感染背景。肝炎病毒导致肝癌的机制可能是病毒基因整合、N-ras 基因激活等。

2. 肝硬化

亚洲肝癌患者有肝硬化背景者约占 80％。对于肝癌与肝硬化的先后及因果关系，一般认为先有各种原因（尤其是肝炎病毒）导致的肝硬化后有肝癌，即肝炎病毒感染-肝炎-组织破坏-

增生-间变-癌变。

3.黄曲霉素

黄曲霉素诱导动物肝癌的发生率达 80%。肝癌高发区,其食物黄曲霉素污染率高于其他地区。黄曲霉素可致肝细胞变性、坏死,最终诱发癌变。

4.其他因素

亚硝胺是一种强烈致癌物,可诱发多种动物的肝癌。偶氮类、碳氢类及有机氯类也能诱发动物肝癌。另外,寄生虫、营养、饮酒、遗传等因素与肝癌的发生有一定的关系。

(二)临床特点

1.症状

原发性肝癌早期常无特异性临床表现,若已出现临床症状,多属于中晚期,若无恰当治疗,常于半年内死亡。

(1)肝区疼痛不适:可伴有牵涉痛。

(2)全身和消化道症状:常为中晚期症状,主要为乏力、食欲下降、消瘦、贫血、黄疸、腹水、腹胀、上消化道出血、恶液质等;若肿瘤坏死吸收,患者可伴发热;若肿瘤破裂,可致出血、腹膜刺激征、失血性休克等。

(3)转移癌症状:若肝癌转移至肺、骨、脑等部位,可有相应症状。

(4)旁癌综合征:部分患者可有低血糖、红细胞增多症等特殊表现。

2.体征

肝功能不良者或合并乙肝病毒或丙肝病毒感染者可出现肝掌、蜘蛛痣或皮肤巩膜黄染;晚期肝癌或合并严重脾功能亢进或上消化道出血者可有贫血貌;巨块型肝癌患者可有右季肋部膨隆;合并腹水者,可有不同程度腹膨隆,出现移动性浊音;合并门静脉高压者,可有不同程度的腹壁静脉曲张;合并腹水并继发感染者或肝癌破裂出血者可有腹膜炎相关体征。

3.辅助检查

(1)血常规:合并肝硬化、门静脉高压、脾功能亢进者,血常规可有白细胞减少、贫血、血小板降低等改变。

(2)血生化和肝炎病毒感染指标:可有氨基转移酶及胆红素升高、白蛋白降低、谷氨酰转肽酶升高等改变,但无特异性;肝炎病毒检测可检出 HBsAg(+)或 anti-HBC(+)。

(3)血清肿瘤标志物:肝细胞肝癌常有甲胎蛋白(AFP)升高,但有部分患者 AFP 可正常;肝内胆管细胞癌常有 CA19-9 升高。

(4)影像学检查:主要有超声、CT、磁共振等,可显示肿瘤大小、数量、形态、所在部位、血管侵犯等情况。超声诊断符合率约84%,能检出直径 2 cm 的病变,可作为筛查工具及首选诊断方法,结合超声造影,可检出更小病变;增强 CT 或 MRI 可检出直径约 1 cm 的病变,诊断符合率约为 90%。有条件者可进行肝动脉造影,可显示直径约 0.5 cm 的病变,诊断符合率为 90%,对小肝癌的诊断有一定优势。

(5)组织病理学检查:对诊断有疑问者,可进行超声引导下肝病变穿刺活体组织检查。诊断困难者还可以选择腹腔镜活体组织检查。

(三)诊断及鉴别诊断

对于中老年患者,既往有病毒性肝炎病史,出现肝区不适、消瘦等症状,血清 AFP 升高,影像学发现肝占位性病变者,应考虑原发性肝癌的可能。必要时可结合肝动脉造影、肝病变穿刺活体组织检查等确诊。

原发性肝癌应注意与其他肝疾病鉴别。

1. 肝脓肿

有细菌或阿米巴原虫感染史。发热、肝大有明显压痛相似于肝癌,但表面光滑、质地坚硬、无肝癌。B超可显示液性暗区。肝病变穿刺有脓液,常规检测及培养可找到细菌或阿米巴滋养体,且针对病原体治疗有效。

2. 肝硬化

原发性肝癌与肝硬化鉴别常有困难,若肝硬化患者出现肝区疼痛,肝较前增大,AFP增高,应及时做影像学检查。

3. 继发性肝癌

一般病情发展相对缓慢,多数有原发癌的临床表现,AFP检测为阴性。关键在于查明原发灶,如胃、肺、胰、结肠、乳腺癌等。

4. 肝良性肿瘤

通常病情发展慢,病程长,患者全身情况好,多不伴有肝硬化,AFP阴性,常见有海绵状血管瘤、肝腺瘤、局灶性结节增生、肝脂肪瘤、错构瘤等,影像学上多可以鉴别。

(四)治疗

原发性肝癌治疗原则是以手术治疗为主的综合治疗。其总体目标是消除病灶,控制进展,减少复发,延长生存。治疗方法包括以下五个方面。

1. 手术治疗

(1)适应证和禁忌证。

1)适应证:①患者全身情况好,无严重的心、肺、肾等重要器官功能障碍;②肝功能正常或基本正常,无黄疸和腹水;③肿瘤局限于肝的一叶或半肝,或肿瘤侵犯肝三叶,但余肝无明显肝硬化;无远处转移;肿瘤未侵犯第一、第二、第三肝门。

2)禁忌证:①肝癌广泛远处转移;②弥漫性肝癌,或肝癌累及两个以上肝叶并伴有明显肝硬化,或肿瘤侵犯第一、第二、第三肝门;③合并严重肝硬化或肝功能失代偿;④伴有严重心、肺、肾等重要器官功能障碍,不能耐受手术;⑤伴有严重的、不能纠正的凝血功能障碍。

(2)手术方式:常用手术方式有不规则肝切除(肝癌局部切除)、规则性肝切除(肝段切除术、半肝切除术等)和肝移植术。对不适合肝癌切除术,也无条件接受肝移植者,可考虑行肝动脉结扎术或介入栓塞术。

(3)术前评估:对接受手术治疗的患者而言,术前还应全面评估患者肝功能,帮助确定采用的具体手术方式,以保证治疗安全。目前临床常用肝功能评价方法如下。①Child-Turcotte-Pugh评分(CTP评分),见表5-2;②MELD评分,计算公式 MELD评分=9.57×In[血肌酐(mg/dL)]+3.78×In[血清胆红素(mg/dL)]+11.20×In(INR)+6.43×(肝硬化病因:酒精性肝硬化、胆汁淤积性肝硬化为0,其余为1);③吲哚菁绿排泄试验(ICG-15R),对无腹水、无黄疸的患者,ICG-15R<10%可耐受三段肝切除或右半肝切除;10%<ICG-15R<19%,可耐受左半肝或右肝单段切除;20%<ICG-15R<29%,可耐受亚肝段切除;ICG-15R>30%,只能耐受肿瘤局部切除。按此标准,手术病死率可降至1%左右;④肝体积测定,可利用CT等影像学手段,测定全肝体积及预计切除的肝体积,以评估残肝体积能否满足患者正常生存需要。

2.非手术治疗

对不具备肝癌切除或肝移植适应证的患者,或不愿意接受手术治疗的患者,可给予非手术治疗,包括肝动脉介入栓塞化疗、局部治疗(无水乙醇注射、射频、冷冻、微波、超声聚焦)等。部分患者经上述治疗后,可能获得二期手术切除的机会。也可作为肝移植等待期的过渡治疗或降期治疗。

表 5-2　Child-Turcotte-Pugh 评分

项目	1 分	2 分	3 分
PT 延长(s)	1~3	4~6	>6
总胆红素(μmol/L)	<34.2	34.2~51.3	>51.3
白蛋白(g/L)	>35	28~35	<28
肝性脑病	无	轻度	中重度
腹水	无	少量	中至大量

注:A 级 5~6 分;B 级 7~9 分;C 级≥10 分,A、B 级可考虑行肝癌切除术,C 级通常不能耐受肝癌切除术。

3.放疗、化疗

根据患者具体病理组织学类型及分化程度,可选用氟尿嘧啶、奥沙利铂、吉西他滨等进行化疗。部分患者可接受伽马刀、适形调强放疗。

4.辅助治疗

抗病毒、保肝、对症、营养支持及免疫治疗等。

5.靶向治疗

口服索拉菲尼每次 400 mg,每天 2 次,或联合经导管肝动脉化疗栓塞(TACE),可在一定程度上延长患者生存期。

(五)术后并发症

1.出血

多为肝创面血管性出血,常因术中止血不彻底所致。部分患者可因术后肝功能不全致凝血功能障碍出血。

2.胆漏

多为肝创面小胆管渗漏,常因术中缝扎不彻底所致,或未能发现术中胆道损伤所致。

3.肝衰竭

为肝切除术后严重并发症,常发生于合并肝硬化者,或由切除范围过大所致。术中大出血或术后感染等因素可诱发术后肝衰竭的发生。

(六)预后及健康指导

原发性肝癌难以早期发现,约70%的患者确诊时已失去手术机会。目前非手术治疗 5 年总体生存率约为 20%;根治性切除术后 5 年总体生存率约为 60%。早期肝癌接受肝移植者,5 年生存率约为 85%,复发率为 12%~15%。

对乙肝病毒或丙肝病毒感染者等肝癌高危人群,应定期监测血清病毒浓度,必要时应行抗病毒治疗;对病情已进展到肝纤维化或肝硬化的患者,还应定期监测血清 AFP 水平,并进行超声等影像学检查。上述措施或可降低肝癌发生率、增加肝癌早期诊断率。

二、继发性肝癌

继发性肝癌(secondary liver carcinoma,SLC)又称为转移性肝癌(metastatic liver carci-noma,MLC),是体内其他部位恶性肿瘤(如胃癌、结肠癌、胆囊癌、胰腺癌等)转移到肝的癌灶。

(一)发病情况

继发性肝癌占肝恶性肿瘤的 10%～50%。其转移途径有:①经门静脉转移,为主要转移途径,消化道及盆腔恶性肿瘤多经此途径转移;②经肝动脉转移,肺癌、乳腺癌、肾癌、恶性黑色素瘤等可经此途径转移至肝;③经淋巴管转移,胆囊癌可沿胆囊窝淋巴管或经肝门淋巴结逆行转移到肝;④直接侵犯,如胃癌、胆囊癌可直接侵犯肝。

转移性肝癌常为多发病灶或弥漫性,或为先后发生的多发结节,部分患者为单发结节。癌灶多呈灰白色,质硬,与正常肝组织间有明显界限。其病理组织结构与原发灶类似。肝外原发灶可以很小而肝转移灶可以生长很快,甚至侵犯整个肝。转移性肝癌很少合并肝硬化,而肝硬化也很少发生转移癌。

(二)临床特点

1. 症状

转移性肝癌的临床症状主要是原发灶症状,其肝相关症状与原发性肝癌类似。部分患者首先出现继发性肝癌症状而原发癌隐匿不易查出。

2. 体征

转移性肝癌体征类似于原发性肝癌,同时其原发病灶体征可能更明显。例如结肠癌肝转移,除肝部体征外,可有腹部包块、腹部膨隆、幽门梗阻或肠梗阻等体征。

3. 辅助检查

(1)血生化:可有氨基转移酶不同程度升高。

(2)肿瘤标志物:CA19-9、CEA、AFP 等肿瘤标志物检测有助于原发病灶的发现。

(3)X 线检查:钡餐或钡剂灌肠可能发现胃或结直肠的原发肿瘤灶。

(4)内镜检查:胃镜、十二指肠镜或纤维结肠镜等内镜检查可能发现消化道原发肿瘤灶。

(5)影像学检查:超声、CT 或 MRI 检查,有助于明确肝转移灶数量、大小及位置,同时可能发现胰腺等器官的原发肿瘤病灶。

(三)诊断

转移性肝癌的诊断,关键在于查出原发癌灶,同时有肝占位性病变且 AFP 不高,诊断多能成立。

(四)治疗

1. 手术治疗

(1)如肝仅有孤立癌肿或癌肿局限于一叶,且原发癌灶行手术切除时,可同时行肝转移病灶切除。

(2)如原发灶已切除,其后才发生转移性肝癌,且为孤立癌肿或癌肿局限于一叶,同时无其他部位转移,或其他部位转移癌灶可同期或延期切除者,也可行转移灶切除。

2.非手术治疗

因全身状态差或其他重要器官功能障碍而不能手术患者,或病灶不适合于行手术的转移性肝癌,可进行肝动脉栓塞化疗或超声/CT 引导下射频消融、无水酒精注射等治疗。部分患者采用中西医结合或化疗,也可有一定疗效。结肠癌肝转移且 K-ras 基因野生型阳性者,分子靶向治疗可获得较好效果。

(五)预后

大部分转移性肝癌已无手术切除机会,预后差。

三、肝良性肿瘤

根据组织胚胎来源不同,肝良性肿瘤分为三大类:①上皮组织肿瘤,包括肝细胞腺瘤(hepatocellular adenoma,HCA)、胆管细胞腺瘤(含囊腺瘤)和混合腺瘤;②间叶组织肿瘤,包括血管瘤(hemangioma)[含肝海绵状血管瘤(hepatic cavernous hemangioma)]、纤维瘤、脂肪瘤和黏液瘤;③其他肿瘤,包括畸胎瘤、错构瘤、肝局灶性结节增生等。

临床上最常见的肝良性肿瘤是肝海绵状血管瘤,其次是肝腺瘤。

(一)肝海绵状血管瘤

肝海绵状血管瘤为常见肝良性病变,发病率为 0.4%～7.4%。其起源为肝内胚胎性血管错构芽,因某些因素作用致肿瘤样增生。肝海绵状血管瘤多见于 30～50 岁的女性,可单发也可多发。其质地软,剖面为蜂窝状,充满血液,可压缩,状如海绵。

本病发展缓慢,病程可长达数十年。小肿瘤多无症状,常因其他原因行超声等检查而发现。当肿瘤增大到一定程度时,可引起非特异性压迫症状,如肝大,压迫胃肠致使上腹部不适、腹胀、腹痛,食欲下降,恶心、嗳气等。肿瘤受压或受外力撞击可破裂出血,导致失血性休克或急腹症。部分患者可形成肝内动静脉瘘,导致回心血量增加而发生充血性心力衰竭并出现相应症状。

超声检查可发现肝低回声占位,其内有血流信号,并有助于明确其位置、数量及大小。肝海绵状血管瘤典型 CT 表现为平扫期低密度病灶,动脉期逐渐由周边向中心强化,静脉期或延迟期仍有造影剂残存。临床上应注意肝海绵状血管瘤与原发性肝癌的鉴别诊断。

手术是治疗肝海绵状血管瘤的有效方法,可根据病变范围选用不同的手术方式。病变范围超过半肝的单发肿瘤,可根据有无肝硬化、残肝体积大小、肝功能储备等情况,行肝三叶切除。部分患者或多发病灶,也可采用缝扎法。对多发肝海绵状血管瘤或病变范围大,或侵犯肝门部,无法行肝切除术患者,可行肝动脉结扎或肝动脉介入栓塞术。部分患者在肝动脉结扎或栓塞后,肿瘤可变小,有机会行二期手术切除。近年来,也有对肝海绵状血管瘤行微波、射频消融治疗的尝试。

(二)肝腺瘤

肝腺瘤是较少见的肝良性肿瘤,发病原因不明。先天性肝腺瘤或与胚胎期发育异常有关,多见于婴幼儿。后天性肝腺瘤可能与肝硬化、肝细胞结节增生、女性口服避孕药等有关。肝腺瘤按组织病理学可分为肝细胞腺瘤、胆管细胞腺瘤(又分为胆管腺瘤、胆管囊腺瘤)和胆管肝细胞腺瘤（即混合腺瘤）。约 2/3 的患者为多发，1/3 的患者为单发，多位于肝右叶，病灶呈圆形或类圆形，多有完整包膜，呈棕黄色或黄色，与周围组织界限清楚，质地较硬。少数无包膜者可恶变。病灶直径最大可达 20 cm，表面血管丰富。

肝腺瘤进展慢，病程长。具体表现因肿瘤大小、数目、部位及有无并发症等而不同。早期可无症状；当肿瘤增大，可逐渐出现压迫症状，如腹胀、恶心、食欲下降、腹痛等；若发生瘤内出血，可伴右上腹痛、黄疸、贫血、发热等；若肿瘤破裂，可有急腹症表现，严重者可发生失血性休克。肿瘤巨大，可有右上腹膨隆等体征。若为囊腺瘤，触诊时有囊性感。本病的治疗主要为外科手术切除。根据肿瘤侵犯的范围，可行局部、肝叶、半肝或肝三叶切除。对侵犯第一和（或）第二肝门者，可行包膜内肿瘤剜出术，近期效果良好。

第四节　肝囊肿

一、发病情况

肝囊肿（hepatic cyst）是常见的肝良性疾病，可分为寄生虫性（以肝棘球蚴病多见）和非寄生虫性肝囊肿。后者又分为先天性、创伤性、炎症性和肿瘤性肝囊肿，其中先天性肝囊肿最常见，其发病率为 0.1%～4.7%。先天性肝囊肿又称为真性囊肿，其他囊肿称为假性囊肿。创伤性囊肿为外伤后肝血肿或液化坏死形成的假性囊肿；炎症性囊肿又称为潴留性囊肿，多因胆管结石或狭窄引起的肝内胆管囊状扩张；肿瘤性囊肿有畸胎瘤性囊肿、囊性腺瘤、囊状淋巴管瘤等。先天性肝囊肿是起源于胚胎期肝内发育异常的迷走胆管和淋巴管，其囊液由水和电解质组成，如有出血则为血性或咖啡色囊液，可与胆管相通。肝囊肿为球形或卵圆形，直径数毫米至数十厘米，单发或多发。多发性肝囊肿又称为多囊肝。

二、临床特点

先天性肝囊肿生长缓慢，大多无临床症状，仅在因其他疾病行 B 超或 CT 检查时偶然发现。少数患者囊肿较大可表现为右上腹痛不适、饱胀、恶心、呕吐、黄疸等压迫症状。如有囊内出血，临床表现为出现急剧的腹痛和囊肿迅速增大。囊肿继发感染，可以出现发热、畏寒等肝脓肿症状。囊肿破裂或带蒂囊肿扭转，可引起突发性上腹疼痛。B 超是首选的检查方法，典型表现为圆形或卵圆形的液性暗区，边界光滑清晰，后壁回声增强。若合并囊内出血，病灶内可有异常回声。CT 检查可明确囊肿位置、数目和大小，平扫表现为圆形或卵圆形水样低密度灶，囊内无分隔，也无内囊形成；增强后表现为囊肿无血供。多发性肝囊肿在诊断过程中还应注意有无肾、肺或其他器官有无囊肿或先天畸形存在，若合并多囊肾，则可确诊本病。

三、治疗

对小或无症状的肝囊肿，不须特殊处理。对大且有压迫症状者，可采用囊肿穿刺抽液术、囊肿引流术、囊肿开窗术或囊肿切除术。囊肿穿刺抽液术和囊肿引流术几乎适用于所有单发性肝囊肿患者，可在超声引导下进行，对不能耐受手术者尤其适用；但其缺点是仅能暂缓症状,易复发,且可能导致继发感染。囊肿开窗术是在剖腹或腹腔镜下将囊壁部分切除,吸尽囊液,止血后开放囊肿,此法适用于单纯性单发大囊肿,术中应注意切除的囊壁足够大,以免术后引流不畅致使囊肿复发;对于与胆道相通的囊肿,应缝合该处胆道,以避免术后胆漏。对并发感染或囊内出血或已经发生胆漏者,若病变局限于一叶,也可行肝叶切除术。单发性肝囊肿行囊腔内无水酒精注射,目的在于破坏囊壁上皮细胞,但可能引起酒精外渗致腹痛、一过性精神症状、炎症增加后续手术难度等;禁忌证是囊内液体含有胆汁(囊肿与胆道相通)或血性液体。对多囊肝且肝功能失代偿者,可考虑肝移植术;多囊肝合并多囊肾有肾功能不全者,可考虑肝肾联合移植。

四、预后

肝囊肿多为先天性,目前尚无特殊预防方法,但一般预后良好。多囊肝因其可能破坏肝胆系统正常解剖结构,影响正常生理功能,远期预后较差,尤其是合并多囊肾者。

第六章　泌尿生殖系统疾病

第一节　泌尿生殖系统感染性疾病

一、肾脓肿与肾积脓

(一)肾脓肿

肾脓肿(renal abscess)是指肾实质因炎症化脓而被破坏,化脓性物质积聚并局限于肾实质形成的脓性包块,往往导致肾功能丧失,常见于上尿路梗阻的患者。

1.病因

致病菌主要为大肠埃希菌和其他肠杆菌及革兰阳性菌,如变形杆菌、粪链球菌、葡萄球菌、铜绿假单胞菌等。极少数为真菌、病毒、原虫等病原。多由尿道进入膀胱,上行感染经输尿管到达肾,或由血行感染播散到肾。女性的发病率高于男性数倍。女性在儿童期、新婚期、妊娠期和老年时更易发生。大多数革兰阴性菌的感染与肾损伤或肾结石有关。与梗阻、结石、妊娠、神经源性膀胱和糖尿病相关的复杂性尿路感染者易发生肾脓肿。

2.临床表现

患者可表现为发热等全身表现,也可出现下尿路刺激症状。

(1)全身症状:发热,突然发生寒战、高热,体温上升至39℃以上,伴有头痛、全身痛。热型类似脓毒症,大汗淋漓后体温下降,以后又可上升,持续1周左右。

(2)泌尿系症状:膀胱刺激症状由上行感染所致,起病时即出现尿频、尿急、尿痛、血尿,以后出现全身症状。血行感染者常由高热开始,而膀胱刺激症状随后出现,有时不明显。

(3)消化道症状:恶心、呕吐。

(4)腰痛:单侧或双侧腰痛。有明显的肾区压痛、肋脊角叩痛,腰部可扪及肿块。

3.诊断标准

(1)发热、腰痛、肾区包块。

(2)尿液中有大量脓细胞。患者的尿液检查多有显著的白细胞计数增多。血培养常为阳性。当脓肿含有革兰阴性菌时,尿培养结果通常与脓肿中分离的细菌一致。革兰阳性菌常为血行感染,因此,尿液中往往无细菌生长或培养结果不同于脓肿中分离出来的细菌。

(3)血中白细胞计数明显增高。

(4)B超检查是发现脓肿最便捷的方法。在急性期,脓肿的边界不清,内有散在回声,且周围肾实质水肿。脓肿形成后,可见边界清楚的团块,内部形态多样,回声强度取决于脓肿内碎屑的量。

(5)CT检查:可极好地显示脓肿的轮廓,脓肿在增强前后都特征性地表现为边界清楚的占位。脓肿早期,CT显示肾增大和圆形低密度区,几天后脓肿周围形成厚壁,增强时显示"指环征",反映脓肿壁新生的血管。

4.药物治疗

肾脓肿的药物治疗原则是外科引流,静脉应用抗生素是基础的治疗。如早期静脉应用抗生素治疗,在密切观察下,直径<3 cm 的脓肿可以采用非手术治疗。在 B 超引导下穿刺针吸进行细菌培养可以指导用药。

(1)复方磺胺甲噁唑对除铜绿假单胞菌外的革兰阳性菌及革兰阴性菌有效。

(2)喹诺酮类药物抗菌谱广、作用强、毒性小,除不宜用于儿童及孕妇外,临床已广泛应用。

(3)青霉素类药物。

(4)第一、第二代头孢菌素可用于产酶葡萄球菌感染,第二、第三代头孢菌素对严重的革兰阴性杆菌感染作用显著,与氨基糖苷类合用有协同作用。哌拉西林、头孢哌酮、头孢他啶、阿米卡星、妥布霉素等对铜绿假单胞菌及其他假单胞菌等感染有效。

(5)去甲万古霉素适用于耐甲氧西林的葡萄球菌、多重耐药的肠球菌感染及青霉素过敏患者的革兰阳性球菌感染。亚胺培南-西司他丁钠抗菌谱广,对革兰阴性杆菌杀菌活性好。这两种药物尤其适用于难治性院内感染及免疫缺陷的患者。以上的治疗宜个体化,疗程为7～14 天,静脉用药者可在体温正常、临床症状改善、尿细菌培养转阴后改口服维持。

5.手术干预

对抗生素治疗无反应的小脓肿或直径在 3～5 cm 的脓肿应在 B 超引导下穿刺引流。直径>5 cm 的脓肿应考虑手术切开引流。治疗期间应连续进行 B 超或 CT 检查,直至脓肿消退。

如果肾尚能保留,首先要解除病因,如取出梗阻的结石或整复输尿管畸形,行肾造口,引流脓液,保留肾功能,缓解症状;肾破坏严重、功能严重丧失者,需行肾切除术。

(二)肾积脓

肾积脓(pyonephrosis)又称脓肾,是一种极为严重的肾化脓性感染,肾组织广泛性破坏,致使全肾形成一脓囊且功能丧失。肾盂积脓指与肾实质化脓性破坏有关的肾积水感染,且出现全部或几乎全部肾功能丧失。

1.病因

本病以上尿路结石引起梗阻,继发感染为最常见;其次是肾和输尿管畸形引起感染性肾积水;也可继发于肾盂肾炎。致病菌以大肠埃希菌属为多见。肾组织遭到严重损坏,肾全部或一部分成为脓性囊。

2.临床表现

常有长期肾感染史或曾有肾结石、输尿管结石手术史。

突出表现为脓尿,在输尿管与脓肾相通时,可出现持续性肉眼脓尿,也可呈间歇性脓尿。急性发作型除了有寒战、高热、全身无力、呕吐等全身中毒症状外,还有明显的局部症状,如腰部疼痛和腰肌紧张;如为慢性病程型,则呈慢性感染中毒症状,如低热、盗汗、贫血、消瘦等,局部症状较轻。

肾区明显叩压痛,腰部可扪及肿大的肾。肾积脓如不及时治疗可穿透肾包膜而形成肾周围脓肿。

3.诊断标准

(1)发热、腰痛、肾区包块。

(2)尿液中大量脓细胞,血常规检查示白细胞计数明显增高。

(3)B超检查可显示肾内有液性暗区。

(4)CT检查可显示肾实质中形态不一、边缘模糊的混合密度肿块,中央为低密度区。增强扫描示肾实质增强明显降低,肾盂、肾盏不显影。

(5)膀胱镜检查可见患侧输尿管口有脓液流出或经皮肾穿刺出脓液。

4.药物治疗

诊断肾积脓后应立即开始经验性全身静脉抗生素治疗,并根据临床反应和尿培养结果随时进行修正。疗效不佳者,除应考虑抗生素敏感问题外,还应想到肾脓肿发展到肾周脓肿的可能。

静脉用药者可在体温正常、临床症状改善、尿细菌培养转阴后改口服维持。

5.手术干预

诊断肾积脓后应立即开始抗生素治疗并引流患肾。

外科引流首选患侧输尿管支架置入,如置入输尿管导管失败,可在B超引导下经皮行肾穿刺造口引流。患者病情稳定后,应进一步查明上尿路梗阻的原因。

如果肾尚能保留,首先要解除病因,如取出梗阻的结石或整复输尿管畸形;如果肾破坏严重、功能严重丧失,须行肾切除术。

二、肾周围炎及肾周围脓肿

(一)病因

肾周围炎(perinephritis)是指发生于肾包膜与肾周筋膜之间的脂肪组织中的炎症。若感染未得到有效控制而形成脓肿,则称为肾周围脓肿。

肾周围炎和肾周围脓肿多数为肾源性,由肾皮质或实质化脓性感染、慢性肾盂肾炎、黄色肉芽肿性肾盂肾炎等发展而来;少数为肾外来源,如远处炎症通过血行感染直接到肾周围组织,经腹膜后淋巴系统侵入或来自肾邻近组织感染的播散。致病菌以金黄色葡萄球菌最常见,其他包括表皮葡萄球菌、大肠埃希菌及变形菌属等。

(二)临床表现

1.肾周围炎

若为肾源性,常有反复、严重慢性肾感染的相关症状,如发热及尿路刺激症状等;若为肾外来源,则常有身体其他部位感染病灶的病史或临床表现。

2.肾周围脓肿

常隐匿起病、进展缓慢,可表现为腰部钝痛、低热,发展成肾周围脓肿时则症状加重,可有寒战、高热及明显腰痛、腰部及下肢活动受限等。

3.局部查体

可表现为患侧腰部肌肉紧张和皮肤水肿,常伴肋脊角或上腹部叩击痛及压痛,有时可触及痛性肿块。嘱患者屈伸患侧下肢或躯干向健侧弯曲时,均可引起剧痛。

4.实验室检查

血常规可见白细胞计数增高并有核左移现象,有不同程度的贫血、红细胞沉降率增快等。

若患者有其他肾病或是双侧病变,才有可能出现血清肌酐和血尿素氮升高。尿常规检查多为正常,少部分患者可表现为脓尿和蛋白尿。尿培养多为正常,感染扩散时,血细菌培养可呈阳性。

5.影像学检查

超声检查可显示肾周低回声肿块,有助于诊断。CT 检查更为可靠,其诊断敏感性可达90%,表现为肾周低密度肿块和密度稍高的炎性壁,患侧肾增大,可有移位,肾周筋膜增厚,有时病变内有气体或气-液平面,周围组织结构层次消失,注射造影剂后,脓肿壁密度增强。胸部、腹部 X 线检查虽不能确定肾周围脓肿的诊断,但对诊断有帮助。胸部 X 线检查可能发现同侧膈肌抬高和固定、胸膜渗出、胸腔积脓、肺脓肿、肺下叶浸润和不张、肺炎瘢痕形成等表现。腹部 X 线检查可能发现脊柱侧弯(弯向患侧)、肿块、肾结石、肾及腰大肌失去正常轮廓、肾或肾周出现气体(产气菌感染)或肾固定。静脉尿路造影可见肾不显影或显影很差,肾盏变形,肾向前移位和单侧肾固定。

6.经皮穿刺

肾周围脓肿形成时,经皮穿刺可抽出脓液。

(三)诊断标准

(1)慢性起病,病程长。存在结石梗阻、糖尿病或长期服用激素者更应警惕该病的可能。

(2)局部感染症状和体征。表现为腰部钝痛、酸胀,肋脊角叩击痛及压痛阳性等。部分患者可出现寒战、高热、乏力、恶心、呕吐等全身感染症状。

(3)血常规提示白细胞计数及中性粒细胞百分比升高,尿常规正常或可能有少许脓细胞。

(4)超声检查可测得肾周围低回声肿块或肾皮质周围气-液平面。

(5)CT 扫描提示肾周围组织结构不清或低密度肿块、出现气-液平面等典型的影像学表现。

(6)局部穿刺可抽出脓液。

(四)药物治疗原则

(1)去除病因。

(2)尽早、足量使用广谱抗生素,也可联用两种抗生素,以兼顾革兰阴性菌和革兰阳性菌。

(3)此后须根据临床反应及药敏试验结果调整药物。

(4)足疗程使用抗生素。在临床或影像学检查证实感染完全消退之前,须继续静脉应用或口服抗生素治疗,常需数周。

(5)对症支持治疗,加强营养。

(五)手术干预指征

(1)抗生素治疗难以奏效,应结合早期彻底的引流。

(2)脓肿一旦形成,应及时切开引流。

(3)可选择超声或 CT 引导下经皮穿刺留置适当大小的引流管。如经皮穿刺引流无效时,必须及时切开引流或行肾切除术。

(4)肾周围脓肿。若继发于脓肾,患者情况良好时可同时引流,否则先引流肾周围脓肿,待患者情况改善后再行肾造口。若该侧肾基本无功能时,应考虑做肾切除术,肾切除术是否与切开引流同时进行,须根据病情决定。

三、膀胱炎

膀胱炎常伴有尿道炎，统称为下尿路感染。许多泌尿系疾病可引起膀胱炎，而泌尿系统外的疾病（如生殖器官炎症、胃肠道疾病和神经系统损害等），也可使膀胱受到感染。

（一）病因

1. 易感因素

（1）膀胱内有结石、异物、肿瘤等病变或长期留置尿管，破坏了膀胱黏膜的防御机制。

（2）下尿路梗阻或神经源性膀胱尿道功能障碍，引起排尿不畅，膀胱残余尿增多，有利于细菌繁殖。

（3）合并有糖尿病等基础性疾病，血糖控制不佳，免疫力下降，尿糖阳性，细菌易于滋生。

2. 致病菌

以大肠埃希菌属最为常见，其次是葡萄球菌、变形杆菌、肺炎克雷伯菌等。

3. 感染途径

（1）上行感染最常见，女性发病率明显高于男性，原因为女性尿道较短，距离阴道、肛门较近，易被污染，新婚期及妊娠期更易发生。

（2）尿道内器械操作可将细菌带入膀胱，造成医源性感染。

（3）继发于上尿路感染。

（4）由其他器官感染经淋巴途径或直接蔓延引起。

（二）临床表现

1. 症状

尿频、尿急、尿痛为典型症状。可有尿液浑浊，有时出现血尿（终末血尿更常见，也有全程血尿者）。急性膀胱炎发病急，病程短，如治疗及时，症状多在1周内消失；慢性膀胱炎的尿路刺激症状较轻，但常反复发作。

2. 体征

耻骨上膀胱区可有压痛。

3. 实验室检查

血常规白细胞计数可升高。尿常规检查尿中有白细胞及红细胞，中段尿培养有细菌生长。

（三）诊断标准

膀胱炎的诊断，除根据病史及体征外，须做中段尿液检查，尿液中有脓细胞和红细胞。将尿液涂片行革兰染色检查，初步明确细菌的性质，同时行细菌培养、菌落计数和药敏试验，为以后治疗提供更准确的依据。急性膀胱炎的患者血液中白细胞计数可升高。急性膀胱炎时，忌行膀胱镜检查。

对于慢性膀胱炎反复发作的男性患者须进行全面的泌尿生殖系统检查，以明确有无引起膀胱感染的多种因素存在，男性患者须除外阴茎头包皮炎、前列腺精囊炎，女性患者除尿道炎、尿道憩室、膀胱膨出外，还应做妇科检查，以排除阴道炎、宫颈炎和尿道口处处女膜伞或处女膜闭锁等情况。

膀胱炎应与以下疾病相鉴别。

1.急性肾盂肾炎

除有尿频、尿急、尿痛等膀胱刺激症状外,通常还合并有寒战、高热等全身症状,查体有肾区叩击痛。

2.结核性膀胱炎

该病发展缓慢,呈慢性膀胱炎症状,对抗生素治疗反应不佳,尿液中可找到抗酸杆菌,尿路造影显示患侧肾有结核所致肾盂肾盏破坏、肾实质钙化等改变;若合并有输尿管结核,可出现串珠样节段扩张。

3.间质性膀胱炎

患者尿液清亮,极少部分患者尿液中有少量脓细胞,无细菌,膀胱充盈时有剧痛,耻骨上膀胱区可触及饱满而又有压痛的膀胱。

4.嗜酸性膀胱炎

临床表现与一般膀胱炎相似,区别在于前者尿中有嗜酸性粒细胞,并大量浸润膀胱黏膜。

(四)药物治疗

(1)通常使用的一线抗生素包括磷霉素氨丁三醇、匹美西林、呋喃妥因。需要指出的是,由于选择性耐药及不良反应,目前氟喹诺酮类不作为女性首选用药;而氨苄西林类由于大肠埃希菌在全球范围内对其高耐药性,该类药不再适合经验用药。

(2)无危险因素、无合并症的非妊娠女性膀胱炎急性期一线用药包括:磷霉素氨丁三醇 3 g/(单次剂量);呋喃妥因 500 mg,每天 2 次,连用 5 天(避免用于葡萄糖-9-磷酸脱氢酶缺乏症患者);匹美西林 400 mg,每天 3 次,连用 3 天,替代方案包括环丙沙星 250 mg,每天 2 次,连用 3 天;左氧氟沙星 250 mg,每天 1 次,连用 3 天;氧氟沙星 200 mg,每天 2 次,连用 3 天(以上 3 种药物均不能用于妊娠期妇女);以及头孢菌素类,如头孢羟氨苄 500 mg,每天 2 次,连用 3 天。

如果出现耐药(一般大肠埃希菌耐药率<20%),可口服甲氧嘧啶 200 mg,每天 2 次,连用 5 天(不能用于妊娠早期患者),或复方甲氧嘧啶-联磺甲氧苄啶 160/800 mg,每天 2 次,连用 3 天(不能用于妊娠晚期患者)。

(3)妊娠期妇女也可短程用抗生素治疗,但并非所有药物都适合。一般在妊娠早期,不适合应用青霉素类、头孢菌素类、磷霉素、呋喃妥因、甲氧苄啶;妊娠晚期不适合应用磺胺类药物。

(4)对于男性患者,推荐至少用药 7 天,且优先使用复方甲氧嘧啶-联磺甲氧苄啶或氟喹诺酮类。

(5)对于肾功能不全患者,大部分抗生素无须调整剂量,除非 GFR<20 mL/min 或具有潜在肾毒性,如氨基糖苷类。联合应用袢利尿药(如呋塞米)和头孢菌素将出现肾毒性,禁忌用药包括四环素类及呋喃妥因。

(6)鼓励患者多饮水、多排尿。

(五)手术干预指征

(1)严重的上尿路病变(畸形、狭窄或反流)。

(2)存在尿路梗阻因素,如尿道狭窄、前列腺增生、包皮过长或包茎等。

(3)妇科疾病,如尿道口处女膜伞或处女膜闭锁。

（4）部分神经源性膀胱，如腰骶神经外压所致的膀胱尿道功能障碍。

四、尿道炎

尿道炎是尿道的炎症病变，常由感染引起，男、女均可发病。在女性患者中，常见急性非特异性尿道炎，并常与膀胱炎并发。发生于男性的尿道炎，多属性传播疾病。尿道炎常见的病原体有淋病奈瑟菌、沙眼衣原体和解脲支原体，少见的病原体有白念珠菌、阴道毛滴虫和单纯疱疹病毒（HSV）等。由淋病奈瑟菌引起的尿道炎称为淋菌性尿道炎（或淋病），而由其他病原体如沙眼衣原体导致的尿道炎称为非淋菌性尿道炎。

（一）淋菌性尿道炎

1. 病原学

淋菌性尿道炎的病原体是淋病奈瑟菌，为革兰阴性需氧双球菌，无芽胞，无鞭毛，但有荚膜和菌毛。淋菌性尿道炎多由不洁性交感染。少数女性也可因接触污染的浴盆、坐便器、毛巾、内衣裤等感染。

人体是淋病奈瑟菌的唯一宿主。淋病奈瑟菌侵入尿道后，开始主要聚集在前尿道黏膜表面，而后逐渐侵入黏膜下组织并向后尿道蔓延，引起尿道黏膜红肿并有脓性溢液。淋病奈瑟菌侵入后尿道可引起后尿道炎、前列腺炎、精囊炎和附睾炎。急性炎症反应后，轻者可以完全恢复正常，重者可引起尿道周围炎和海绵体炎。慢性炎症可导致尿道狭窄，但由于抗生素治疗及时目前由淋菌性尿道炎导致的尿道狭窄已少见。

2. 临床表现

潜伏期一般为3～10天，某些特殊菌株也可能在感染后12小时或3个月后发病。早期表现为尿痛、尿道灼痛、尿道溢脓，部分患者表现为尿频、尿急、排尿困难。有40%～60%的患者无临床症状。体检时可见尿道外口红肿、外翻，尿道溢液，常为黄白色脓液。女性患者可能出现肉眼血尿。在病程后期，尿道溢液量可能减少，并变稀薄。该病即使不治疗，临床症状也会逐渐减轻，但是带菌者仍有传染性，治疗不彻底，可能转为慢性或出现并发症。

3. 诊断

有不洁性交史，结合典型的临床症状，淋菌性尿道炎的诊断并不困难，病原体的检测对正确诊断和合理治疗必不可少。

（1）淋病奈瑟菌培养：诊断准确性最高。尿道溢液的取样，应用尿道拭子取尿道外口内2～4 cm处标本。

（2）尿道溢液直接涂片染色：简便实用，革兰染色后显微镜下见白细胞内成对的肾形双球菌即可确诊。

4. 治疗

诊断明确后应及时治疗，主要是针对淋病奈瑟菌选用敏感抗生素，常用药物及疗法为：头孢曲松（1 g/d，肌内注射或静脉注射，连续3天）、大观霉素（2 g/d，肌内注射，连续3天）、米诺环素（0.2 g/d，连续7天）、阿奇霉素（0.5 g/d，连续3天）。对初发的单纯性淋菌性尿道炎也可采取单次治疗，如头孢曲松（1 g，单次肌内注射或静脉注射）、大观霉素（2 g，单次肌内注射）、阿奇霉素（1.0 g，单次口服）或左氧氟沙星（0.4 g，单次口服）联合阿奇霉素（1.0 g，单次口服）。其他治疗措施有休息、禁止性交、大量饮水，忌饮酒及辛辣食物等。

（二）非淋菌性尿道炎

1.病因

非淋菌性尿道炎的病原体见表 6-1，其中沙眼衣原体和生殖支原体最为常见。

表 6-1　非淋菌性尿道炎常见病原体

微生物	患病率（%）
沙眼衣原体	11～50
生殖支原体	6～50
脲原体	11～26
阴道毛滴虫	1～20
腺病毒	2～4
单纯疱疹病毒	2～3

2.临床表现

非淋菌性尿道炎可具有以下症状：①尿道分泌物；②排尿困难；③阴茎刺激症状；④排尿不适症状；⑤部分病例可无症状。

非淋菌性尿道炎可以具有以下体征：①尿道分泌物，可能被患者忽视或仅见于尿道按摩；②包皮龟头炎；③正常。

非淋菌性尿道炎可以出现以下并发症：①睾丸附睾炎；②性交后反应性关节炎或赖特综合征，罕见，发生率＜1%。

3.诊断

作为一种非特异性的诊断，非淋菌性尿道炎的病原体多种多样，有症状的患者尿道分泌物染色显示无革兰阴性双球菌，可以确诊。即使床旁淋病检测结果为阴性，确诊非淋菌性尿道炎的患者须进行衣原体和淋病的检测。衣原体和淋病核酸扩增检测具有较高的灵敏度和特异性，有利于减少患者的并发症、反复感染及传播。

常规检测方法如下。

（1）尿道溢液直接涂片染色法：简便实用，革兰染色除检查淋病奈瑟菌外，白念珠菌和阴道毛滴虫也可检出。

（2）沙眼衣原体的检测：因其是柱状上皮细胞内寄生微生物，正确的取样位置应是尿道外口内 2～4 cm 处，取样后接种于特殊培养基（McCoy 细胞）中，接种后 2～3 天可有初步结果，阳性率为 80%～90%。衣原体单克隆抗体直接荧光抗体检测法（direct fluorescent antibody，DFA）、酶免疫测定（enzyme immunoassay，EIA）也可用于快速诊断衣原体感染。

（3）解脲支原体的检测：病原体培养结果较为可靠。

4.治疗

（1）一般建议：治疗期间应向患者提供非淋菌性尿道炎病因的解释，包括：①非感染性因素，对患者及其伴侣短期、长期的健康影响；②治疗的不良反应及依从性的重要性；③性伴侣评估及治疗的重要性；④禁止性生活，如不能接受，则注意坚持正确使用安全套，直至患者及其伴侣完成治疗；⑤安全性生活的建议；⑥依从随访安排的重要性。

（2）药物治疗：因为非淋菌性尿道炎是由多种病原体导致的综合征，应针对致病病原体，分别治疗。主要是针对各种病原体选用敏感的抗支原体、抗衣原体、抗滴虫、抗真菌或抗病毒治疗。因非淋菌性尿道炎最常见的病原体是衣原体，因而常用的药物及疗法为：米诺环素

(0.2 g/d,连续 7～14 天)、阿奇霉素(15 g/d,连续 3～6 天)和氧氟沙星(0.4 g/d,连续 7～14 天)。白念珠菌、阴道毛滴虫和单纯疱疹病毒等感染导致的非淋菌性尿道炎应分别采用氟康唑(200 mg/d,连续 3 天)、甲硝唑连续 7～14 天)和阿普洛韦(1.0 g/d,连续 14 天)。部分非淋菌性尿道炎由一种以上的病原体导致,应联合用药。其他治疗措施有休息、禁止性交、大量饮水、忌饮酒及辛辣食物。

五、泌尿系结核

(一)病因与分类

泌尿、男性生殖系统结核是全身结核病的一部分,绝大多数起源于肺结核,少数继发于骨结核、关节结核或消化道结核。其中最主要的是肾结核。结核分枝杆菌自原发感染灶经血行播散引起肾结核,如未及时治疗,结核分枝杆菌随尿液下行可播散到输尿管、膀胱、尿道致病,还可以通过前列腺导管、射精管进入男性生殖系统,引起前列腺、精囊、输精管、附睾和睾丸结核,男性生殖系统结核也可以经血行直接播散引起。

(二)病理生理

肾结核的早期病变主要是肾皮质多发性结核结节,随着病变进展,结核结节融合,形成干酪样脓肿,从肾乳头处破入肾盏、肾盂形成空洞性溃疡,逐渐扩大蔓延累及全肾。结核钙化也是肾结核常见的病理改变,可为散在的钙化斑块,也可为弥漫的全肾钙化。输尿管结核表现为黏膜、黏膜下层结核结节、溃疡、肉芽肿和纤维化,病变是多发性的。膀胱结核起初为黏膜充血、水肿、散在结核结节形成。结核结节可互相融合,坏死形成溃疡、肉芽肿,有时深达肌层。结核性溃疡较为少见,但可以累及全膀胱,病变愈合致使膀胱壁广泛纤维化和瘢痕收缩,使膀胱壁失去伸张能力,膀胱容量显著减少(50 mL),称为"结核性挛缩膀胱"。

(三)临床表现

肾结核症状取决于肾病变范围及输尿管、膀胱继发结核病变的严重程度。尿频、尿急、尿痛是肾结核的典型症状之一。血尿也是肾结核的重要症状,常为终末血尿。此外,还有脓尿、腰痛和肿块。50%～70%的男性肾结核患者合并生殖系统结核。临床上表现最明显的是附睾结核,附睾可触及不规则硬块。输精管结核病变时,变得粗硬并呈"串珠"样改变。

(四)诊断

1. 尿液检查

包括尿常规、尿沉淀涂片找抗酸杆菌及尿结核分枝杆菌培养。尿常规检查中,尿液一般呈酸性,尿蛋白阳性,有较多红细胞和白细胞。50%～70%的患者尿沉淀涂片抗酸染色可找到抗酸杆菌,以清晨第一次尿液检查阳性率最高,至少连续检查 3 次。尿结核分枝杆菌培养时间需 4～8 周,阳性率可达 80%～90%,对诊断有决定性意义。

2. 影像学检查

包括超声、X 线检查、CT 及 MRI 等,尿路 X 线片(KUB)可见到患肾局灶或斑点状钙化影或全肾广泛钙化。静脉尿路造影(IVU)不仅可以显示肾结核、输尿管结核破坏情况,且可了解对侧肾功能状况,对肾结核治疗方案的选择必不可少。

3. 膀胱镜检查

可见膀胱黏膜充血、水肿、浅黄色结核结节、结核性溃疡、肉芽肿及瘢痕等病变,以膀胱三角区和患侧输尿管口周围较为明显。

(五)治疗

泌尿系结核的治疗原则是:以药物治疗为主,配合必要的手术治疗。常用的抗结核药物有利福平、异烟肼、吡嗪酰胺、乙胺丁醇及链霉素等。一般都选用2种或3种药物联合应用效果较好,可延缓耐药性的出现并减少毒性反应。早期泌尿系结核病变程度轻、范围局限,在正确使用抗结核药物治疗后可治愈。对于肾破坏严重或存在输尿管狭窄、膀胱结核性挛缩伴对侧肾积水等并发症时,需要手术介入治疗。手术的目的在于去除不可修复的破坏病灶,解除梗阻,抢救肾功能。

六、性传播疾病

性传播疾病(简称性病)是感染性传播疾病病原体后的一组疾病的总称,包括梅毒、淋病、尖锐湿疣、非淋菌性尿道炎、软下疳、生殖器疱疹、性病性淋巴肉芽肿和艾滋病8种。

(一)梅毒

1.病因与分类

梅毒是由苍白螺旋体引起的一种慢性、全身性的性传播疾病。可分为后天获得性梅毒和胎传梅毒(先天梅毒)。获得性梅毒又可分为早期梅毒和晚期梅毒。早期梅毒是指感染梅毒螺旋体2年内,包括一期梅毒、二期梅毒与早期隐性梅毒。晚期梅毒的病程在2年以上,包括三期梅毒、心血管梅毒和晚期隐性梅毒等。胎传梅毒按出生后发病的时间也可分为早期梅毒(2年内)和晚期梅毒(2年后)。

2.病理生理

硬下疳,呈血管周围淋巴细胞、浆细胞和组织细胞浸润性病变,伴有毛细血管内皮的增生,随后出现小血管闭塞。二期梅毒斑丘疹,呈表皮角化过度,有中性多形核白细胞侵入真皮乳头,真皮深层血管周围有单核细胞、浆细胞和淋巴细胞浸润。扁平湿疣,早期为表皮疣状增生,晚期中央组织坏死,乳头延长,真皮有炎性浸润。三期梅毒,主要为肉芽肿性损害。

3.临床表现

一期梅毒表现为硬下疳和腹股沟或患处周围淋巴结肿大;二期梅毒表现为皮肤黏膜损害,全身浅表淋巴结肿大及梅毒性骨关节、眼、内脏及神经系统损害,其典型皮损包括斑疹、斑丘疹、丘疹、鳞屑性皮损、毛囊疹及脓疱疹等;三期梅毒的皮损表现为结节性梅毒疹和树胶样肿,还可累及骨骼、内脏和心血管。

4.诊断

(1)流行病学史及临床表现。

(2)暗视野显微镜检查适用于有硬下疳损害的患者。

(3)非螺旋体血清学试验如快速血浆反应素试验(RPR)为初筛试验,可有假阳性。

(4)螺旋体血清学试验如梅毒螺旋体颗粒凝集试验(TPPA)为梅毒的确诊试验,但不能用来判断疗效、随访等。

5.治疗

强调早诊断、早治疗、疗程规则、剂量足够。治疗后应定期进行临床和实验室随访。性伴要同查同治。青霉素,如水剂青霉素、普鲁卡因青霉素、苄星青霉素等为不同分期梅毒的首选药物。对青霉素过敏者可选四环素、红霉素等。部分患者应用青霉素治疗之初可能发生吉海反应,可由小剂量开始或使用其他药物加以防止。梅毒治疗后第1年内应每3个月复查血清一次,以后每6个月1次,共3年。神经梅毒和心血管梅毒应终身随访。

（二）淋病

1.病因与分类

淋病是由淋病奈瑟菌感染引起的,最常见的表现是泌尿生殖系统的化脓性炎症。

2.病理生理

淋病奈瑟菌可侵入前尿道黏膜和尿道的附属腺体。在受染的第2~第7天,尿道和尿道附属腺体的急性卡他性化脓性炎使脓性渗出物自尿道口流出,尿道口充血、水肿。如不治疗则病变上行延及后尿道及其附属腺体、前列腺、附睾和精囊腺,或前庭大腺、斯基恩氏腺（女性的尿道旁腺）、子宫颈以至输卵管,引起上述组织的化脓性炎症。

3.临床表现

潜伏期一般为2~10天,平均3~5天。男性初起可表现为尿道口灼痒、红肿及外翻,排尿时灼痛,伴尿频,尿道口有少量黏液性分泌物。3~4天后,尿道黏膜上皮发生多数局灶性坏死,产生大量脓性分泌物,排尿时刺痛,龟头及包皮红肿显著。尿道中可见淋丝或血液,晨起时尿道口可结脓痂。伴轻重不等的全身症状。女性在潜伏期后可相继出现尿道炎、宫颈炎、尿道旁腺炎、前庭大腺炎及直肠炎等,其中以宫颈炎最常见。70%的女性淋病患者存在尿道感染。

4.诊断

男性急性淋菌性尿道炎涂片检查有诊断意义,但对于女性患者应进行淋病奈瑟菌培养。有条件的地方可采用基因诊断（聚合酶链反应）方法确诊。

5.治疗

对于无并发症淋病,如淋菌性尿道炎、淋菌性宫颈炎、淋菌性直肠炎,给予头孢曲松肌内注射,单次给药;或大观霉素肌内注射,单次给药;或头孢噻肟肌内注射,单次给药。次选方案为其他第三代头孢菌素类,如已证明其疗效较好,也可选作替代药物。如果沙眼衣原体感染不能排除,加用抗沙眼衣原体感染药物。

（三）尖锐湿疣

1.病因与分类

尖锐湿疣是由人乳头瘤病毒（HPV）引起并主要通过性传播的良性疣状病变。

2.病理生理

表现为乳头瘤或疣状增生、角化过度、片状角化不全、表皮棘层肥厚、基底细胞增生、真皮浅层血管扩张,并有淋巴细胞为主的炎症细胞浸润。在表皮浅层（颗粒层和棘层上部）可见呈灶状、片状及散在分布的空泡化细胞。有时可在角质形成细胞内见到大小不等浓染的颗粒样物质,即病毒包涵体。

3.临床表现

皮损初期表现为局部细小丘疹,针头至绿豆大小,逐渐增大或增多,向周围扩散、蔓延,逐渐发展为鸡冠状、乳头状、菜花状或团块状赘生物。男性好发于包皮、龟头、冠状沟、系带、阴茎、尿道口、肛周和阴囊等,女性多见于阴唇、小阴唇、尿道口、阴道口、会阴、肛周、阴道壁、宫颈等。被动肛交者可发生于肛周、肛管和直肠,口交者可出现在口腔。

4.诊断

（1）病史及典型临床表现。

（2）醋酸白试验：用 3％～5％醋酸液局部外涂或湿敷 5～10 分钟可在 HPV 感染区域发白，即所谓"醋酸白现象"。但特异性不高，有些慢性炎症，如念珠菌性外阴阴道炎、生殖器部位外伤和非特异性炎症均可出现假阳性。

（3）细胞学检查：用阴道或宫颈疣组织涂片，巴氏染色，可见到两种细胞同时存在，即空泡化细胞及角化不良细胞，对尖锐湿疣有诊断价值。

（4）组织病理学检查：如在棘层上方及颗粒层出现空泡化细胞，是诊断 HPV 感染的重要证据。

（5）免疫学试验：采用抗 HPV 蛋白的抗体检测病变组织中的 HPV 抗原。该方法敏感度不高，检出率只有 50％左右。

5. 治疗

尖锐湿疣宜采用综合治疗模式，包括手术、化疗及免疫治疗三个方面。应尽早消除疣体及其周围的亚临床感染和潜伏感染灶。医院外治疗推荐方案为鬼臼毒素酊或咪喹莫特乳膏外用。医院内治疗推荐二氧化碳激光或高频电治疗、液氮冷冻、微波、光动力治疗。其他方案包括 30％～50％三氯醋酸溶液外用、外科手术切除或皮损内注射干扰素。

(四)软下疳

1. 病因与分类

软下疳是由杜克雷嗜血杆菌感染所致的生殖器部位疼痛剧烈、质地柔软的化脓性溃疡，常合并腹股沟淋巴结化脓性病变。

2. 病理生理

中央为溃疡，溃疡边缘表皮增生，溃疡下方可见 3 个炎症带，分别为溃疡基底层、中层和深层。溃疡基底层为多形核白细胞，混有红细胞、纤维素及坏死组织。中层含很多新生的血管，组织水肿明显，有中性粒细胞、淋巴细胞及组织细胞浸润，可见较多成纤维细胞。深层为淋巴细胞、浆细胞弥漫性浸润，血管周围明显。

3. 临床表现

感染部位出现炎性丘疹或脓疱，3～5 天后形成疼痛剧烈的深溃疡。溃疡呈圆形或卵圆形，质地柔软，容易出血，边缘粗糙、不整齐。表面覆有恶臭的黄灰色渗出物。男性好发部位有冠状沟、包皮、包皮系带、龟头、阴茎体、会阴部和肛周等处，女性为小阴唇、大阴唇、阴唇系带、前庭、阴蒂、子宫颈、会阴部和肛周等处。也有报道溃疡见于乳房、大腿内侧、手指及口腔内。

4. 诊断

（1）病史及典型临床表现。

（2）病原学检查：包括直接涂片行显微镜检查、杜克雷嗜血杆菌培养、病理学检查、聚合酶链反应检测及血清学检测。

5. 治疗

应遵循及时、足量、规则用药的原则。一线治疗抗生素包括头孢曲松 250 mg 单剂肌内注射，或阿奇霉素 1 g，一次顿服。二线用药可选择环丙沙星及红霉素。

(五)生殖器疱疹

1.病因与分类

生殖器疱疹是由单纯疱疹病毒(HSV)感染泌尿生殖器及肛门部位皮肤、黏膜而引起的性传播疾病。主要是 HSV-2 型(90%),少数为 HSV-1 型。

2.临床表现

(1)初发生殖器疱疹:初发生殖器疱疹分为原发性生殖器疱疹和非原发的初发生殖器疱疹。前者为第一次感染 HSV 而出现症状者为原发性生殖器疱疹,其病情相对严重。而部分患者既往有过 HSV-1 感染(主要为口唇或颜面疱疹)。又再次感染 HSV-2 而出现生殖器疱疹的初次发作,为非原发的初发生殖器疱疹,其病情相对较轻。表现为外生殖器或肛门周围有群簇或散在的小水疱,2~4 天后破溃形成糜烂或溃疡,自觉疼痛。常伴有腹股沟淋巴结肿大,有压痛。患者可出现发热、头痛、乏力等全身症状。病程为 2~3 周。

(2)复发性生殖器疱疹:原发皮损消退后皮疹反复发作,复发性生殖器疱疹较原发性全身症状及皮损轻,病程较短。起疹前局部有烧灼感、针刺感或感觉异常。外生殖器或肛门周围群簇小水疱,很快破溃形成糜烂或浅溃疡,自觉症状较轻。

3.诊断

一般凭病史和典型临床表现即可作出诊断。必要时应结合 Tzanck 涂片、酶联免疫吸附试验(ELISA)、病毒培养及核酸检测。

4.治疗

主要采用抗病毒治疗,常用药物包括阿昔洛韦或伐昔洛韦。治疗的目的主要是缓解症状、减轻疼痛、缩短病程及防止继发感染等。

(六)性病性淋巴肉芽肿

1.病因与分类

性病性淋巴肉芽肿是由沙眼衣原体引起的一种慢性性传播疾病。

2.病理生理

特征性病理改变发生在淋巴结,主要为三角形或卫星状脓肿,中心为坏死及多形核白细胞,周围区域为上皮样细胞,上皮样细胞间可见中等量的朗格汉斯细胞,有纤维及大面积的凝固坏死。

3.临床表现

早期在生殖器部位出现小水疱、糜烂或溃疡。感染数周后出现淋巴结肿大,腹股沟淋巴结红、肿、热、痛,男性有"沟槽征"以及多数瘘管呈"喷水壶"状;而女性可发生直肠炎和直肠周围炎。晚期可出现生殖器象皮肿及直肠狭窄的临床表现。

4.诊断

(1)典型症状及临床表现。

(2)血清抗体检测:检出高滴度的抗沙眼衣原体抗体对诊断该病有重要意义。

(3)衣原体培养:是诊断该病最特异性的方法,但敏感性不高。

(4)组织病理学检查:该病相对特异的组织病理学改变在诊断上有一定的参考价值。

5.治疗

治疗原则为早期治疗、规范足量、性伴同治。推荐应用多西环素、红霉素、四环素或米诺环素。对急性腹股沟综合征,应予以充分引流,以防形成腹股沟溃疡。直肠狭窄初期时可做扩张术,严重的直肠狭窄可采用手术治疗。手术前后必须完成数月或足够疗程的抗生素治疗。

(七)获得性免疫缺陷综合征(艾滋病)

1.病因与分类

艾滋病是由感染人类获得性免疫缺陷病毒(HIV)引起,以获得性免疫缺陷为特征的性传播疾病。

2.临床表现

HIV感染后,最开始的数年至十余年可无任何临床表现。一旦发展为艾滋病,患者可有各种临床表现。一般初期的症状如同普通感冒、流行性感冒样,可有全身疲劳无力、食欲缺乏、发热等,随着病情的加重,症状日渐增多,如皮肤、黏膜出现白念珠菌感染,出现单纯疱疹、带状疱疹、血疱、瘀斑等;以后逐渐侵犯内脏器官,出现不明原因的持续性发热,可长达3～4个月;还可出现咳嗽、气促、呼吸困难、持续腹泻、便血、肝脾大,并发恶性肿瘤等。同时,艾滋病患者也可合并一些罕见的疾病如肺孢子虫肺炎、弓形虫病、非典型性分枝杆菌感染、真菌感染和卡波斯肉瘤等。

3.诊断

根据流行病学史和临床表现,结合实验室检查HIV抗体由阴性转为阳性即可诊断,或仅实验室检查HIV抗体由阴性转为阳性即可诊断。

HIV抗体检测存在窗口期。约80%的HIV感染者感染后6周初筛试验可检出抗体,几乎100%的感染者12周后可检出抗体。

4.治疗

目前尚缺乏根治HIV感染的有效药物。治疗目标是:最大限度和持久地降低病毒载量;获得免疫功能重建和维持免疫功能;提高生活质量;降低HIV相关的发病率和病死率。

第二节 泌尿生殖系统损伤

一、泌尿生殖系统损伤急救原则

创伤患者的急救主要是复苏治疗,往往由急救小组首先在现场进行,当患者进入急诊室后迅速由多学科专业人员进行系统性的复苏。复苏的目标包括:①恢复心、肺和神经系统的功能;②对危及生命的状况作出迅速的诊断;③预防多系统损伤导致的并发症。初步复苏过程可分为三个阶段:初步评估、二次评估和最终评估。

(一)初步评估

遵循复苏的ABC原则,检查评估患者的呼吸道、呼吸和循环状况。

1.呼吸系统

(1)建立安全呼吸道。

(2)面罩给氧或气管插管机械通气。

(3)固定颈部。

2.循环系统

(1)评估循环系统功能(脉率和收缩压)。

（2）复合伤患者最常见的低血压原因为继发于出血导致的低血容量，应当对低血容量休克患者迅速给予静脉注射等张的晶体液并评估患者对输液的反应（脉率和血压）。

需要注意的是，低血容量性休克并不总是出现低血压。在年轻患者，由于血管迅速收缩等代偿机制的存在，即使丢失高达35%的血容量也可能不出现显著的血压下降。另外，还要考虑到其他的非低血容量原因导致的低血压：①张力性气胸；②心脏压塞；③心肌梗死；④神经源性因素（脊髓损伤）。

3.尿液分析

每个创伤患者都需要常规进行尿液检查，因为这项检查能提供是否存在尿路损伤的有价值的信息。但是，即使没有发现血尿也不能排除尿路损伤的可能性，如在加速（或减速）性损伤导致的肾损伤患者可能不出现血尿。

4.血液检查

常规血细胞计数，生化、凝血功能检查，传染病（肝炎、梅毒、HIV）免疫学检查及交叉配血。在初步评估过程中发现危及生命的损伤时，应立即进行复苏治疗（如对气胸患者进行胸腔引流）。在初步评估过程中决定是将患者转入手术室还是进入放射科检查。

5.影像学检查

进行何种影像学检查由当地的医疗条件决定。严重创伤的患者应用胸部、腹部和骨盆的CT来明确是否存在显著的胸部、腹部和骨盆的损伤。如果当地没有条件进行CT检查，则进行仰卧位的胸部、腹部和骨盆的X线检查以确定是否存在肋骨和骨盆骨折以及胸、腹腔和盆腔是否存在大量的积血，对于没有明确出血部位的存在持续性低血压的患者则需要进行诊断性腹膜腔穿刺或有重点的腹部超声检查寻找隐性出血部位。

（二）二次评估

完成初次评估后进行二次评估，在这一阶段获取患者的完整病史并进行自上而下的体格检查。根据体检结果有选择地进行骨骼X线检查。

（三）最终评估

这一阶段的重点是应用临床的或影像学的手段确定特异性的器官损伤。

在所有的初步复苏的三个阶段中，需要持续监测和评估生命体征（血压、呼吸频率、血气、尿量和体温）。血管内压力的监测可以选择性地通过中心静脉和肺动脉导管来进行。需要反复进行再评估以检查患者状态的变化并采取适当的治疗措施。

二、肾损伤

（一）临床表现

肾是被肾周脂肪、脊柱、肌肉、下位肋骨和腹腔内容物包裹的腹膜后器官，因此，肾相对不容易受伤（占所有外伤的1%～5%）。使肾受伤常需要达到很大强度的力量，故肾损伤常与其他脏器的损伤并存（如肝、脾、肠系膜、肠等）。由于被其他结构掩盖，肾损伤可能未在第一时间被发现。为确诊或排除肾损伤，需要影像学检查辅助。儿童的肾周脂肪相对较少、肾相对更大、保护性的肌肉更弱、肾周脂肪缓冲更弱、肋骨更易弯折，因此儿童更容易出现肾损伤。

虽然严重肾损伤多伴有肉眼血尿，但有些严重的肾损伤可能不出现血尿，因此血尿的有无及程度与肾损伤的严重程度不绝对相关。总体而言，钝性伤患者伤及肾时更可能出现肉眼血尿；相反，严重穿透伤的患者可能不出现血尿（肾血管损伤、肾盂输尿管损伤或输尿管撕脱伤)。

(二)创伤分类

依据损伤原因,肾损伤可分为钝性伤和穿透伤,其分类与患者是否需要手术探查止血密切相关。大量临床经验显示,95%的钝性伤可采取非手术治疗,而50%的刺伤及75%的枪击伤需要手术探查。

1.钝性伤

80%的肾损伤由腹部、腰部及后背的钝性创伤造成。最常见的病因为车祸伤(直接创伤的同时经历较大加速度造成剧烈震荡),表面看上去较轻的创伤,如从高空跌落、腰部摔伤及运动伤也可能引起明显的肾损伤。由于肾蒂是连接肾及其腹膜后固定结构的关键部位,因此剧烈加速度常引起肾蒂损伤(肾血管撕裂或血栓,肾盂、输尿管交界部破裂)。

2.穿透伤

腰部、下胸部及前腹部的刺伤或枪击伤可造成肾损伤,此类肾穿透伤多伴有腹腔内其他脏器的损伤(表6-2)。近50%的肾穿透伤伴血尿症状的患者属于Ⅲ、Ⅳ级或Ⅴ级肾损伤。腋前线以前的穿透伤更容易伤及肾血管及肾盂;而腋前线以后的穿透伤常伤及肾实质,损伤程度相对较轻。因此,腰部(腋前线以后)的刺伤常可能不需要手术处理。

低速枪击伤的伤口特点与刺伤相仿;高速枪击伤(速度>350 m/s)可造成周围组织拉伸(瞬时空腔),从而引起更严重的组织损伤。

表6-2 肾穿透伤伴其他脏器损伤的概率

其他脏器	损伤概率(%)
肝	45
胃	25
胰腺	25
小肠	25
脾	20
右结肠	20
左结肠	15
大血管	15
十二指肠	15

3.肾损伤分级

根据AAST的标准,可通过CT将肾损伤程度分为5级(表6-3、图6-1),级别越高则预后越差。

表6-3 肾损伤 AAST 标准

分级	损伤程度
Ⅰ级	挫伤,不伴肾实质裂伤和肾周血肿
Ⅱ级	深度<1 cm 的肾皮质裂伤,无尿液外漏(无集合系统损伤)
Ⅲ级	深度>1 cm 的肾皮质裂伤,无尿液外漏(无集合系统损伤)
Ⅳ级	肾实质裂伤累及肾髓质和集合系统,或肾动、静脉受损伴出血
Ⅴ级	肾完全破裂或肾门血管损伤(动脉血栓、血管撕脱)

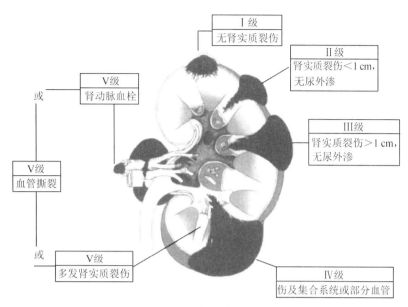

图 6-1 肾损伤分级

(三)诊断

1.血流动力学稳定的患者

(1)病史:创伤性质(钝性伤、穿透伤)。

(2)体格检查:检查脉率、收缩压、呼吸频率、伤口穿入或穿出位置、腰部其他外伤及肋骨骨折情况。所记录到的最低收缩压是决定是否进行肾影像学检查的一项关键指标。

(3)实验室检查:尿液分析对判断肾损伤的可能性至关重要,也是肾影像学检查的依据。血尿(红细胞定性试验呈阳性或镜检红细胞>5 个/HP)表示存在肾损伤的可能,但血尿的严重程度不一定反映肾损伤的严重程度。也须行血常规检查和血生化检查。

(4)肾影像学检查:适应证包括①肉眼血尿;②胸腔及腹腔穿透伤(刀、子弹);③镜下血尿(镜检>5 个/HP)或红细胞定性试验呈阳性合并低血压患者(伤后任意一次收缩压<90 mmHg);④剧烈加(或减)速外伤史(高坠伤、高速交通事故等),较低高度跌坠也可能造成严重肾损伤,但不一定表现出休克(收缩压<90 mmHg)或血尿(肾盂、输尿管连接部破裂使出血无法引流至膀胱);⑤镜下血尿或红细胞定性试验呈阳性的小儿肾损伤患者。

(5)影像学检查的选择:对于怀疑肾损伤患者的确诊,增强 CT 已取代了静脉尿路造影(IVU)的地位。相对于 IVU,增强 CT 能提供更清晰的创伤图像,使肾实质及集合系统的创伤分级更准确,从而更有利于后续临床决策。增强 CT 于注入造影剂数分钟后便可采集到动静脉影像,10~20 分钟后造影剂就可到达集合系统。

虽然超声可探查双肾外形并识别动、静脉血流情况(多普勒超声),但不能准确识别实质撕裂伤、集合系统损伤或尿液外漏,除非外漏的尿液已形成尿囊肿。

影像学检查的目的在于:①创伤分级;②记录对侧肾的外形及功能;③检查其他相关损伤。

增强 CT 扫描需关注:①实质裂伤的深度;②皮质强化(无强化提示肾动脉受损的可能);③尿液外漏(造影剂内侧漏出提示肾盂或肾盂、输尿管连接部破裂);④腹膜后血肿的有无、大小及位置(肾内侧血肿提示血管损伤);⑤邻近器官受损情况(肠、肝、脾、胰等);⑥对侧肾是否正常。

2.血流动力学不稳定的患者

血流动力学不稳定可能妨碍标准的影像检查(CT)。这类患者须立即送往手术室止血。同时,术中IVU需在以下情况实施:发现腹膜后血肿和(或)患者存在肾切除的可能性。

术中IVU:休克患者需要紧急开腹探查;如进入手术室前无法进行CT扫描,术中发现存在腹膜后血肿,此时需在注入造影剂(2 mL/kg)10分钟后行单次X线摄片,以判断对侧肾是否存在损伤,外形及功能是否正常,原因是这类患者可能需要切除患肾。

(四)治疗

肾损伤诊疗流程如图6-2所示。

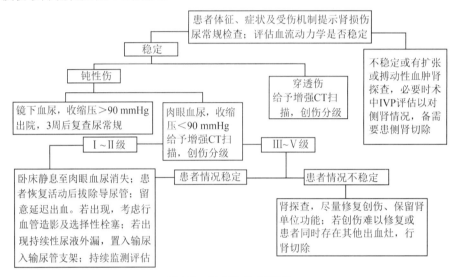

图6-2 肾损伤诊疗流程

1.非手术治疗

95%的钝性伤、50%的穿刺伤及25%的枪击伤患者可接受非手术治疗。分级为Ⅰ～Ⅲ级的肾损伤患者无论创伤机制为何,均可予以单纯观察期待和对症治疗。高分级(Ⅳ级或Ⅴ级)肾损伤患者若血流动力学稳定也可考虑非手术治疗,但须密切监测患者的生命体征,适当补液,及时复查影像学检查。

对于可非手术治疗的患者,经CT评级后给予卧床休息(无严格的时间标准),直至肉眼血尿消失(若血压下降须补充容量);若发现尿液外漏,给予抗生素治疗。

在患者其他伤情稳定及恢复自主排尿能力之前,有必要留置导尿管引流尿液。

肾动脉血栓只有在独肾或对侧肾功能严重受损时需要行手术处理。

2.手术干预指征

(1)绝对适应证(无论钝性伤或穿刺伤):①血流动力学不稳定,补液或输血无法纠正;②危及生命的出血;③尿液外漏合并其他脏器损伤(如肠、胰等);④扩张的肾周血肿或搏动性肾周血肿。

(2)扩张的肾周血肿或搏动性肾周血肿提示肾蒂撕脱,其中20%的患者可不出现血尿。

(3)尿液外漏本身不是开腹探查的指征,80%～90%的此类损伤可自行愈合。但在并发肠或胰损伤时,手术指征应放宽,因为此时可能继发严重的败血症。此时,应在修复损伤和充分引流的同时将大网膜置于肾与肠或胰腺之间将其隔开。如果 CT 检查发现造影剂大量外漏,应考虑留置双 J 管。若患者出现迁延性肠梗阻或发热,需要复查影像学检查,因为感染症状提示可能存在尿性囊肿,需要经皮引流。持续性的尿液外漏须行肾探查。

3.肾探查手段

(1)取腹部中线切口,可暴露肾蒂,便于处理肾动脉和肾静脉,可检查其他脏器受损情况。

(2)上翻小肠建立进入后腹膜的通道,在肠系膜下动脉上方切开覆盖主动脉的腹膜。巨大的肾周血肿可能影响切口的定位,此时需找到肠系膜下静脉并在其内侧做切口,暴露主动脉后即可暴露下腔静脉,进而找到肾动脉和肾静脉。吊线标记所有上述血管。将大肠提起并离开后腹膜以暴露肾。可通过吊线对血管加压控制出血。肾内出血时血管可用 4-0 可吸收线缝合。对经过肾实质的缝线打结时,可加盖止血纱,经肾包膜在止血纱上方打结,这样可避免缝线切碎脆弱的肾实质。

(3)术中发现持续扩张或搏动性的肾周血肿常表示肾蒂损伤(撕脱或撕裂),为控制出血可能需要行肾切除。而对于术中发现稳定的非搏动性腹膜后血肿,其处理方案存在争议,大部分医师认为可不给予特殊处理。须注意的是,手术探查可能增加肾切除的风险(因为探查术中肾切除可能成为唯一能控制出血的方案)。因此,探查与否须取决于是否有术前或术中影像检查,以及检查结果是否正常(表 6-4)。

表 6-4 术前或术中影像学检查结果与处理方案选择

术前或术中影像检查结果	处理
正常	无特殊处理
不正常,对侧肾正常	探查并修复损伤
不正常,对侧肾不正常或缺如	无特殊处理(因为探查术中肾切除可能成为唯一能控制出血的方案,这对于对侧肾正常的患者是灾难性的)
无检查	探查并修复损伤

4.术后监护注意事项

术后仍须持续监测患者的生命体征、尿量等,并留意是否存在并发症。

(五)并发症

1.早期并发症

(1)延迟出血:1.5%的钝性伤术后患者、4%的穿刺伤术后患者、1%～6%的钝性伤非手术治疗患者及 20%经规范处理后的穿刺伤患者可能出现延迟出血。出现延迟出血后,75%的患者需要再次接受手术,而这其中 60%的患者须行肾切除。

(2)尿液外漏及尿性囊肿形成:存在于 2%～20%的钝性伤和 10%～25%的穿透伤患者。体积小而无感染者常自愈;体积大者需考虑留置双 J 管,持续漏尿者须行修复手术。

(3)脓肿形成:易感因素包括创伤急性期后腰痛、发热、肠梗阻。CT 和超声可用于脓肿的确诊,确诊后需经皮引流。

(4)肾动静脉瘘:最常见原因为医源性损伤,包括肾活检、经皮肾镜技术(PCNL)及开放性的结石或肿瘤手术。肾动静脉瘘通常较小并可自愈,但也可能出现腹膜后出血、集合系统出血(表现为严重血尿)、镜下血尿、腹部听诊杂音、高血压、心动过速、高输出量性心力衰竭。可通过选择性肾动脉造影确诊,确诊后可行动脉栓塞(首选)、部分或完全肾切除。

2.晚期并发症

(1)肾功能下降。

(2)高血压:在肾动脉受损、肾动脉血栓、血肿压迫、肾纤维化(Page 肾)中,肾缺血后引起过多的肾素释放,可能引起肾损伤,数月或数年后出现高血压。创伤后高血压的确切发病率不详(<1%)。

三、输尿管损伤

(一)输尿管损伤类型、原因及机制

1.外源性损伤

由于周围肌群、骨骼及腹腔脏器等结构的保护作用,外源性输尿管损伤很少见。输尿管外源性损伤包括钝性伤(如高速交通事故、高处坠落等)和穿刺伤(刀具或子弹伤)。

2.内源性损伤(医源性损伤)

任何操作复杂的腹部及盆腔手术,无论是妇科、产科、普外科或泌尿外科手术都有导致输尿管损伤的潜在风险,腹腔镜手术的发展与普及是导致输尿管损伤的一个重要因素,输尿管镜损伤是当前医源性输尿管损伤的主要原因。输尿管可能被离断、结扎或牵拉成角;电刀切除输尿管节段或电凝损伤;输尿管镜操作可导致输尿管穿孔、裂伤甚至脱套。

(二)诊断

1.外源性损伤

在高度怀疑输尿管损伤的情况下,根据上述外源性损伤类型、原因及机制作出判断。腹部穿透伤需要高度怀疑输尿管损伤的存在,急性损伤伤口的位置是辨别输尿管损伤的唯一的预测因素。血尿是输尿管损伤的非特异性指标,25%～45%的外源性输尿管损伤患者并不出现血尿。多数情况静脉肾盂造影或 CT 下扫描可以确定是否存在输尿管损伤。如果输尿管的完整性仍存疑,可以进行逆行输尿管造影。

应特别注意的是,存在外源性输尿管损伤的患者,往往伴有其他脏器的损伤,包括小肠、结肠、肾及膀胱损伤等,且具有较高的病死率,因此不能单纯满足于输尿管损伤本身的诊断。

2.内源性(医源性)损伤

在手术过程中疑有输尿管损伤时,往往直到术后数日或数周后才出现明显的症状。开放手术中出现的输尿管损伤有 1/3 的病例术中就被发现,而与之相反,腹腔镜手术中输尿管的损伤很少被发现。

(1)术中诊断:输尿管镜操作过程中出现的挫伤及穿孔可以留置双J管治疗。腹部或盆腔手术中出现输尿管损伤,拖出肠管以尽可能地暴露疑似损伤的部位,控制出血,应当检查双侧输尿管。①直接探查输尿管:这是检查输尿管损伤最直接的方法,但需要显露相当长的一段输尿管以明确其是否存在损伤。输尿管下段的暴露难于输尿管上段的暴露;②肾盂或输尿管内注射亚甲蓝:从注射部位下方的输尿管节段寻找亚甲蓝的漏出部位;③术中单次 IVU:静脉注射 2 mL/kg 的造影剂后 10 分钟摄片,观察造影剂有无外渗及外渗的部位。外伤导致的输尿管损伤不像肾损伤,术前常用的尿液分析、CT 扫描和术中单次 IVU 通常用处不大,基本上能确定是否存在输尿管损伤和损伤的部位。但在缺乏更好的工具的情况下,仍建议术中单次 IVU 联合手术探查以检查有无输尿管损伤并评估对侧肾的功能状态;④术中逆行输尿管造影:可通过切开膀胱或通过膀胱镜置入导管的方法进行。这是一种明确输尿管损伤存在与否的极为精确的方法,可以比较容易地检查双侧输尿管。

(2)术后输尿管损伤的诊断:内源性输尿管损伤通常在术后数日内就可以表现得很明显,但也可能延迟数周、数月甚至数年后才发现(表现为腰痛、子宫切除术后尿失禁,持续性的漏尿提示存在输尿管阴道瘘)。输尿管损伤后可能出现的症状和体征包括:①肠梗阻;②持续性发热或尿脓毒症;③引流管、腹部切口或者阴道持续流出液体,流出液体进行肌酐检查,肌酐水平显著高于血清或与尿肌酐水平相等(尿肌酐水平至少为 300 μmol/L);④输尿管被结扎可能出现腰痛;⑤出现腹部包块提示存在尿性囊肿;⑥不明原因的腹痛;⑦手术标本病理检查发现输尿管节段。

(3)检查方法:IVU 或者逆行输尿管插管造影(图 6-3)。IVU 常显示输尿管梗阻或偶尔出现损伤部位造影剂漏出。超声检查可能显示肾积水,倘若输尿管被横断,尿液流入腹膜后隙或腹腔则可能不出现肾积水。

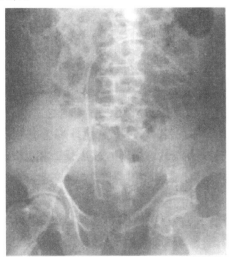

图 6-3　输尿管损伤

患者行马蹄肾左肾切除术,术后患者出现无尿,留置右输尿管双 J 管后造影证实右输尿管损伤,给予二次手术行右输尿管端端吻合

(三)治疗

1.输尿管损伤修复的时机

通常情况下,输尿管损伤确诊时是输尿管损伤修复的最佳时间,但在下述情况下可进行延迟修复:①严重的出血性休克、无法控制的术中出血,患者病情不稳定,不能耐受更长时间的麻醉及手术;②需要进行输尿管损伤修复的部位存在活动性感染的证据。第 1 类情况需要留置经皮肾造口管,等病情稳定后再行手术修复;对于存在感染的患者可静脉应用抗生素,直到患者退热后再进行延迟修复。

2.病因性治疗

(1)根据以下情况选择治疗方法:①输尿管损伤是否被立即发现;②输尿管损伤的部位;③输尿管损伤的程度;④其他因素,如冲击伤可能会导致输尿管及其周围组织的附带损伤,这种损伤在手术时可能不明显,看上去正常的输尿管后期可能出现延迟性的坏死。

(2)可供选择的治疗方法。

1)双 J 管内支架引流术:可通过膀胱镜或切开膀胱进行。置入双 J 管并保留 3~6 周,适用于轻度的输尿管损伤。

2）输尿管部分横断：一期缝合。

3）输尿管断端吻合术：输尿管横断，断端足够长，可进行无张力的输尿管断端吻合术。

4）肾盂成形术：适用于肾盂或肾盂、输尿管交界处裂伤，原则及方法同输尿管断端吻合术。

5）输尿管膀胱再植（输尿管膀胱吻合术）和应用腰大肌悬吊技术（psoas hitch）或膀胱瓣技术（Boari's flap）进行的下段输尿管的重建技术：适用于输尿管下段损伤，存在输尿管与膀胱吻合部位是否进行抗反流的争议时。一些学者倾向于选择不抗反流的非隧道式吻合技术，因为发生反流的风险要低于吻合口狭窄的风险。

6）经输尿管断端吻合术：输尿管断端跨越中线与对侧输尿管端侧吻合，适用于输尿管中段损伤的延期修复，也可用于无法进行输尿管端端吻合或膀胱瓣、膀胱角吻合无法施行的中段或远端输尿管损伤（通常是由于严重的膀胱瘢痕、先天性小膀胱、长段的输尿管损伤或缺失），成功率较高，但理论上存在导致一侧输尿管损伤发展成双侧输尿管损伤的可能性，目前很少采用。

7）肠代输尿管术：通常选择回肠，适用于输尿管损伤较长长度患者的延期修复，成功率高。远期并发症包括吻合口狭窄和输尿管瘘。

8）自体肾移植术：用于复杂的输尿管缺失以及采取多种治疗手段进行输尿管修复都失败的患者，这一方法是肾切除前最终的手段。移植肾功能的丧失是需要注意的问题。

9）永久性经皮肾造口术：患者预期寿命有限的情况下可以考虑选择这一手术。

10）肾切除术，传统上用于血管移植手术（如腹主动脉及双侧股动脉移植术治疗腹主动脉假性动脉瘤）过程中出现的输尿管损伤。但目前的趋势是对这一类输尿管损伤进行手术修复并保留肾，只有当术后出现漏尿（输尿管吻合部位留置的引流管持续有液体流出）才考虑进行肾切除术。

11）双 J 管内支架引流术：一些输尿管损伤并未损伤到输尿管周径，输尿管损伤区域存在连续性，这时双 J 管内支架引流术可能是合适的病因性治疗手段。输尿管被结扎且被立即发现，在输尿管的活性未损害的情况下，可以拆除结扎的缝线，留置双 J 管（可能的话可通过膀胱镜操作，如果不能则切开膀胱）。如果延迟发现输尿管结扎，切除受影响的输尿管节段并进行输尿管断端吻合术可能是安全的。对于输尿管横断等输尿管严重受损的患者，手术修复原则上都需要留置跨越吻合口部位的双 J 管。一般支架管须留置 3～6 周。移除支架管时，进行逆行输尿管造影以明确原发损伤部位是否存在持续性造影剂漏出和输尿管狭窄的证据。

3. 输尿管损伤手术的一般原则

（1）输尿管断端应当修剪至出现出血的有活性的部位然后再进行吻合。

（2）吻合部位无张力。

（3）输尿管横断，断端应当铲形切开后再进行吻合，以减少吻合口狭窄的可能性。

（4）留置穿越吻合部位的支架管。

（5）黏膜对黏膜水密吻合。

（6）应用 4-0 可吸收线吻合。

（7）吻合口周围留置引流管充分引流。

四、膀胱损伤

(一)发病原因

经尿道膀胱肿瘤电切术(TURBT)、膀胱镜下活检、经尿道前列腺电切术(TURP)、膀胱碎石术、下腹部或背部刀刺伤、剖宫产术(特别是急诊剖宫产)、骨盆部位的钝性伤(骨盆骨折或醉酒者受到的"轻微"外伤)、减速伤(如膀胱充盈时减速,安全带导致的不伴有骨盆骨折的膀胱裂伤)、膀胱扩大术或新膀胱术术后的膀胱自发性破裂以及全髋关节置换。

(二)损伤类型

1.腹膜内型膀胱损伤

覆盖在膀胱表面的腹膜同时破裂,尿液流入腹膜腔。

2.腹膜外型膀胱损伤

腹膜完整,尿液进入膀胱周围间隙,但未进入腹膜腔。

(三)诊断

在内镜泌尿外科手术过程中(如 TURBT、膀胱碎石术),通过目视检查不难作出诊断:可看到膀胱壁上的暗洞,有时可看到另一侧的肠管。不需要进行进一步的诊断性检查。

在创伤患者,出现经典的三联征提示存在膀胱裂伤的可能性:①耻骨上疼痛和体检时存在压痛;②难以排尿或无法排尿;③血尿。其他体征,如腹胀和肠鸣音消失(提示存在腹腔内尿液导致的肠麻痹)。

上述症状和体征是进行逆行膀胱造影的指征。有时在进行骨盆骨折固定手术时才能作出准确的诊断。

影像学检查主要以逆行膀胱造影或 CT 膀胱造影为主。①确保造影剂能够充分充盈膀胱(图 6-4)。如果膀胱充盈不充分,血块、网膜或小肠可能进入损伤部位从而导致无法作出诊断。成年人需要 400 mL 造影剂,儿童的基础用量为 60 mL,每增加 1 岁增加 30 mL,最大用量为 400 mL;②造影剂自膀胱完全引流出以后要再次进行摄片(引流后摄片)。因为后位的膀胱损伤可能被造影剂充盈的膀胱所掩盖;③腹膜外型穿孔,造影剂外渗局限于膀胱邻近的区域,而腹膜内型膀胱损伤则有可能看到造影剂标示出的肠袢轮廓。

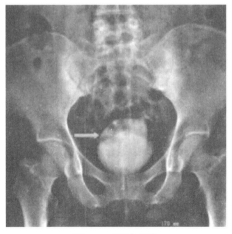

图 6-4　膀胱损伤

患者行子宫切除术,术后 2 周患者阴道流液,逆行膀胱造影见膀胱区造影剂外漏(箭头所指)

（四）治疗

1.腹膜外型膀胱损伤

保留尿管 2 周，随后进行膀胱造影以确保穿孔愈合。腹膜外型膀胱裂伤进行膀胱修补的指征：①CT 检查膀胱显影示自行愈合的可能性小；②CT 显示骨刺突入膀胱；③患者开放手术进行骨盆骨折的内固定，可以同时修补膀胱。

2.腹膜内型膀胱损伤

通常腹膜内型膀胱损伤都需要手术修补，预防尿液进入腹膜腔导致的并发症。

3.膀胱扩大术后自发破裂

膀胱扩大术或新膀胱术术后数月或数年后偶尔可能发生自发破裂，通常没有外伤史。如果有脊柱裂或脊髓损伤的病史，患者通常对膀胱充盈和盆腔疼痛的感知能力受限，因此发病后他们感觉到的腹痛可能是轻微且模糊的。患者可能存在败血症的表现。对进行过膀胱扩大或新膀胱术并表现出非特异性疾病体征的患者需要高度警惕膀胱自发破裂的可能性。膀胱造影通常可以确诊，如果存在疑问，考虑手术探查。建议术后行膀胱造口。

五、尿道损伤

（一）损伤机制

骨盆骨折是引起男性后尿道损伤最常见的原因，典型的损伤为尿道前列腺部与膜部交界处或尿道球部与尿道膜部交界部的牵拉伤，可为部分撕裂或完全撕裂。

男性前尿道损伤多由骑跨伤时耻骨联合与硬物上下挤压尿道海绵体引起。其他机制包括会阴部损伤、阴茎折断、生殖器穿透伤等。

相较于男性，女性患者的尿道不容易受到损伤，但骨盆骨折也可能造成起自膀胱颈的纵行撕裂，导致与男性后尿道损伤机制类似的牵拉伤。女性尿道损伤通常伴有直肠损伤和阴道损伤，外阴水肿及阴道口出血提示尿道损伤的可能。

在骨盆骨折所致的尿道损伤中，10%～20%的患者合并有膀胱损伤，患者还常合并有头部、胸腔、腹腔（脾、肝、肠系膜等）、盆腔（膀胱、阴道、直肠、盆腔主要动静脉）和生殖道损伤。

（二）临床表现

1.骨盆骨折后尿道损伤

（1）尿道口滴血：发生于 40%～50%的患者，即有 50%～60%的尿道损伤患者并未见尿道口滴血。

（2）肉眼血尿。

（3）排尿障碍。

（4）会阴部或阴囊区瘀斑。

（5）影像学检查见前列腺位置上移。

（6）导尿管置入失败。

（7）前列腺位置上移：是指前列腺部尿道与膜部尿道完全分离，位置在盆腔血肿的推挤下向上抬高，此为后尿道断裂的典型症状。传统的骨盆创伤后体格检查方法包括直肠指检，目的是探查前列腺是否在原本的位置上，然而仅依靠直肠指检诊断前列腺位置上移是不可靠的，因为在盆腔血肿的干扰下，位于正常位置的前列腺也可能触诊不清，导致误诊为前列腺位置上移；相反，有些明显的盆腔血肿也可能摸起来像正常的前列腺，导致将前列腺位置上移误诊为前列腺位于正常位置。现在对骨盆骨折患者进行体格检查时仍要进行直肠指检,目的不是诊断前列腺位置上移,而是评估直肠损伤情况(有无指套带血等)。当然,直肠损伤也可以不伴直肠出血。

2. 前尿道损伤

骑跨伤时,患者通常表现为排尿困难和肉眼血尿,伴有阴茎根部皮下出血和尿道断端周围血肿。如果损伤导致阴茎深筋膜破裂(阴茎浅筋膜的深层),尿液和血液可以进入阴囊,导致水肿和"蝴蝶翼样"瘀斑形成(图 6-5),形如会阴浅筋膜(腹股沟和会阴部浅层筋膜的膜性部分)在解剖学上的范围。

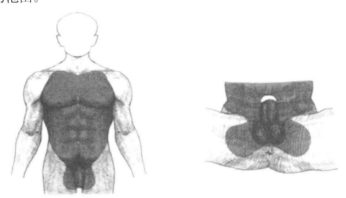

图 6-5　Buck 筋膜破裂后的蝴蝶翼样挫伤

阴茎筋膜(图 6-6)从浅到深分别为①阴茎皮肤;②阴茎浅筋膜(Dartos 筋膜),为腹股沟和会阴浅筋膜(Colles 筋膜)的延续;③阴茎深筋膜(Buck 筋膜);④白膜,包绕阴茎背侧的两个棒状勃起组织,即阴茎海绵体,以及包绕阴茎腹侧的尿道海绵体,其中有尿道通过。

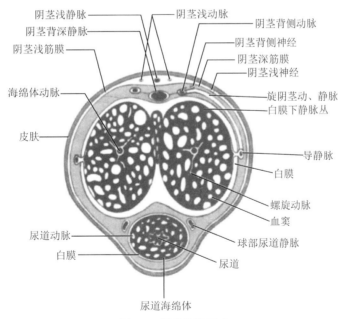

图 6-6　阴茎筋膜层次

前尿道断裂时形成"蝴蝶翼样"瘀斑的解剖学原理:如果尿道损伤时阴茎深筋膜完整,则挫伤瘀斑沿阴茎长轴呈袖套样分布;如果尿道损伤时阴茎深筋膜破裂,则出血可以沿着会阴浅筋膜的附着点向会阴部和腹股沟区蔓延,使得挫伤瘀斑在会阴部按会阴浅筋膜附着的形状形成"蝴蝶翼样"挫伤,同时会阴浅筋膜与腹壁浅筋膜深层相互延续,因此挫伤瘀斑也可以向腹壁蔓延。

(三)诊断

尿道损伤的症状及体征变异性较高,因此仔细的病史采集、体格检查及影像学检查对于判断受损部位的位置及程度非常重要。

1.临床表现

见上述。

2.影像学检查

(1)全腹、盆腔 CT 检查:观察腹腔(肝、肠道、脾)和盆腔(如膀胱、直肠)内重要脏器的损伤情况。

(2)逆行性尿道造影:是检查尿道损伤的最佳手段。有的单位进行逆行性尿道造影的指征是尿道口滴血,也有一些单位对所有耻骨支断裂的骨盆骨折患者进行逆行性尿道造影检查。

如果尿道完整,则可进一步进行逆行性膀胱造影以明确膀胱是否完整。

3.逆行性尿道造影注意事项

(1)无菌操作:可使用碘海醇造影剂{5-[N-(2,3-二羟丙基)乙酰胺基]-N,N'-双(2,3-二羟丙基)-2,4,6-三碘-1,3-苯二甲酰胺,分子式为 $C_{19}H_{26}I_3N_3O_9$},也可以使用其他造影剂进行。

(2)患者取倾斜仰卧体位,靠下方的一只腿取臀部和膝部弯曲位,另一腿伸直。

(3)取 12 号尿管自尿道外口置入 1～2 cm 至舟状窝处,向尿管的球囊内注入 1～2 mL 水或使用阴茎钳固定尿管位置并防止造影剂从尿道外口溢出。

(4)在注入造影剂的同时连续进行 X 线透视检查,直到尿道全段显影。注意,正常尿道显影时在尿道进入盆底处(即膜部尿道处)可出现一生理性狭窄段,其后方的前列腺尿道段同样显得较球部尿道更狭窄,上述表现属正常尿道造影。

(四)治疗

1.后尿道损伤

伤后即刻(48 小时内)行开放尿道重建手术很可能导致尿道狭窄(70%)、尿失禁(20%)、阳痿(40%),且术后出现尿道再狭窄的可能性很高,原因是伤后周围组织的血肿和水肿导致组织结构难以辨认,尿道断端难以松解活动并做到无张力吻合。

大多数后尿道损伤患者的治疗需要推迟 3 个月以上,待周围组织的水肿和血肿完全消除后再进行手术治疗,只要水肿和血肿消除,后尿道的断端两侧就容易靠拢,可减少术中需要移动尿道的范围,为修复重建手术创造条件。大多数后尿道损伤可以行端端吻合尿道成形术,仅部分患者适合内镜下运用冷刀或激光切开尿道狭窄部位。

在后尿道损伤伴有会阴部开放伤口,且尿道断端距离较近时(无较大血肿形成),可以尝试一期行尿道修复重建手术。

2.骨盆骨折伴尿道损伤

耻骨上膀胱造口:是处理骨盆骨折伴尿道损伤的标准方案。在骨盆骨折的情况下,通过开放手术的方式置入膀胱造口管比经皮穿刺置入膀胱造口管要更好,不仅因为开放手术可以同时在直视下探查并修补膀胱损伤,还因为经皮穿刺的方式有可能将导尿管穿入此类情况下常见的盆腔血肿中。造口管留置于盆腔血肿中也可以暂时起到引流尿液的作用,原因是尿道断裂后尿液外溢,但此时造瘘管有可能成为盆腔血肿的感染源,导致危及生命的脓毒血症。如影像学检查已排除膀胱损伤,可在 B 超引导下进行膀胱穿刺造口,也是一种较好的膀胱造口方式。

3. 骨盆骨折伴膀胱和尿道损伤

(1)尝试导尿,若成功且膀胱造影显示膀胱破损位于腹膜外,则留置导尿管直至膀胱损伤恢复(通常需要 2～3 周)。

(2)如果尝试导尿失败(通常是由于尿道完全断裂),则可选择通过开放手术的方式留置耻骨上膀胱造口管,可在留置造口管的同时探查膀胱情况,必要时修补膀胱损伤。由于尿道断裂,尿管不能从尿道置入膀胱,导致膀胱造影检查无法进行,故有必要在直视下探查膀胱损伤情况。

4. 对骨盆骨折患者行导尿术

在无尿道外口滴血的情况下,则可自尿道外口轻柔地插入导尿管。虽然有建议认为在此情况下置入导尿管可能使一个局部的尿道破裂转变为一个完全性尿道断裂,但美国主要的几家创伤中心没有发现任何不完全尿道破损通过导尿转变为完全尿道断裂的证据,通常也对疑有尿道断裂的患者进行一次轻柔的尿管置入尝试。一旦在置管过程中感受到任何阻力,停止置管并进行逆行性尿道造影检查,如果逆行性尿道造影提示尿道完整,则继续进行尿管置入,在此期间辅以足量的润滑剂;如果逆行性尿道造影提示尿道断裂,则取开放途径进行耻骨上膀胱造口以进一步检查评估膀胱的完整性,并尝试修补膀胱破损。

5. 前尿道损伤

尿液自尿道断端溢出可以在尿道周围形成一个尿性囊肿,继发炎症反应和进一步形成狭窄。如同时伴有尿液细菌感染,则可能形成脓肿并破溃至皮下,导致尿道皮肤瘘形成,更罕见者可导致富尼埃坏疽(Fournier gang-erene)形成。尿流改道(置入尿管或耻骨上膀胱造口)可以阻止进一步的尿液外溢,抗生素的应用可以减少继发感染的可能。

(1)前尿道挫伤:典型病史有尿道口出血,逆行尿道造影未发现尿液外溢。如有排尿困难,可置入一根较细的导尿管维持 1～2 周,度过水肿期。

(2)前尿道部分破裂:尿道内逆行注射造影剂可见尿道与膀胱相通。大多数该类患者可以通过一段时间的耻骨上膀胱造口转流尿液而得到恢复,且 70% 的患者不会形成尿道狭窄。对该类患者进行一期尿道破口修补很难达到治疗目的,原因是尿道损伤部位周围的水肿和血肿导致修复手术难以进行,并且有可能导致一个小的尿道损伤破口扩大为一段长的尿道损伤。对该类患者常用广谱抗生素预防外渗尿液和血液的感染。如果伤后膀胱尿道顺行造影提示尿道损伤恢复,则可以拔出耻骨上膀胱造口管;如果造影剂在 2 周后复查时仍外溢,则应留置造口管更长的时间。

对该类患者的治疗,施行耻骨上膀胱造口管优于尿道内置入尿管,原因是尿道局部的破口有可能因为尿道置管而扩大。如果初诊时患者的膀胱不能被触及以致耻骨上膀胱造口不能安全地进行,则可以在全身麻醉下行开放的耻骨上膀胱造口术。

(3)前尿道完全断裂:尿道逆行造影时造影剂自尿道口溢出,后尿道及膀胱不能显影。此类尿道损伤可行一期修补(须由经验丰富的手术医师完成)或行耻骨上膀胱造口,待二期再行尿道修复重建。

（4）前尿道部分或完全贯通伤：刀刺伤或枪伤所致尿道损伤可行一期修补（须由经验丰富的手术医师完成）或行耻骨上膀胱造口待二期行尿道修复重建。

推荐仅在前尿道损伤伴有阴茎撕脱伤或存在开放的伤口时进行一期前尿道修补手术。

（五）术后管理

后尿道成形术后应留置导尿管至少4周，后予以膀胱尿道造影以复查尿道情况，并安排定期行尿道扩张。前尿道损伤手术后应留置尿管1～3周，后予以膀胱尿道造影，若发现造影剂外漏，继续留置尿管1～2周后复查。

对于耻骨上膀胱造口的患者，造口管应在瘘管形成后每个月更换1次，直至有条件行尿道修复手术（通常需3～6个月）。

六、阴茎、睾丸及阴囊损伤

（一）阴茎损伤

1.阴茎折断

是指勃起的阴茎的白膜与海绵体的断裂（如单侧或双侧阴茎海绵体断裂）、尿道海绵体和尿道的断裂。白膜是含有胶原和弹性蛋白的双层结构，强度很大，海绵体内压力＞1500 mmHg时才能使白膜撕裂。勃起状态下白膜变薄，遇到使阴茎弯曲的外力（如激烈的性交）使得海绵体内压力超过白膜的张力强度阈值就有出现断裂的可能。导致阴茎折断的主要原因是性交，少数情况下如自慰、阴茎勃起状态下跌落等也可导致阴茎折断。

阴茎折断通过病史和体检通常可以很快确诊。患者就诊时常诉突然的折断或爆裂的声音或感觉，伴有突然的阴茎疼痛，阴茎迅速疲软。患者阴茎肿胀并有瘀斑，有时候像紫红色的茄子。如果阴茎深筋膜破裂，瘀斑可以延伸至下腹部并进入会阴和阴囊。触诊时裂伤部位存在压痛，检查者能感受到白膜的缺损。如果尿道受损，患者出现尿道外口流血、血尿（试纸检测发现的血尿或镜下血尿或肉眼血尿）、尿痛或尿潴留。患者进行逆行尿道造影检查。

阴茎折断的治疗包括非手术治疗和手术治疗，非手术治疗包括阴茎局部冷敷，应用镇痛药和抗炎药物，停止性生活6～8周以使阴茎愈合。目前阴茎折断伤总体上倾向于早期手术修复，优点在于降低并发症发生率，减少阴茎畸形的可能性，使得瘢痕组织生成和长时间阴茎疼痛的机会减少。对于局限性血肿以及可以触及的小的裂伤，损伤部位的小的切口可以达到治疗的目的，大多数情况下采用阴茎冠状沟下方的包皮环切切口，如果能够触及折断部位，则可直接在伤处环形切开，并脱套样翻起暴露折断的部位，一般都能够更好地暴露损伤的海绵体及尿道。另外，可从阴囊的中缝处切开，沿着阴茎纵轴向阴茎远端做纵行的中线切，与前述环形切口结合，达到最佳的显露目的，适用于术前未预料到的双侧阴茎海绵体和（或）尿道损伤患者。白膜裂口部位推荐采用2-0或3-0可吸收线缝合，注意避免结扎海绵体深部血管和过多地切除影响勃起功能的海绵体组织。尿道部分裂伤应当置入尿管后用可吸收线缝合，尿道完全断裂则需要清创、游离尿道断端、置入尿管并无张力修复。

2.刀刺伤和子弹伤导致的阴茎损伤

这类损伤常合并有阴囊、下肢大血管的损伤。除了损伤很轻微的患者，大多数患者都需要进行手术修补。除去附着物（如衣物的碎片）、切除坏死组织，并像治疗阴茎折断一样进行处理。

3. 阴茎离断伤

阴茎离断伤患者往往出血很凶猛,对休克的患者需要进行复苏以及交叉配血。如果能够找到离断的阴茎,可以用湿敷料包裹放在塑料袋中,然后将塑料袋置入装有冰块的袋子中存放。这样放置,阴茎断端能够存活 24 小时。

离断伤阴茎再植术手术步骤:①耻骨上膀胱造口;②置入尿管,在尿管表面用 9-0 可吸收线双层缝合尿道,为后续的血管、神经修复提供稳定基础;③用 4-0 可吸收线缝合海绵体的白膜,不推荐海绵体动脉吻合,因为技术上非常困难且不能改善阴茎的活力;④用 11-0 尼龙缝线吻合阴茎背动脉;⑤用 9-0 尼龙缝线吻合阴茎背静脉,从而提供静脉回流;⑥用 10-0 尼龙缝线吻合阴茎神经。

4. 咬伤

动物咬伤一般发生在男孩,狗咬伤最常见,多数患者就诊及时。早期处理包括反复清洗创面、清创、一期关闭缺损、注射破伤风抗毒素和狂犬疫苗,以及预防性应用广谱抗生素。由于存在多种细菌感染的可能性,推荐经验性预防用 β 内酰胺类抗生素(如阿莫西林克拉维酸钾)、抗厌氧菌感染的第二代头孢菌素(如头孢西丁、头孢替坦)或克林霉素与氟喹诺酮类联合用药。

人咬伤伤口由于患者常常延迟就诊而产生肉眼可见的感染,不适合一期清创缝合,首选经验性应用抗生素如阿莫西林克拉维酸钾或莫西沙星。

5. 拉链损伤

如果阴茎皮肤被拉链夹住,可以涂以润滑剂并轻轻地试着打开拉链。有时候需用骨科切割器切开拉链或用外科夹钳从拉链两侧将其撬开。

6. 阴茎绞伤

儿童可能发生带子、头发或橡皮条导致的阴茎绞伤,但需要考虑到虐待儿童的可能性。儿童不明原因的阴茎肿胀、瘀斑或排尿困难需要仔细检查是否存在隐匿的导致绞伤的头发或线。成年人阴茎绞伤多数是为了延长勃起时间增加性快感而将一些环状异物套在阴茎上而导致的。绞伤可导致阴茎水肿,诱发缺血、坏疽和尿道损伤。对于阴茎绞伤的患者,需要尽快去除导致绞伤的物体,恢复阴茎的血流和排尿。

带子、头发和橡皮条及塑料物,可以用剪刀剪除。对于比较硬的物体,可以涂以润滑剂后尝试直接移除。如果水肿明显,可以用带子或乳胶止血带缠绕异物远侧的阴茎减轻水肿,增加移除异物的机会。如果还不能移除异物,特别是金属异物,可考虑用线带缠绕法(string technique),方法是将粗丝线或胶带自异物近端穿过异物下方,在异物远端紧紧缠绕远端阴茎至龟头。牵拉异物近端的丝线或胶带,自近端解缠绕将异物向远端推。用细针或刀片穿刺龟头部可以将积血排出,增加移除异物的机会。若上述方法失败,可用金属切割器械处理(根据病情也可以考虑直接采用这种方法),最好在手术室内麻醉后进行,注意应用压舌板、海绵或金属拉钩等保护阴茎,避免热、火花和切割刀片对阴茎造成二次损伤。

(二)睾丸损伤

1. 损伤机制

睾丸损伤一般都是钝性伤,外力将睾丸抵在耻骨或股部,导致睾丸的损伤。损伤后出血进入睾丸实质,如果外力足够大,睾丸白膜(包绕睾丸实质的坚韧的纤维膜)破裂,生精小管会被挤出。睾丸的穿刺伤主要由子弹、刀具以及炮弹爆炸的弹片导致;可能合并有下肢(如股血管)、会阴(阴茎、尿道及直肠)、骨盆、腹腔和胸部的损伤。

睾丸实质的出血(睾丸内出血)以及睾丸鞘膜壁层下的出血可引起睾丸轻度肿大。受到睾丸鞘膜的限制作用,睾丸内出血显著升高睾丸内部压力,可导致睾丸缺血、坏死和萎缩。如果外力大到使白膜和睾丸鞘膜撕裂,生精小管和出血被挤出睾丸进入阴囊,形成血肿。

2.诊断

(1)病史和体格检查:患者常表现为严重疼痛、恶心和呕吐。如果睾丸被血肿包绕,可能无法触及;若能触及,则往往触痛剧烈。睾丸裂伤导致的血肿有时非常巨大,瘀斑和肿胀可蔓延到腹股沟区域和下腹部。

(2)睾丸钝性伤的超声检查:睾丸回声正常提示无睾丸裂伤等明显的睾丸损伤。睾丸内低回声表明睾丸内有出血,提示存在睾丸裂伤。

3.治疗

轻度阴囊损伤不伴有睾丸损伤者可通过冰敷、阴囊抬高、镇痛药治疗,一些情况下需要清创并缝合切口。但是,以下情况需要进行手术探查。

(1)睾丸裂伤:手术探查能清除血肿,切除被挤出的睾丸生精小管并修复裂开的白膜。

(2)穿刺伤:手术探查能修补受损的阴囊内结构,如输精管。

早期探查和损伤睾丸的修复能提高睾丸存活的成功率,促进康复及早日恢复正常活动,减少残疾,保存生育能力和雄激素分泌功能。手术探查的目的是保留睾丸、防止感染、控制出血、缩短康复期。推荐应用阴囊横切口,切除坏死组织和被挤出的生精小管后,用可吸收线缝合白膜。需要注意的是,即使非常小的白膜裂口都需要缝合,因为进行性的水肿和睾丸内压力升高都可能持续地将生精小管挤出。任何保留睾丸的可能都应当尝试。如果鞘膜缺损,可以切除额外的生精小管后缝合白膜或采用睾丸鞘膜瓣或鞘膜移植的方法修复缺损。明显的睾丸内血肿即使没有睾丸裂伤也应当考虑探查和引流,以防止进行性压力增高导致的睾丸坏死、萎缩和睾丸切除。显著的阴囊内积血也应探查,因为80%的积血是睾丸裂伤导致的。

穿刺伤导致的阴囊损伤也需要探查,检查是否存在血管及输精管的损伤。7%~9%的子弹伤导致阴囊损伤患者中存在输精管损伤。探查时应用不可吸收线结扎输精管断端,必要时再延期施行重建手术。30%的子弹伤可导致双侧睾丸损伤,根据体检和子弹通道决定是否行对侧睾丸的探查。

(三)睾丸扭转与睾丸附件扭转

睾丸扭转是精索扭曲导致睾丸和附睾的血液供应被阻断。所有年龄的男性均可发病,常发生于10~30岁的男性(峰值为13~15岁)。

1.病史与体检

主要症状为突然发作的单侧阴囊疼痛,有时患者从睡眠中痛醒,疼痛可放射至腹股沟、腰部或上腹部,因为睾丸在胚胎期生发于背侧腹壁并受到 T_{10} 或 T_{11} 脊髓节段的神经支配。患者有时可有轻微阴囊外伤病史。一些患者诉有疼痛自发缓解的情况,提示曾有睾丸扭转又自发复位的情况。患者可能有轻度发热,体格检查见睾丸轻度肿大,触痛明显。患侧睾丸常常上抬,较对侧正常睾丸位置高,同时由于精索的扭转使得睾丸呈横位。提睾肌反射通常消失,但不绝对(Rabnowitz 征阳性)。手指轻抚股内侧用引起同侧睾丸向上运动称为提睾肌反射。向上抬高患侧睾丸,疼痛症状不改善(Prehn 征阴性)。

2.鉴别诊断与辅助检查

睾丸扭转需要与附睾睾丸炎、睾丸附件扭转以及能引起睾丸疼痛并放射至腹股沟的因素(如输尿管结石)相鉴别。可用彩色多普勒超声(显示为患侧睾丸动脉血流信号减少)和放射性核素(放射性核素吸收减少)检查,诊断主要是基于症状和体征。

3.治疗

(1)睾丸扭转:对于睾丸扭转的患者,应行急诊手术探查。扭转的睾丸复位延迟可能导致睾丸永久性的缺血性损害,可引起睾丸萎缩、激素分泌和生精功能的丧失,由于睾丸坏死和血液、睾丸屏障的破坏,可能导致对侧的睾丸发生自身免疫反应,称为易感性睾丸病(sympathetic orchidopathia)。Bell-Clapper畸形是指睾丸与睾丸鞘膜的附着异常,使得睾丸、附睾和远端精索能够自由活动,从而使睾丸存在鞘膜内扭转的风险。Bell-Clapper畸形是睾丸扭转的易感因素,需要对这类患者进行双侧睾丸的固定。

(2)睾丸附件扭转:睾丸附件(摩氏水囊——苗勒氏管的残余)和附睾附件(Wolfian管的残余)可能会发生扭转,导致与睾丸扭转类似的疼痛。在进行阴囊探查时,可以很容易地用剪刀或电刀将其切除。

第三节　泌尿系统结石

一、泌尿系统结石急诊处理原则

泌尿系结石因活动而梗阻于泌尿系统各部位,引起疼痛、血尿、排尿障碍等,是泌尿科急诊常见的疾病。根据结石部位,可分为肾结石、输尿管结石、膀胱结石和尿道结石。

(一)临床表现

1.症状

(1)疼痛:肾结石和输尿管结石可引起肾盂或输尿管平滑肌痉挛或管腔部分梗阻,诱发肾绞痛。表现为突然发作的脊肋角区剧烈疼痛,呈刀割样,发作时患者常辗转不安、屈腿压腹、呻吟不止。严重时患者面色苍白、出冷汗、心率快、脉细速,甚至血压下降,可伴有恶心、呕吐、腹胀等消化道症状。根据结石部位不同,疼痛可有不同表现:肾结石及上段输尿管梗阻时,疼痛位于腰部或上腹部,沿输尿管放射至同侧睾丸或阴唇和大腿内侧;输尿管中段梗阻,疼痛放射至中、下腹部;结石位于输尿管膀胱壁段或输尿管开口处,常伴有膀胱刺激症状及向尿道和阴茎头部的放射痛。尿道结石表现为排尿时有明显疼痛,且放射至阴茎头部,后尿道结石有会阴和阴囊部疼痛。

(2)血尿:在肾绞痛伴有结石排出的患者中,一般有镜下血尿,有时可发生明显的肉眼血尿,为全程血尿。膀胱结石及尿道结石损伤黏膜也可发生血尿。

(3)尿路感染症状:表现为尿频、尿痛、排尿困难,甚至畏寒、发热等全身感染症状。

(4)排尿障碍:膀胱结石嵌顿于膀胱颈口时可出现排尿中断。尿道结石可出现排尿困难、费力,有时出现排尿中断及尿潴留。

(5)无尿:两侧肾结石、输尿管结石完全梗阻,或孤立肾梗阻时,可出现无尿。

2.体征

肾绞痛发作时可有脊肋角压痛、肾区叩痛;输尿管行程压痛、叩击痛、前尿道结石可在阴茎部或会阴部触及,后尿道结石可经直肠触及。

(二)辅助检查

1.实验室检查

(1)尿液检查:尿常规检查可见红细胞,合并尿路感染时有白细胞计数升高。尿生化测定24 小时尿钙、尿磷、尿酸及尿 pH 等有助于判断结石病因。

(2)血液检查:血常规有助于判断感染状况,血生化有助于判断肾功能、水电解质及酸碱平衡状态。

2.影像学检查

(1)KUB:95%的结石可在 X 线片上显影。需排除腹内其他钙化阴影的干扰,如胆囊结石。过小的结石或含钙量不高的结石不显示。

(2)IVU:诊断意义大,可了解结石的大小、位置,评估肾功能。

(3)B 超检查:可发现 X 线片上不显影的结石及小结石,了解肾积水及肾功能。可用于不适合造影的患者,如孕妇和无尿、肾功能不全患者。

(4)CT 平扫:敏感性高,可以发现 X 线片和超声检查不能显示的小结石,同时可以显示肾的结构及积水情况。

(三)诊断

根据临床表现,结合辅助检查,一般都能确诊。

(四)鉴别诊断

泌尿系结石引起的急性疼痛等症状需要与以下疾病相鉴别,防止误诊漏诊:有症状的腹主动脉瘤、急性阑尾炎、附睾炎、睾丸扭转、宫外孕、肾盂肾炎、肾乳头状坏死等。

(五)治疗

1.疼痛的处理

经影像学检查明确结石的诊断之后,须缓解疼痛。

通过肌内注射、静脉注射、口服或直肠给药等途径予以非甾体消炎药,可快速有效地控制疼痛。镇痛的机制一部分通过抗炎实现,另一部分通过减少输尿管蠕动来实现。

如果应用非甾体抗炎药疗效欠佳,可加用阿片类镇痛药,如哌替啶或吗啡;或钙通道阻滞剂,如硝苯地平,可通过减少输尿管收缩的频率来减轻疼痛。

不建议鼓励患者大量饮水或静脉输注大量液体,以期将结石随尿排出。在结石造成输尿管急性部分梗阻时,患侧肾血流量与尿液排泄量均降低。过多的尿液排泄可加重患侧肾积水的程度,使得输尿管的蠕动更加减少。

2.期待疗法

很多情况下,小的输尿管结石可以在数天或数周内自行排出,期间可用镇痛药来缓解加重的疼痛。结石自动排出的概率主要决定于结石的大小。直径<5 mm 的结石其自行排出的概率为68%,直径在 6～10 mm 的结石其自行排出的概率为47%。直径在 4～6 mm 的结石其自行排出的平均时间约为 3 周。经过 2 个月仍未排出的结石,其自行排出的概率微乎其微。所以,精确测量结石的大小(通过腹部 X 线片或 CT 尿路成像),有助于判断结石自动排出的机会。有研究显示,硝苯地平与坦索罗辛(α 受体阻滞剂)可以协助结石自行排出并减少输尿管绞痛的发作频率。

3.结石急诊解除梗阻的指征

(1)疼痛发作:应用镇痛药无效或疼痛复发而镇痛药无法控制者。

(2)严重感染且无法行肾引流者。

(3)肾功能破坏:孤立肾结石造成梗阻、双侧输尿管结石或原有肾功能不全,而输尿管结石使肾功能进一步恶化者。

(4)长时间不缓解的梗阻:可导致肾功能的永久性丢失。一般来讲,观察等待结石自行排出的时间限制在4~6周。

(5)社会因素:年轻、主动的患者,容易选择手术治疗,或特殊工种需要尽快排除结石困扰以便于尽快回到工作岗位。

4.结石急诊的姑息性治疗

在不具备急诊行输尿管镜或体外冲击波碎石治疗的情况下,当镇痛药对输尿管结石导致的疼痛治疗无效或结石梗阻造成肾功能破坏时,可考虑置入双J管或经皮肾穿刺置管(经皮肾穿刺置管可以恢复输尿管壁的有效蠕动)来暂时缓解梗阻。

置入双J管或经皮肾穿刺置管简单易行,但结石仍然存在。当存在输尿管支架管或经皮肾造口管的情况下,结石可能向下移动至输尿管排出。很多情况下,结石仍停留在原来的位置,还需要未来的进一步治疗。置入双J管虽可缓解结石疼痛,但也可导致一定的膀胱刺激症状(尿痛、尿频、尿急)。双J管置入后可导致输尿管的被动扩张,随后采用输尿管镜治疗结石,在技术上会变得更容易。

二、肾结石

(一)病因

1.甲状旁腺功能亢进

腺瘤和增生均可造成甲状旁腺激素分泌增加,从而使血钙升高,尿钙和尿磷排出增多,尿液中钙晶体浓度升高,极易形成结石。该病患者中有60%可合并肾结石。

2.代谢性疾病

一些能引起高钙血症和高钙尿症的患者均易产生尿结石,如维生素D中毒、骨髓转移癌、小儿先天性维生素D代谢紊乱及多发性骨髓瘤等。除钙代谢紊乱外,尿酸、胱氨酸及黄嘌呤等代谢异常都会形成相应的结石。长期卧床患者易脱钙产生结石。

3.气候与地理条件

热带、干燥地区或水质中含钙高的地区,由于尿液浓缩和含钙增加,容易形成结石。

4.饮食和营养

如维生素A摄入不足,尿中镁离子和枸橼酸缺乏,容易使钙质沉淀形成结石。

5.泌尿系梗阻

尿道狭窄、前列腺增生、肾盂输尿管狭窄等原因可使尿液产生潴留和浓缩,晶体析出沉淀。

6.尿路感染

细菌和脱落的上皮均可增加尿液中结石形成的可能。感染还可使尿液碱化,有利于磷酸盐沉淀,并破坏尿液中晶体和胶体的相对平衡,以致形成结石。

7.异物

线头、断裂导管都能成为结石核心。

(二)结石分类及成分分析

1.结石的分类

(1)根据结石的成分分类:见表6-5。

表6-5 结石成分分类

结石成分	占肾结石的百分比(%)
草酸钙	85
尿酸	5~10
磷酸钙+草酸钙	10
纯磷酸钙	极少
鸟粪石(感染性结石)	2~20
胱氨酸	1

(2)根据 X 线放射密度分类:根据 X 线表现,大致可将结石分为三种类型。

1)不透射线的结石:结石不透射线,提示有大量钙存在于结石内。磷酸钙是放射密度最高的结石,几乎像骨骼一样致密。草酸钙结石放射密度稍低。

2)相对透射线的结石:因为胱氨酸结石含硫,所以相对不透射线。磷酸镁胺结石(鸟粪石)与含钙结石相比,透射线更多。

3)完全透射线的结石:尿酸、氨苯蝶啶、黄嘌呤及茚地那韦等成分形成的结石,即使在 CT 尿路成像上也看不到结石。

2.结石的成分及相关临床意义

(1)草酸钙结石。

1)高钙尿症。高钙尿症就是指男性每天排泄钙>7 mmol,女性每天排泄钙>6 mmol。草酸钙结石形成的一个重要风险因素是,高尿钙提高尿液的相对过饱和状态。约50%的该类结石患者有高钙尿症。高钙尿症有三种类型:a. 吸收性高钙尿症——肠道吸收钙增加;b. 肾性高钙尿症——肾排泄钙增加;c. 溶骨性高钙尿症——骨骼脱钙增加(甲状旁腺功能亢进导致)。

2)高钙血症。几乎所有患泌尿系结石的高钙血症患者,都有原发性甲状旁腺功能亢进症。甲状旁腺功能亢进症患者中,1%的患者合并结石;另外 99%的患者通过筛查血浆钙浓度,早期发现甲状旁腺功能亢进症,早期处理则不合并结石。

3)高草酸尿症。一般与下列因素有关:a. 转运草酸的细胞膜功能改变,导致肾排泄草酸增加;b. 原发性高草酸尿症——肝产生草酸的量增加,这类病例很少;c. 短肠综合征或肠吸收功能不良(肠源性高草酸尿症)导致;d. 草酸吸收增加——结肠暴露于更高浓度的胆盐,增加结肠对草酸的通透性。

4)低枸橼酸尿症。尿液中排泄的枸橼酸低于正常浓度。枸橼酸可与钙形成可溶性的复合物,能阻止草酸与钙形成草酸钙结石。

5)高尿酸尿症。尿液中尿酸浓度高,可以形成尿酸晶体,在这些晶体表面可以继续形成草酸钙晶体。

（2）尿酸结石：尿酸在酸性的尿中不溶，而在碱性尿中是可溶的。人类的尿液呈酸性（因为代谢终产物是酸性的），倘若尿液中的尿酸过饱和，则很容易形成尿酸结石。

20%的痛风患者有尿酸结石。尿酸结石患者可能有以下合并症：①痛风：5%的尿酸结石患者合并有痛风。从第一次痛风发病开始，尿酸结石形成的概率为每年1%；②骨髓增生障碍：尤其是使用细胞毒性药物以后，导致大量核酸释放，核酸转化为尿酸。尿酸晶体可能会充满肾的集合系统，导致少尿或无尿，但不伴肾绞痛；③特发性尿酸结石：无特殊病因。

（3）磷酸钙结石：磷酸钙结石多发生于肾小管酸中毒（RTA）的患者。肾小管排泄 H^+ 的缺陷，导致肾酸化能力破坏。所以，尿液 pH 升高，增加磷酸与钙的过饱和，导致结石形成。

肾小管酸中毒有以下类型。①1 型或远段 RTA：远端肾小管不能维持血液与小管内液之间的质子浓度梯度。70%的患者合并结石。尿液 pH>5.5，患者有代谢性酸中毒与低钾血症，尿中的枸橼酸浓度低，存在高钙尿症；②2 型或近段 RTA：近端肾小管 HCO_3^- 吸收障碍，同时伴尿枸橼酸排泄增加，可以防止结石形成；③3 型：是 1 型 RTA 的变异；④4 型：见于糖尿病肾病与间质性肾病。这些患者不会形成结石。

（4）鸟粪石：由镁、铵与磷酸构成。尿液中有的细菌可以产生尿素酶，尿素酶水解尿素，生成二氧化碳与氨，然后形成结石。

（5）胱氨酸结石：只发生于胱氨酸尿患者，是一种常染色体遗传性疾病。

（三）临床表现

1.症状

肾结石的症状主要与结石的大小、所在部位，结石是否活动，有无尿流梗阻及有无感染等因素有关，肾结石未引起梗阻或仅有轻度梗阻而无继发感染时，可长期无明显的自觉症状。

有的肾结石已很大，甚至已引起肾功能损害而未被发现，仅在体检时被偶然发现。反之，较小结石因其活动范围大，常引起急性梗阻，出现严重症状并被早期发现。

（1）疼痛：肾结石所致的疼痛，主要是结石引起尿流梗阻使肾盂内压增高所引起，40%～50%的患者有间歇性疼痛发作史。肾内较大结石因活动度小，患者常感脊肋角处酸胀不适、钝痛或隐痛；而肾内小结石因活动度大，易引起肾盂输尿管连接部梗阻而发生绞痛，向下腹部或腹股沟部放射，并伴有恶心、呕吐、面色苍白及大汗淋漓。疼痛常在活动中或剧烈活动后发作。

（2）血尿：血尿是肾结石的另一主要症状，常在疼痛后出现肉眼血尿或镜下血尿，后者多见。活动或绞痛后血尿加重。肾结石患者偶因无痛性血尿就医。

（3）脓尿：肾结石并发感染或感染性结石患者可见脓尿，同时伴有尿急、尿频、尿痛及发热等症状。

（4）排石症状：急性绞痛发作后，尿液中可能有小结石或尿砂排出。

（5）无尿：双侧肾结石或孤肾结石引起尿路梗阻，可出现无尿症状。

2.体征

发病时脊肋角有触痛或肾区叩击痛。少数患者因肾结石慢性梗阻，导致肾积水，可在上腹部或腹部扪及包块。绞痛急性发作期，可发生高血压；慢性萎缩肾也有发生肾性高血压的可能。

（四）辅助检查

1.尿液检查

尿常规检查可见红细胞，特别是在绞痛后出现，对诊断有帮助。合并感染时有脓细胞；尿生化检查,测定尿钙、磷、尿酸、草酸、胱氨酸定量及尿 pH 等有助于发现结石的病因;尿培养,若单纯肾结石应无细菌生长,如结石合并感染或感染继发结石则细菌培养呈阳性。

2.血液检查

血钙、磷、碱性磷酸酶、尿酸、pH 等变化随各类结石及其原发病而异。

3.结石成分分析

患者自行排出结石或以前手术取出结石时,应做结石成分分析,以明确结石类型,这对尿石症的诊断和防治均有重要意义。

4.泌尿系 X 线摄片

95%的肾结石在 X 线片可以显影,为诊断肾结石的重要手段,应列为检查的首选。X 线片可以初步确定结石的位置、数目、大小和形状,如右侧肾结石与胆道结石相鉴别时应加摄侧位 X 线片。

5.静脉尿路造影(IVU)

可以明确结石的位置和双肾功能情况,逐渐被 CT 尿路成像取代。

6.B 超检查

可以发现结石,但难以确定结石的具体位置及对肾造成的影响。

7.放射性核素扫描及肾图

放射性核素扫描不仅可显示结石,还能确定肾功能损害的程度。肾图可提示有无梗阻。

8.CT 检查

对 X 线检查阴性或怀疑合并有肾肿瘤者有重要的诊断价值,有助于结石或血块的鉴别。

9.输尿管肾镜检查

当腹部 X 线片未显示结石、IVU 有充盈缺损而不能确定诊断时,做此检查能明确诊断并进行治疗。

(五)诊断

根据临床表现及辅助检查,即可作出诊断。

(六)鉴别诊断

1.肾盂肾炎

可表现为腰痛及血尿症状,多见于女性,无发作性疼痛或活动后疼痛加重的病史。尿液检查可以发现大量蛋白、白细胞及管型。超声检查无强回声光点及声影。

2.肾、输尿管肿瘤

可表现为腰痛、血尿,尿路 X 线片也可出现钙化影,有时易与结石相混淆。但为无痛性肉眼血尿,常混有血块。进一步行 CT 检查有助于鉴别。

3.急性胆绞痛

表现为突然发作的右上腹疼痛,易与右侧肾绞痛相混淆。但有右上腹局限性压痛、反跳痛及腹肌紧张,可触及肿大的胆囊,墨菲征阳性。尿常规检查无异常发现。

4.肾结核

可表现为血尿及患肾钙化灶。但有明显的膀胱刺激症状,多为终末血尿;尿路 X 线片上钙化影分布于肾实质,呈规则斑块状,密度不均匀。

5.急性阑尾炎

表现为右下腹疼痛,须与肾绞痛时下腹部的放射性疼痛相鉴别。可伴发热,压痛部位局限,右下腹麦氏点压痛、反跳痛及肌紧张。尿液检查一般无异常发现。

（七）治疗

肾结石治疗的原则包括解除梗阻、保护肾功能、排出结石并防止其复发。大多数结石是全身代谢紊乱的表现,因此,取出或排出结石后应进行结石成分分析,寻找结石病因,根据每位患者的具体情况制订治疗方案。

1. 期待疗法

首要的原则是:患者越年轻,结石体积越大,症状越严重,越倾向于进行治疗;而对于高龄、无症状或结石直径<10 mm 的患者则倾向于先等待观察。

对鹿角状结石不推荐观察等待,除非患者有严重的合并症,以至于手术风险比观察等待的风险还要大。以往的研究表明,30%的没有接受手术治疗的鹿角状结石患者死于肾相关疾病。

2. 药物治疗

对某些类型的结石,口服药物甚至可以达到溶石的目的。如由原发性高钙尿症引起的含钙结石,服用氢氯噻嗪防止结石复发有效率为90%;尿酸结石患者可口服枸橼酸钾等药物碱化尿液;服用别嘌醇降低尿酸含量;胱氨酸结石患者除碱化尿液外,服用青霉胺可降低尿内的胱氨酸水平;而感染性结石患者则需要服用氯化铵酸化尿液。

此外,还可用部分 α 受体阻滞剂及中药制剂辅助排石。该类药物的主要作用是利尿、消炎、增强输尿管蠕动、降低输尿管平滑肌张力（解痉）,有利于结石的排出。

3. 体外震波碎石术（ESWL）

ESWL 是在体外聚焦,产生冲击波粉碎目标结石的一种技术。此项技术首次用于人体是在 1980 年。该技术是肾结石治疗上的重大进展,可使80%以上的肾结石患者避免手术,治愈率可达90%以上。这种冲击波对人体的软组织损伤小,操作简便,一般 30 分钟左右就可完成 1 次治疗。

ESWL 碎石的效果取决于结石的体积、位置、肾集合系统解剖结构、肥胖的程度和结石的构成等。对于直径<2 cm、位于合适的解剖位置的结石,效果最好。对于>2 cm、位于肾下极或肾盏憩室的结石,以及胱氨酸或单水草酸钙结石效果差。较大的结石可以分几次进行 ESWL,并要求结石侧输尿管通畅,肾功能良好,未并发感染。

（1）禁忌证:妊娠、有心脏疾病、全身出血性疾病、结石以下尿路存在器质性梗阻病变和尿路有急性感染者不宜采用。

（2）并发症:常见的如短期内有血尿、碎石后小结石通过时引起肾绞痛、结石释放的细菌引起泌尿系统感染;少见的如肾损伤或严重出血、结石碎片堵塞输尿管,严重感染需要静脉使用抗生素或引流。

4. 体内碎石技术

包括液电碎石、气压弹道碎石和超声碎石等方法,均须在内镜辅助下进行碎石。其中超声碎石技术能量较小,碎石时间稍长,但不损伤软组织,且能边击碎结石边吸出,不易遗留碎屑;液电碎石技术效能强,但击碎结石时无负压吸引,碎屑崩向四周,尚须逐个钳出,也很费时间。故有条件时最好两者联合应用,先用液电碎石,再用超声碎石进一步粉碎并吸出。

输尿管镜激光碎石:近年来,有工作腔道的输尿管软镜技术得以逐渐推广,各类激光技术快速发展,封堵器、套石篮、异物钳等辅助设备陆续被人们使用,这些新技术为内镜体内碎石的发展铺平了道路。应用该技术,碎石光纤几乎可以到达肾集合系统的任何部位。

适应证:①ESWL 失败;②肾下极结石,ESWL 后结石排出困难;③胱氨酸结石;④肥胖导致经皮肾镜技术(PCNL)或 ESWL 技术难度大或不可能实现;⑤肌肉、骨骼畸形使 ESWL 或 PCNL 难度大或不可能实现(如脊柱后凸侧弯);⑥结石位于肾盏憩室;⑦肾盏漏斗狭窄或肾盂与肾盏漏斗之间的角度小;⑧出血性疾病;⑨马蹄肾或盆腔肾。

缺点:随着结石体积增大,疗效易降低。激光接触性碎石需要消耗很长时间才能将结石破坏。结石被粉碎时,可产生大量尘雾而模糊视野,需要灌洗、冲干净视野。对能够熟练使用软输尿管镜的医师来讲,直径<2 cm 的结石,碎石率在 70%~80%;直径>2 cm 的结石,碎石率在 50%,10% 的患者需要两次以上的治疗。

5. 经皮肾镜碎石(PCNL)

PCNL 是通过建立从皮肤表面到肾集合系统之间的通道,来清除肾结石。一旦穿刺针进入肾盏,就将导丝置入肾盂,沿导丝扩张穿刺通道。沿通道置入镜鞘至肾盏,然后将肾镜由鞘内放至肾内。采用超声碎石探针击碎结石,吸除碎石。最常用背部入路,于第 12 肋缘下以避免胸膜、肋间神经及血管损伤。PCNL 需全身麻醉。

适应证:一般推荐 PCNL 作为直径>3 cm 结石的治疗方式,或行 ESWL 失败和(或)软输尿管镜及激光治疗失败的病例。PCNL 是鹿角状结石的一线选择。对于直径在 2~3 cm 的结石,可选的治疗方式包括 ESWL、软输尿管镜及激光碎石,以及 PCNL。其中 PCNL 一次操作净石率最高,但出现并发症的概率也较高。

6. 开放手术切开取石

(1)手术指征:①反复发作肾绞痛,结石较大,经药物治疗不能排出或溶解的肾结石;②合并严重梗阻、感染,危及肾实质者;③急性梗阻性无尿或少尿者;④无功能的脓肾患者;⑤结石引起癌变或癌合并结石者。

(2)手术方法。

1)肾盂切开取石术:优点是出血少、并发症少,适用于肾盂结石或肾盏结石,特别适用于肾外型肾盂结石。

2)肾窦内肾盂切开取石术:适用于肾内型肾盂鹿角形结石和肾大盏结石。

3)肾实质切开取石:适用于肾盏结石经肾盂切开不能取出或多数肾盂结石。

4)肾部分切除:多发结石集中于肾一极难以取尽时,可采用肾一极的部分切除术。

5)肾切除术:结石引起肾严重破坏,功能丧失;或合并肾积脓时,而对侧肾功能良好,可切除患肾。

6)离体肾切开取石及自体肾移植术:适用于多发性鹿角形结石及复杂性结石。

7)双侧肾结石:一般是选择病变较轻、功能较好、结石少而易取的一侧先行手术;待情况改善后,再做对侧。

8)肾造口术:肾结石积水合并感染为脓肾,全身情况较差或对侧肾功能损害,可先做肾造口术,待情况改善后,再制订下一步的处理方案。

三、输尿管结石

90% 以上的输尿管结石是在肾内形成而排入输尿管的,两侧发病率大致相等,双侧结石约占 5%。输尿管结石的病因与肾结石相同,但结石进入输尿管后逐渐变为枣核形。

输尿管有 5 个狭窄部位:①肾盂输尿管连接部;②输尿管与髂血管交叉处;③输尿管与男性输精管和女性韧带底交叉处;④输尿管进入膀胱壁的外缘;⑤输尿管的膀胱壁间段。这些部位的结石容易停滞或嵌顿。

(一)临床表现

输尿管结石通常表现为突发的波浪式、逐渐加重的腰背部疼痛,呈绞痛,然后减轻,但很少完全消失(上段结石多呈绞痛,中段多表现为牵涉性同侧腹股沟隐痛,下段表现为膀胱刺激征)。当结石到达下段输尿管时,疼痛可放射到腹股沟。约 50% 具有输尿管结石典型症状的患者,随后的影像学检查找不到结石,患者也没有发现排出过结石。男性多于女性,20～40 岁最好发。输尿管上、中段结石引起的输尿管疼痛的特点是一侧腰痛和镜下血尿。疼痛是绞痛性质,可放射到下腹部、睾丸或阴唇。血尿一般较轻微,大多数为镜下血尿,但疼痛发作后可加重,约 50% 的患者有肉眼血尿。恶心、呕吐也是常见症状,膀胱壁间段结石可引起尿急、尿频及尿痛。

输尿管结石容易引起同侧肾积水和感染。如有肾积水和感染,体检时可能触及肾并可有压痛、肾区叩击痛,输尿管走行区腹部有时有压痛。直肠指检时可触及输尿管下段的结石。

(二)诊断

基本同肾结石。

(三)治疗

很多输尿管结石直径在 4 mm 以下(>90%),用镇痛药缓解疼痛,在数周的观察等待中可以自行排出,4～6 mm 的结石自行排出的平均时间为 3 周,若超过 2 个月结石没排出,则排出的可能性很小。

1. 近段输尿管结石

(1)直径<1 cm:ESWL(原位或退回肾内碎石)。

(2)直径>1 cm:ESWL、输尿管镜、PCNL。

2. 远段输尿管结石

直径<1 cm 的远段输尿管结石,ESWL 与输尿管镜碎石净石率均为 80%～90%;>1 cm 的结石,两者的净石率为 75%。ESWL 治疗无效,提示随后的 ESWL 成功率也较低,所以经 1～2 次 ESWL 碎石无效者,应及时改变治疗方法。如果 ESWL 或输尿管镜治疗失败或没有条件进行上述手术,可采用开放输尿管切开取石术与腹腔镜输尿管切开取石术。

四、膀胱结石

(一)病因

1. 迁入性结石

上尿路结石进入膀胱并停留,与膀胱出口小或膀胱出口梗阻有关,结石病因与肾结石相同。

2. 地方性膀胱结石

常见于落后地区儿童,大多数患者<10 岁,主要原因是营养缺乏。

3. 膀胱出口梗阻

多与良性前列腺增生或神经源性膀胱有关,结石形成的主要原因是膀胱排空不全,尿液停滞。

4. 膀胱异物

作为结石核心,使尿盐沉积从而形成结石。膀胱异物可分为自我置入性异物、医源性异物或迁入性异物,较常见的医源性异物有缝线、吻合钉、气囊导尿管、输尿管支架等。

5. 感染

伴随膀胱出口梗阻或膀胱异物的感染,最常见的是变形杆菌感染。

6. 膀胱扩大术及尿流改道

黏液产生作为结石核心,阻碍排尿,并且附着分解尿素的维生素。

7. 瘫痪

长期卧床易致膀胱结石、尿道结石。

8. 药物所致结石

降压药中的利尿药,其中氨苯蝶啶引起的较常见,还有抗生素中的青霉素、部分头孢和磺胺类药物。

(二)临床表现

大多数膀胱结石患者无症状,而有些患者表现为间断性血尿和尿痛、尿频、尿急、下腹部疼痛伴会阴部放射痛、排尿困难、排尿中断等。较小的结石可自行排出,较大的结石可能引起尿潴留。

尿流改道伴发结石可表现为肉眼血尿、下腹部不适,也可能导致引流不畅、肾功能不全。

(三)辅助检查

检查方法包括腹部 X 线、超声、排泄性尿路造影、下腹部 CT 等,而最准确的检查方法是膀胱镜。膀胱镜检查的同时可以了解尿道狭窄、前列腺增生及膀胱内其他病变,帮助制订下一步治疗方案。

(四)诊断

根据临床表现及辅助检查即可作出诊断。

(五)治疗

膀胱结石的治疗方法包括溶石、震波碎石、膀胱碎石取石术,以及膀胱镜下机械碎石术、液电碎石术、超声碎石术、激光碎石术(为主)、经皮膀胱碎石术和膀胱切开取石术等,其中大多数的膀胱结石通过腔内治疗。

1. 溶石

以往曾使用碳酸氢钠冲洗结石,口服枸橼酸钠溶石,目前已很少使用。

2. 震波碎石

置入三腔 Foley 导尿管后患者取俯卧位,结石定位后采用震波碎石,可能需要多次治疗。因为震波碎石无法处理结石病因,所以结石复发率较高。

3. 膀胱碎石取石术

通过接触性或可视性碎石钳完成手术,存在较高的并发症,已逐渐被腔内碎石取代。

4. 膀胱镜下机械碎石术

膀胱镜下通过机械碎石术、液电碎石术、超声碎石术、激光碎石术等手段将结石击碎并冲出,结石清除率高、手术时间短、并发症少,目前已成为膀胱结石的主要治疗方法。

5. 经皮膀胱碎石术

适用于儿童或尿道狭窄的成年患者,选择耻骨上作为经皮穿刺点,穿刺和扩张后置入膀胱镜,采用各种能量源进行碎石并冲出。

6. 膀胱切开取石术

适用于特别大或坚硬的结石,可同时行开放前列腺切除术或膀胱憩室切除术,目前已较少应用。

五、尿道结石

(一)病因

1. 迁入性结石

形成于上尿路或膀胱,受阻于尿道狭窄处。

2. 原发性尿道结石

可能形成于尿道狭窄近端、尿道憩室及异物存在时。

(二)临床表现

迁入性尿道结石可表现为尿频、排尿困难、尿线变细、排尿中断、尿潴留、会阴部疼痛等。原发性尿道结石一般无急性症状,患者可能在阴茎腹侧或阴道前壁触及已质地坚硬的肿物。

(三)辅助检查

放射线检查对诊断有帮助,但X线检查及静脉尿路造影常漏诊。最佳的检查方法是尿道镜,能直接看到结石,并可发现膀胱及尿道病变。

(四)治疗

治疗的目的是解除梗阻,并且在不损伤尿道的前提下取出结石。治疗方法取决于结石的大小和位置,以及尿道的情况。尿道镜碎石并取出结石适用于大多数情况。

1. 结石位于舟状窝或尿道外口

可向尿道内注入无菌液状石蜡,然后将结石推挤出尿道口或用血管钳经尿道口将结石取出,尽量不做尿道外口切开取石。

2. 前尿道结石

用钳子直接取出,同时在结石近端尿道加压防止结石上移,取出有困难者可选择输尿管镜下碎石后取出。

3. 后尿道结石

可将其推回膀胱,按膀胱结石处理。

4. 伴尿道狭窄

处理结石前需要扩张尿道或行尿道内切开术,然后再处理结石。

第七章　运动系统疾病

第一节　肱骨近端骨折

一、分类

成人肱骨近端骨折可以分为:①结节撕脱骨折;②外科颈或解剖颈嵌入骨折;③移位骨折;④骨折脱位;⑤关节面凹陷骨折。年轻患者的此类骨折通常是由于高能量创伤所致,而在有骨质疏松的老年患者中,不太严重的创伤可引起明显损伤。

结节撕脱骨折可由各种损伤机制所致,但最常继发于肩关节脱位。这种情况在肱骨头复位后常获得解剖复位,可采用非手术方法治疗。当撕脱的结节移位超过 1 cm 时需要做切开复位和内固定。不论是大结节或是小结节撕脱骨折,均可采用标准的三角肌胸大肌切口或是肩峰成形术切口,根据骨折块大小、粉碎程度或骨质情况,选择螺丝钉、钢丝或缝线,小心地将结节整复至其原来位置并固定。若结节部有移位或回缩,同时也明显存在肩袖撕裂损伤的机制,则应仔细辨认和修复肩袖的缺损,才能获得满意的结果。

嵌入骨折大部分发生于老年人,很少需要用手法整复或手术治疗来改善位置,因为这样做会使功能恢复更加困难。由于这种骨折患者容易形成肩关节周围炎,所以应该采用早期活动和早期恢复功能的治疗方法。即使有明显的成角畸形,其功能结果常比 X 线片显示的要好得多。

Neer 分型是按照移位骨块的数目(移位超过 1 cm 或成角超过 $45°$)而不是骨折线的数目来分类的。肱骨上端骨折可出现 1 个或 4 个主要骨折块:①解剖颈;②大结节;③小结节;④外科颈。这些骨折块中有 3 个与其在肱骨近端的骨化中心一致(1 个肱骨头,大小结节各有 1 个)。这些骨化中心在结合部的融合形成易于骨折的薄弱部位。

为了准确判断和进行分类,需要拍摄 2 个(最好是 3 个)位置的肱骨近端 X 线片。肱骨近端内旋和外旋 X 线片观察是不够的,易使肩关节脱位漏诊,必须拍摄腋窝侧位或真正的肩胛骨侧位 X 线片。

在各种类型的损伤中,肱骨近端血供及其破坏程度是预测肱骨头存活可能性的关键。旋肱前动脉是肱骨头的主要供血动脉,其进入骨内称为弓形动脉,为整个肱骨头供血。旋肱后动脉只供应关节面后下方的一小部分。

1. 无移位骨折

不管骨折线的数量或所损伤的解剖结构如何,无移位骨折本质上属于一分骨折,可采用吊带悬吊和逐渐的功能锻炼治疗。合并肩关节脱位的肱骨解剖颈无移位骨折在整复脱位之前,应该给予预防性固定,以防止解剖颈骨折医源性移位。

2. 两分骨折

伤及肱骨结节的有移位的两分骨折可按治疗撕脱骨折方法处理。两分骨折伤及解剖颈时,可使关节面骨块血供丧失,从而可能须做假体置换术。如果能使骨折复位并愈合,可选择暂缓植入假体,因为许多患者的症状并非严重到必须做假体置换。两分骨折伤及外科颈时通常可采用吊带悬吊、上臂悬垂石膏或其他保守疗法。两分骨折手术疗法的适应证：开放性骨折、闭合整复失败、伴有腋动脉损伤和有选择的多发性创伤。若骨折能复位但不稳定，可采用经皮穿克氏针固定和悬带悬吊制动 3～4 周。如果需要切开复位，可采用髓内针结合张力带或近端带锁髓内针做内固定，这样固定允许肢体进行早期被动活动。

3. 三分骨折

三分骨折最好采用切开复位和内固定治疗。在三分骨折中，有一个结节还与肱骨头关节面骨折块相连，因而仍有血管供血。采取准确复位、固定和强化的康复训练，可以获得良好的结果。内固定方法与二分骨折的内固定方法相似。

4. 四分骨折

在四分骨折中肱骨头部已经失去血供，假使患者愿意手术并要求保持良好的肩部功能，假体置换术可达到最佳效果。

二、治疗

肱骨近端骨折切开复位和内固定手术方法：做较大的三角肌胸大肌间切口显露肩关节。肌肉薄弱的患者可能不必从锁骨上剥离三角肌前缘。将肩关节外展 70°～90°，将三角肌前缘拉向外上方，显露肱骨头、结节部和盂肱关节。如果不能显露，可将三角肌锁骨缘剥离，便可以更早、更积极地进行功能锻炼。肌肉发达的患者或显露有困难时，可以从锁骨上分离三角肌前部，也可松解三角肌前部在肱骨上的止点和肱二头肌长头腱外侧的胸大肌近端间隙。将三角肌拉向外侧，胸大肌拉向内侧，确认肱二头肌长头腱，顺着该腱可找到大结节和小结节的间沟。可找到冈上肌前部和肩胛下肌上缘之间旋肌间隙，此间隙位于通过大结节和小结节进入关节骨块的两个重要血管之间。应记住大结节骨块移位时，肱骨头会因肩胛下肌的无对抗牵引而内旋。大结节通过向后上方移位，用持骨钳把大结节整复到原来的位置，以不锈钢丝、结实的不可吸收线、螺丝钉或其他固定物将其固定到肱骨头上，去除所有的骨松质碎片和血肿。如果固定不够牢固或需要牢固的内固定时，可用"T"形钢板，将它置于肱骨外侧面，把肱骨头、结节部骨块和肱骨干固定在一起。

第二节 肱骨干骨折

肱骨干骨折指肱骨外科颈下 1～2 cm 至肱骨髁上 2 cm 之间的骨折，俗称臑骨骨折。好发于肱骨干的中部，其次为下部，上部最少。肱骨干骨折约占全身骨折的 1.31%，可发生于任何年龄，但多见于成人。

肱骨干为一长管状骨，上段轻度向前、外侧突出，横切面为圆柱形；下段稍向前弯曲，横切面为三角形；中段为肱骨干较细的部位，横切面也为圆柱形，骨皮质最坚密，弹性较小，为骨折好发部位。桡神经由腋部发出，经肱骨上、中段内、后侧，转至肱骨下段外侧，肱骨中段外侧面有三角肌粗隆，粗隆下方有一桡神经沟，为桡神经下行径路。在肱骨中下 1/3 段，桡神经与肱骨干相接触，肱深动脉与之并行，故该处骨折易发生桡神经损伤。肱骨干的滋养动脉在中段偏下内方滋养孔进入骨内，向肘部下行，如在滋养孔平面以下发生骨折，可能伤及此滋养动脉，导致骨折端血液供应减少，有碍骨折愈合。

一、病因病机

直接外力和间接外力都可致肱骨干骨折。直接暴力如打击、挤轧，多致中段或中上段肱骨干骨折，且多为横断形骨折或粉碎性骨折。间接暴力则多因跌倒时，以手按地或肘部着地，外力向上传导，造成中段或下段骨折；或因肌肉强力收缩的牵拉外力，如投掷或球类运动的投掷、掰手腕等所致的骨折，多为中下 1/3 的斜形或螺旋形骨折。

骨折后，因骨折的部位不同和受肌肉牵拉力的影响，骨折端会发生不同的移位。如发生在外科颈以下、胸大肌止点以上，多为横断形骨折，远折端由于胸大肌、背阔肌的牵拉而向内移位，此型骨折不多见，多发生于儿童。如骨折发生在胸大肌止点以下、三角肌止点以上，近折端受胸大肌的牵拉而向内移位，远折端受三角肌的牵拉和肱二头肌及肱三头肌的收缩影响而向外向上重叠移位，骨折也多为横断形。如骨折发生在三角肌止点以下，则近折端受三角肌的牵拉而外展，远折端因肱二头肌与肱三头肌的收缩作用而向上重叠移位。如发生在下段，因肱二头肌、肱三头肌的收缩力线偏于肱骨中轴线的内侧，故折端多向外突起成角移位。

二、诊断

肱骨干骨折均有明显外伤史，伤后局部疼痛、肿胀明显，压痛剧烈，有上臂成角畸形，触摸有异常活动和骨擦音。上臂正侧位 X 线片检查，不仅可以确诊骨折，还可明确骨折部位，类型及移位情况。如骨折合并桡神经损伤者，可出现典型垂腕、伸拇及伸掌指关节功能丧失，第 1～2 掌骨间背侧皮肤感觉丧失等体征。

三、治疗

无移位的肱骨干骨折仅用夹板固定 3～4 周，早期进行练功活动。有移位的肱骨干骨折宜及时行手法整复和夹板固定。整复时，手法宜轻柔，切勿粗暴，力争一次整复成功。若过度牵引、反复多次整复或患者体质虚羸，肌力较弱，再因上肢重量的悬垂作用，对于横断骨折和粉碎性骨折患者，在固定期间骨折断端可逐渐发生分离移位。骨折分离移位及软组织嵌入骨折断端之间，如处理不及时或不恰当，可致骨折迟缓愈合或不愈合，因此，在治疗过程中，须定期检查，及时纠正。此型骨折复位要求较低，但要注意矫正成角畸形和旋转移位，灵活选择压力垫。闭合性骨折合并桡神经损伤者，可先将骨折予以复位、固定，密切观察 2～3 个月，如无神经功能恢复表现，再做肌电图测定并考虑行手术探查。在观察期间，要主动或被动地活动伤侧手指各关节，以防畸形或僵硬。

(一)整复固定方法

1. 手法整复夹板固定

(1)整复方法：可在臂丛神经阻滞麻醉或 2％利多卡因血肿内麻醉下施行。

①上段骨折：采用牵拉推挤提压复位法。骨折部位不同，操作步骤及要点稍有差异。a. 胸大肌止点以上的骨折：患者仰卧，一助手用宽布带穿过患侧腋下向上做反牵拉，一助手持患肢腕关节上方顺势向远端牵拉，且逐渐外展 30°～40°。术者站于患侧，两手拇指推近折端向内，其他四指扳拉远折端向外，先矫正侧方移位，在维持侧方对位的情况下，以提按法矫正前后移位使平复。b. 胸大肌止点以下三角肌止点以上的骨折：患者仰卧，一助手固定肩部，一助手持患肢腕关节上方，向远端牵拉，术者站于患侧，背向患者头部，以两手拇指推远折端向

内,其他四指拉近折端向外。先矫正侧方移位,再以提按法矫正前后移位使其平复。c.三角肌止点以下的骨折:患者仰卧,助手同上,术者站于患侧,面向患者头部,以两手拇指推挤近折端向内,其他四指拉远折端向外,再以提按法矫复前后移位。若为螺旋形骨折,在复位时应加以旋转力量使其复位;②中段骨折:若为横断形或短斜形骨折,复位容易,仅用牵拉推挤提压法即可复位。但较常出现折端分离,致迟延愈合。此种患者体形多消瘦,再加上近折端有三角肌的牵拉和不自觉的前屈和外展活动,易形成向外成角,故一开始即应注意;③下段骨折:采用屈肘牵拉旋臂抱挤复位法。患者坐位,一助手固定上臂上段,另一助手一手持肱骨髁部,一手托前臂使肘关节屈曲90°。术者站于患侧,一手固定骨折近段,一手拿住骨折的远段,在助手牵拉下先矫正旋转移位(把骨折的远段向后旋,近段向前旋),然后用两手掌在骨折部的前后方用抱挤合拢的手法,使骨折面紧密接触。

骨折断端如有分离移位,切忌拔伸牵引,可在矫正侧方移位并夹板固定后,用纵向推挤法或肩部、肘部叩击法,使两骨折断端紧密接触。

肱骨干骨折引起上臂严重肿胀,或已行过手法复位而对位不良、肿胀仍重者,不宜即刻再行手法复位,最安全的办法是用尺骨鹰嘴持续牵引或悬吊皮肤牵引,待上臂肿胀基本消退后再进行手法复位外固定治疗。

(2)固定方法:肱骨干骨折经手法复位后,必须夹板加压垫妥善固定,以利骨折修复愈合。前、后、内、外侧4块夹板,其长度视骨折部位而定;上1/3骨折要超肩关节,下1/3骨折要超肘关节,中1/3骨折则不超过上、下关节。并应注意前侧夹板下端不能压迫肘窝,以免影响患肢血运及发生压迫性溃疡。若侧方移位时,可采用两点加压法放置固定垫;若成角移位时,可采用三点加压法放置固定垫,使其逐渐复位。若粉碎性骨折的碎骨片不能满意复位时,也可用固定垫将其逐渐压回,但应注意固定垫厚度要适中,防止局部皮肤压迫性溃疡和坏死。在桡神经沟部不要放置固定垫,以防桡神经受压而发生麻痹。固定后肘关节屈曲90°,用带柱托板或三角巾将前臂置于中立位,患肢悬吊于胸前,用以防止因伤肢重量悬垂而致骨折断端分离移位。

固定期间应定期做X线透视或摄片,以及时发现骨折断端是否有分离移位,一旦发生,必须予以矫正,应在夹板外面加用弹性绷带或宽4～5 cm的橡皮带上下缠绕肩、肘部,以使骨折断端受到纵向挤压而逐渐接触,并取仰卧位调养,或加用铁丝外展支架固定3周。

固定时间:成人6～8周,儿童3～6周。肱骨中下1/3骨折是迟缓愈合和不愈合的好发部位,固定时间可适当延长,必须在临床症状消失、X线摄片复查有足够骨痂生长之后,才能解除固定。在骨折端移位整复满意后,外固定方法尚有"U"形石膏或"O"形石膏固定、人字石膏固定及上肢石膏加外展架固定。

2.牵引复位固定

(1)骨牵引:伴有严重创伤、胸腹部损伤或颅脑外伤,需要卧床治疗或肱骨上段不稳定骨折,都可采用尺骨鹰嘴牵引,以矫正重叠、旋转和成角移位,待3～4周后,如全身情况稳定,可改用肩人字石膏固定。

(2)皮牵引:适用于小儿肱骨干骨折,经手法复位难以取得良好效果者。

3.闭合穿针内固定

其适应证为斜形、螺旋形、蝶形等不稳定骨折以及多段骨折手法整复失败者。臂丛神经阻滞麻醉,整个操作在带影像X线检查床上进行。常规消毒铺巾,术者穿手术衣。对肱骨中、上段骨折可经折端穿针固定或经大结节穿针固定。对肱骨下段骨折可经鹰嘴窝穿针固定或经折端穿针固定。固定后,可将针尾0.5 cm处弯曲成90°埋于皮下。无菌包扎后,外附小夹板固定,屈肘于功能位,颈腕带悬吊。

术后3天复查,检查针孔及对位情况。早期进行功能锻炼,3个月后复查,如骨折愈合,可拔除内固定钢针。

4.切开复位内固定

(1)适应证:①闭合性骨折,因骨折端嵌入软组织,或手法复位达不到功能复位的要求,或肱骨有多段骨折者;②开放性骨折,伤后时间在8小时以内,经过彻底清创术,保证不会发生感染者;③同一肢体有多处骨折和关节损伤者,例如合并肩关节或肘关节脱位,或同侧前臂骨折者;④肱骨骨折合并血管或桡神经损伤,需手术探查处理者。

(2)手术方法:麻醉采用臂丛神经阻滞麻醉,或高位持续硬膜外麻醉或全身麻醉。患者仰卧,患肢置于手术台旁小桌上。切口以肱骨干骨折处为中心,在上臂前外侧做一弧形切口,根据需要上下延长(钢板内固定,以钢板长度为标准)。切开皮肤、皮下组织,皮瓣做适当游离牵开,于肱二头肌外缘与肱桡肌之间游离桡神经,并予以保护。沿肱桡肌外缘切开肌膜,将肱桡肌向内侧牵引,显露骨干,并做骨膜下游离显露骨折端,复位后给予内固定。①接骨板内固定:一般用于肱骨中1/3的横形或短斜形骨折,选择适当长度的加压接骨板;②髓内针内固定:适用于肱骨上、中段骨折或多段骨折,选择的髓内针不宜过粗过长(以超过骨折端10 cm为宜),因肱骨下1/3细而扁和上臂肌力不太强,髓内针过粗过长易造成再骨折或将折端撑开而影响愈合。检查骨折固定满意后,彻底止血,逐层缝合皮下组织和皮肤。如有神经损伤或血管损伤,缝合伤口前须先给予处理。如系陈旧性骨折,应采用自体骨松质在骨折端周围植骨。

(二)功能康复

固定后患肢即可做伸屈指、掌、腕关节活动和耸肩活动,有利于气血通畅,前臂和手肿胀较甚者,应每天进行用力握拳及轻柔抚摩,促进肿胀消退。肿胀消退后,做患肢上臂肌肉舒缩活动,以加强两骨折端在纵轴上的挤压力,保持骨折部位相对稳定,防止骨折断端分离。若发现骨折断端分离,术者可一手按患侧肩部,一手托肘部,沿纵轴轻轻相对挤压或叩击,每天1次,使骨折端逐渐接触,并相应延长带柱托板或三角巾悬吊日期,直至分离消失、骨折愈合为止。中期除继续初期的练功活动外,还逐渐进行肩、肘关节活动。练功时不应使骨折处感到疼痛,以免引起骨折重新移位或产生剪切、成角及扭转应力而影响骨折愈合。骨折愈合后,应加大肩、肘关节活动范围,如做肩关节外展、内收、抬举活动及肘关节屈伸活动等。并可配合药物熏洗、按摩,使肩、肘关节的活动功能早日恢复,上臂肌肉舒缩功能达到正常。

四、并发症的处理

(一)神经损伤

以桡神经损伤为最多见,肱骨中下1/3骨折,易因骨折端的挤压或挫伤引起不完全性桡神经损伤,一般观察2～3个月,如无神经功能恢复表现,再行手术探查。在观察期间,将腕关节置于功能位,使用可牵引手指伸直的活动支架,自行活动伤侧手指各关节,以防畸形或僵硬。

（二）骨折不连接

在肱骨中下 1/3 骨折常见到,多见横断形骨折端的分离移位、手术时损害了血供、适应证选择不当、内固定不合要求及术后感染、骨折端间嵌有软组织、肱骨三段或多段骨折未能妥善处理,一般采用植骨加内固定治疗。

（三）畸形愈合

因为肩关节的活动范围大,肱骨骨折虽有些成角、旋转或短缩畸形,也不大影响伤肢的活动功能,但如肱骨干骨折移位特别严重,达不到骨折功能复位的要求,严重地破坏了上肢生物力学关系,以后会给肩关节或肘关节带来创伤性关节炎,也会给伤员带来痛苦,因此对青壮年及少年伤员,应该施行截骨术矫正畸形愈合。如肱骨干骨折成角畸形明显,需要进行截骨矫正者,截骨的部位宜选肱骨颈骨松质部,因在肱骨干部截骨易产生骨不连。当肱骨颈部骨折严重畸形者,更应于肱骨颈部做截骨矫正治疗。

（四）肩、肘关节功能障碍

多见于老年伤员。因此对老年伤员不但不能长时间大范围固定,还要使伤员尽早加强肌肉、关节功能活动,若已经发生肩或肘关节功能障碍,更要加强其功能活动锻炼,并助以理疗和运动疗法,使之尽快恢复关节功能。

第三节　骨盆骨折

骨盆骨折是现代创伤骨科中较为严重,同时也是较为重要的骨折。随着社会的发展,现代的高能量损伤越来越多,骨盆骨折的发生概率也逐年提高,其中交通伤、重物的砸伤和高处的坠落伤是主要的原因。往往骨盆骨折合并较为严重的内脏并发症和出血,危及患者的生命。

骨盆由髋骨、骶骨和尾骨组成。其中髋骨由髂骨、坐骨和耻骨组成。在出生时这 3 块骨之间为软骨性的连接,到 16 岁左右形成骨性的连接,而骨盆的髂嵴、髂前上棘、坐骨棘和坐骨结节等都有二次骨化中心,在 15～30 岁与骨盆相结合呈一个整体。髋骨的后面有一个耳状面与骶骨的耳状面相连,两侧耻骨的上下支相互结合组成耻骨联合。所以可以说骨盆是左右髋骨和骶尾骨借骶髂关节面、耻骨联合和骶尾联合以及骶棘韧带、骶结节韧带连接的盆状的骨性结构。骨盆借界限可分为大骨盆和小骨盆,而这个界限是骶骨岬两侧的髂骨弓状线、耻骨梳和耻骨结节组成。骨盆的连接和稳定主要靠骶髂关节和耻骨联合,其中骶髂关节面凹凸不平,但是嵌合紧密,周围有骶前后韧带和骨间韧带加强,这些韧带构成类似吊桥的钢缆,将骶骨固定悬吊于两髂骨之间。骶骨上宽下窄呈倒三角嵌合于两髂骨之间,犹如拱形的石桥,在负重时更加牢固。在骨盆的前方,两侧的耻骨借纤维状的耻骨联合软骨盘相连接,有耻骨上、耻骨前后韧带和耻骨弓状韧带加强。骶髂关节和耻骨联合将骨盆连接成环状,站立时躯体的重力经过骶骨和骶髂关节和髋臼的后部形成骶股弓,坐立时重力经过骶骨和骶髂关节至髂骨的后部坐骨的上支和坐骨结节,形成骶坐弓。两侧的耻骨和耻骨联合构成了约束弓,将骨盆的承重弓连接起来,形成一个闭合的三角系统,有利于应力的传导。盆腔内有膀胱、直肠、输尿管、前列腺,在女性有阴道和子宫。髂内动脉是盆腔和盆壁的主要的供应动脉,盆腔的血管丰富,动脉和静脉都有很丰富的交通支。骨盆的内部间隙宽大疏松,并与腹膜后间隙相通。盆腔主要的神经是骶神经丛和盆部的自主神经,其副交感神经支配膀胱、尿道、直肠的平滑肌和阴茎的勃起。骨盆骨折合并植物神经的损伤可引起尿潴留和勃起功能障碍。

一、病因病理与分类

我国早在古代就有许多的关于骨盆骨折的记载。在发生事故后由于强大的暴力,造成软组织损伤而致骨断筋伤。根据暴力作用的方向和部位不同,造成的骨盆骨折也各有特点,临床上根据损伤的机制分为四种类型。

1. 侧方压缩型损伤

外力从侧方挤压骨盆,使骨盆向内侧旋转,首先造成同侧或双侧的耻骨支骨折,或耻骨联合的重叠绞锁。半骨盆继续内旋使骶骨的前面压缩骨折,骶髂后韧带断裂,骶髂关节后部张开,骶髂关节内旋并半脱位,而骶髂前韧带完整,故骨盆有内旋位的不稳定,而无垂直方向的不稳定。因为骶髂后韧带非常坚强,往往在其附着的骶骨后部发生骨折,称为半月形骨折。由于骨盆的内旋,骨盆内的神经和血管没有受到大的牵拉,故出血较少。

2. 前后压缩型损伤

骨盆受前后方向暴力的压缩,首先造成耻骨联合的分离,暴力继续作用使髂骨以骶髂关节为轴向外旋转分离,似翻书本样,故又称"开书样骨折"。一般耻骨联合分离小于 2.5 cm,骶髂韧带完整,若大于 2.5 cm,骶髂前韧带和骶棘韧带断裂而骶髂后韧带正常,故骶髂关节的前部向外旋转分离而无垂直纵向的移位。当骨盆强力的外旋使骶髂后韧带也发生断裂时,导致完全的半骨盆分离,此时骨盆极不稳定,可以在外力和肌肉收缩力的作用下发生垂直纵向移位。在骨盆外旋的同时盆内血管和神经受到牵拉而出血,同时腰骶的神经丛也可能发生损伤。

3. 垂直剪切型损伤

往往由高处坠落或交通事故产生的剪切暴力所致。特点是前方是耻骨的上下支骨折或是耻骨联合的分离,而后方是骶骨、骶髂关节和髂骨后部的纵向骨折或是脱位,往往有后上方的短缩移位,软组织的损伤严重,往往有骶棘韧带和骶结节韧带的损伤,常常合并盆腔脏器损伤和骨盆内的大出血。

4. 混合型损伤

至少有两个方向的暴力起作用。如侧方挤压合并前后挤压伤或伴有纵向的剪切暴力,造成骨盆的多发性损伤及多方向移位。早在 20 世纪 40 年代,Waterson-Jones 将骨盆环的损伤分为撕脱骨折、骨折脱位和骶骨骨折三个类型。此后出现了许多根据解剖分类的方法,但是目前最为大家接受的是 Tile 分类的方法,其主要着眼于骨盆环的稳定,更利于骨盆骨折机制的分析,有利于理清思路。Tile 改良分类将骨盆骨折分为三类。①A 型:为稳定型,移位较轻,一般不波及骨盆环,又分为 3 个亚型。A1 型是指骨盆骨折不波及骨盆环,其包括髂前上棘、髂前下棘和坐骨结节的撕脱骨折。A2 型是指骨盆发生骨折而未波及骨盆环,或是骨盆环发生骨折但是无移位。耻、坐骨支可以为单侧或者是双侧的骨折(骑跨骨折),骨盆环是稳定的。A3 型是指骶尾骨的横断骨折,不波及骨盆环。可以为通过骶骨的横断的无移位的骨折,也可以为横断的有移位的骨折,或尾骨骨折;②B 型是旋转不稳而垂直方向稳定的骨折。这种类型骨折的基本特点是骨盆后方的主要稳定张力带保存完整。B1 型为开书型损伤,由外旋暴力所致造成耻骨联合的损伤,使骨盆向翻书一样张开,半侧的骨盆在外旋位不稳。当髂后上棘抵住骶骨的时候才停止外旋,后方的韧带保存完整,损伤可在两侧或单侧,如果耻骨联合分开的距离小于 2.5 cm,说明骶棘韧带和骶髂前韧带完整,仅仅是耻骨联合周围的韧带发生断裂。如果大于 2.5 cm,说明这两条韧带断裂。B2 型是指侧方挤压的内旋损伤。B2-1 型暴力作用于半侧的骨盆,主要通过大粗隆传导,压碎骶髂复合体,并且引起同侧前方结构的损伤。前方的耻骨上下支骨折,发生重叠,后方可以发生骶骨前方的压缩骨折,此种类型在垂直方向上是稳定的。B2-2 型是侧方挤压骨折,对侧型(桶柄样)。暴力造成骶髂复合体损伤和对侧骨盆的移位,前方的损伤可以是对侧的一个耻骨支断裂,或者是双侧的 4 个支断裂,或对侧的 2 个支断裂,也可以是耻骨联合的分离。B3 型是指双侧的 B1 或 B2 型;③C 型是旋转和垂直不稳定,此种损伤可以再分为单侧的损伤和双侧的损伤。半侧骨盆的向后移位大于 1 cm或者是骶棘韧带从它的止点撕脱造成 L_5 节横突骨折是垂直方向不稳的依据。在单侧的损伤时,后方的损伤可以是髂骨纵向骨折、骶髂关节脱位、累及骶后孔的骶骨纵向骨折。

二、临床表现与诊断

1. 全身表现

由于致伤暴力强大,骨折疼痛剧烈,出血较多,故患者表现为面色苍白、头晕、恶心、心悸、血压下降、表情冷漠等休克表现,如果合并颅脑和腹腔脏器损伤,往往有昏迷、呼吸困难、发绀、腹部膨胀、腹膜刺激征等临床表现。

2. 局部表现

骨盆部位的软组织挫伤、裂伤或是开放性损伤,下腹部腹股沟区、大腿近端、会阴和阴囊部位肿胀和皮下血肿,均提示有骨盆骨折的可能。触压髂嵴、耻骨联合、耻骨支和骶髂关节部位有压痛或骨擦音。下肢因为疼痛而活动受限,被动活动下肢的时候疼痛加剧。无下肢损伤的出现下肢不等长或者是下肢旋转畸形时则高度提示有骨盆的损伤。

3. 特殊检查

(1)骨盆分离和挤压试验:两手分别置于髂前上棘处,向后外推压髂骨翼,或是向前内挤压髂骨翼,出现疼痛则为阳性,说明骨盆骨折,骨盆环被破坏。

(2)"4"字试验:一侧的下肢屈髋屈膝外展外旋,将踝关节的外侧置于对侧大腿的下端前面,呈现"4"字状,向下按压屈曲的膝关节,疼痛加重说明骶髂关节损伤。

(3)脐棘距:是指肚脐和两侧髂前上棘之间的距离,如果一侧的脐棘距缩短说明该侧骶髂关节错位上移。

(4)直肠指诊:该检查应当作为骨盆骨折的常规检查,如果出现指套的血迹、直肠前面饱满、可以触及骨擦音或突出的骨折断,说明骨盆骨折损伤到了直肠。

(5)导尿试验:对于有耻骨支和耻骨联合部位损伤的患者,应该常规做导尿检查。如果导尿管无法插入而肛门指诊发现前列腺移位则为尿道的完全断裂。

(6)阴道检查:可以发现阴道撕裂的部位和程度,对于有泌尿生殖道和下消化道损伤的骨盆骨折,应视为开放性的骨盆骨折,而不能混同于一般的闭合性骨盆骨折。

4. 影像学检查

X 线检查是诊断骨盆骨折的主要方法。对于高能量损伤、多发性损伤的患者,应常规投照骨盆正侧位片,90%的骨盆骨折从前后位 X 线片就可以发现。对于怀疑的隐匿性骨折可以加拍其他位置的 X 线片,以便于明确诊断。在阅片时要注意髂骨有无旋转、双侧骶髂关节的间隙是否对称,观察骶孔的变化,闭孔的形状是否是双侧对称、耻骨联合处的分离等。侧方挤压性骨折骨盆压缩变形,骨盆向健侧旋转,骨折端重叠,伤侧的髂骨内旋,髂骨翼的影像变窄,闭孔变大,耻骨联合或耻骨支骨折重叠移位。前后压缩型则表现为骨盆张开,伤侧的髋臼外展外旋,髂骨翼影变宽,闭孔变小,耻骨联合或耻骨支断裂分离,髂骨和骶骨的影像重合,坐骨结节异常隆起,股骨外旋小粗隆影像变大,严重者半侧的骨盆向上移位。垂直剪切型,伤侧的骨盆向上移位,耻骨联合和骶髂关节纵向分离,或髂骨骶骨的纵形骨折,无髂骨翼的扭转变形。CT扫描对于判断骶髂关节脱位的类型和程度、骶骨骨折和骨盆的旋转移位有独到的优势,应用螺旋CT的三维重建技术可以直接观察到骨折部位和其周围组织的联系,还可以模拟复位和内固定安放的位置和方向,有极高的应用价值。数字减影技术对于骨盆骨折并发大的血管损伤特别适用,可以发现并且同时栓塞出血点,既可以发现出血的部位,又可以栓塞止血。

三、治疗

(一)早期救治

及时合理的救治是减轻患者痛苦、控制出血、预防继发的血管神经损伤和休克的首要环节,应尽量一次性完成对患者的处理,避免过多的搬运和检查,防止对骨折、血管和神经的干扰损伤,禁止在患者血液动力学不稳定的时候,为了影像学检查而搬动患者,以免诱发或加重休克。

1.紧急复位骨盆外固定

由于骨折处和骨盆内的静脉损伤是出血的主要部位,在急诊时紧急复位并固定不稳定的骨盆,可以减少骨折端的错动,明显减轻疼痛,减少骨盆的容积有助于压迫止血,是控制出血最有效也是最迅速的方法。应根据骨折的不同类型而采取不同的复位方法。开书型损伤应将髂骨翼由外向内侧挤压,侧方挤压型则应将髂骨翼由内向外推挤,垂直剪力伤可以通过下肢的牵引向远端推挤髂骨而得到部分的纠正。复位后通过打入髂骨翼钉利用外固定架加以固定,这种外固定架既可以向内挤压又可以向外撑开,控制旋转移位,虽然不能固定骨盆的后环,但可以维持复苏时的稳定,开书型的损伤也可用骨盆兜固定。另外,在复苏时应用抗休克裤,其包括3个可以充气的气囊,分别盘绕腹部骨盆和双侧下肢,按照先下肢后腹部的充气顺序将气体充至5.3 kPa,气囊可以对相应的部位施加压力,这样既可以减少骨盆出血抗休克,又可增加心脑等重要脏器的血供。

2.手法复位和固定

根据不同类型骨折采取不同的复位手法。由于患者疼痛较重不容易翻身,故应该在仰卧位时进行复位,对于不影响骨盆环稳定的耻骨支、坐骨支和髂骨翼的骨折,一般不需要整复,仅仅需要卧床2～3周就可以下地活动。骶尾部的骨折可以不用固定,仰卧位用气垫保护4～5周即可。①前后压缩型损伤:由于该类损伤没有垂直方向的不稳,故不需要牵引,自外上向内下推挤髂骨翼,使外旋的骨盆内聚复位。复位后用骨盆兜悬吊固定。骨盆兜用帆布制成,长度以能盘绕骨盆和臀部为宜,宽度上到髂骨翼下到股骨大粗隆。悬吊的重量以臀部离开床面2～3 cm为宜,由于骨盆兜利用身体重量产生持续的内聚力量,故维持复位的效果较好。也可以采用多头带将骨盆由后向前由外向内兜起,两端的布条在骨盆的前面打结。固定的松紧以骨折端相互接触,骶髂关节前面的间隙消失为好,过松则复位不良,过紧则会导致骨盆的狭窄,悬吊固定的时间为4～5周;②侧方压缩型损伤:复位的手法与前后压缩型的相反,术者双手由内向外按压髂骨翼,以纠正骨盆的内翻移位,同时使用外固定器将骨盆向外撑开,维持复位,固定的时间为4～5周。该类损伤禁用骨盆兜或悬吊牵引,其内聚力量可使骨盆骨折重新移位;③垂直剪力损伤:单纯的垂直剪力损伤可以采用股骨髁上或胫骨结节骨牵引,同时用手由背侧向前下推髂后上棘以纠正骶髂关节向上的脱位。如果合并骶髂关节的内旋或是外旋移位,可以同时向外或向内推挤髂骨翼加以复位,并应用外固定架以获得较为可靠的持续固定。虽然外固定架对于骨盆后环的骨折固定不太理想,不能完全控制垂直不稳,但稳定骨盆前环,与下肢骨牵引结合应用可以获得有效固定,是治疗复合型骨盆损伤的有效方法。在应用骨牵引时应该注意以下几点:牵引的重量应为体重的1/5～1/7并且6周内不能减轻重量;牵引的时间应较长,为8～12周,减重过早或是牵引的重量不够是引起复位不良的主要原因;可以抬高床尾15～20 cm,利用身体重量进行反牵引,以防身体随牵引重量下移后脚抵床帮使牵引失效;在牵引的第1～3天应拍X线片观察复位情况,并以此为依据调整牵引重量和方向。

(二)手术治疗

手术切开复位内固定可以迅速稳定骨盆,主要适用于骶髂关节分离超过1 cm和耻骨联合分离超过2.5 cm的垂直不稳定性的骨折。主要根据骶髂关节脱位和其周围骨折情况选择手术入路和固定方法。前侧的髂腹股沟入路可在腹膜外顺利显露髂骨和骶髂关节,需用两块重建钢板呈一定角度进行固定,而不能使这两块钢板平行排列。前路手术的优点是显露清晰、创伤小,而增加了对盆腔的干扰,使已凝固阻塞的血管再次出血,就是其主要缺点,因此前路手术应在伤后1周左右出血凝固后进行为宜。后路用拉力螺钉或骶骨棒固定骨盆后环,固定直接而可靠,但有造成骶后区皮肤坏死的风险,使其应用受到限制。耻骨联合分离采用下腹部耻骨联合上弧形切口,加压钢板或重建钢板固定。

(三)外固定器固定

外固定器由针、针夹和连接杆构成。在髂前上棘后方的3～5 cm和6～10 cm处的髂嵴局部麻醉后,经皮在髂骨内外板之间用4～5 mm的螺纹钉钻入4～5 cm,用针夹把持住针尾,再用连接杆将两端的针夹连成一体。在牵引和手法复位后,拧紧外固定器的固定旋钮,保持固定作用。外固定器的固定简单,对于旋转的移位有可靠的纠正能力,最适合于急诊应用,能稳定骨折,减少骨盆的容量和控制出血,是急诊处理骨盆骨折最可靠的方法之一。由于缺乏纠正垂直移位的能力,对于垂直剪切的损伤,需要配合牵引治疗。应用时应当注意几点:①进针的部位要准确,进针的角度要根据髂骨内外板的方向,保持钢针与身体的矢状面成15°～20°,向内向下指向髋臼,深度要合适,以防针尖穿出或固定不牢,在X线下的定位或C形臂监视下较为安全,在透视下或是X线片证实位置好后才可以拧紧连杆;②在固定期间要定期拍片,以防螺杆松动,并且要及时用酒精消毒皮肤,防止针道的感染。

四、合并症及并发症

(一)失血性休克

高能量外伤导致的严重骨盆骨折,可在短时间内损失血容量的40%～50%,引起致命性的大出血和严重的失血性休克,是骨盆骨折最常见、最严重的并发症,也是患者死亡的主要原因。出血来源如下。①骨折端渗血:构成骨盆的诸骨大部分为松质骨,血运丰富,骨折后断端可大量渗血,出血量多少与骨折严重程度成正比;②盆腔静脉丛损伤:由于盆腔内血管交通支极其丰富,静脉丛面积为动脉的 10～15 倍,其管壁薄、收缩性差及周围组织疏松无法形成压迫止血作用;③骨盆壁及邻近软组织撕裂出血;④动脉损伤:由于动脉管壁厚、弹性好、耐牵拉,只有严重骨盆骨折才可伤及盆内动脉,甚至几组血管的损伤;⑤盆腔内脏器破裂:直肠膀胱和女性的子宫阴道被骨折端刺伤撕裂,可引起大量失血。对骨盆损伤患者,一定要警惕有发生失血性休克的可能,尤其应特别注意休克的早期征象,及时作出诊断和处理,而等到出现典型的休克表现时,往往已经病情危重抢救困难了。患者以面色苍白、出冷汗、躁动不安、肢体发冷、口渴、低血压、脉细数和尿少等低血容量性休克为主要表现。在体表出现明显的瘀血和血肿,并且可以引起巨大的腹膜后血肿。需要立即建立 2～3 条静脉通道,先在 20～30 分钟内快速输入 1500～2000 mL 晶体液,继之快速输入 2～3 个单位悬浮红细胞,以补充血容量和维持有效的循环血量,保持晶体液与胶体液的输入比例为(3～4):1,一般总液体量可达到5000～9000 mL。如果后腹膜腔完整,一般输血输液 5000～6000 mL 就能够达到借助后腹膜腔血肿压迫止血的目的。及时有效的固定骨盆的骨折,是预防失血性休克的重要措施,并且能有效地止血和止痛,但是在处理骨盆骨折和休克时往往忽视了这项措施。因此,主张在条件允许的情况下甚至是在抗休克的同时,进行有效的骨盆固定,尤以外固定器固定更为方便实用,这样可以有效地控制休克。对于输血量超过 2000 mL 而休克复苏仍未见效果者,或复苏效果不能有效维持,考虑有大动脉损伤者,应行数字减影血管造影,明确出血血管和部位后,应用明胶海绵做血管栓塞。只有在动脉栓塞不能控制出血,而且患者的情况恶化或探查找不到出血点的情况下才做髂内动脉的结扎,原则上不可以打开腹膜的后部,以免造成严重的大出血,甚至造成患者死亡。

(二)尿道损伤

多由耻骨骨折引起,是骨盆前环损伤的常见并发症,主要为撕裂伤。大多数发生于后尿道,表现为虽然有尿意但是不能排出、尿潴留、尿道口有血迹、会阴及下腹胀痛,导尿管不能插入,导尿无尿液流出或只导出少许的血。肛门指诊时发现前列腺的位置升高,尿道的逆行造影可以看到造影剂外溢,即为尿道完全断裂。如能插入尿管导出尿液,则为尿道不完全损伤。前者可行尿道会师术,对于严重的患者以耻骨造瘘、延期的尿道修复为主。后者可留置导尿管,局部冷敷,全身应用抗生素,一般 3～4 周可以痊愈。

(三)膀胱损伤

骨折端刺破或者是在膀胱充盈的时候突然受到挤压而破裂。伤后下腹部膀胱区疼痛坠胀,有尿意但不能排出尿液,尿道口出血,可以出现腹膜刺激征,导管可以轻松地插入但是导不出尿,从导尿管注入 200～400 mL 生理盐水,如果抽出的液体明显少于注入量,提示膀胱损伤,膀胱造影如果出现造影剂流出膀胱周围或腹腔,则可以证明膀胱的破裂。诊断一经明确,就应立即手术修复,包括行耻骨上膀胱造瘘、术前术后耻骨后膀胱周围间隙引流外渗尿液及血液、修复破裂的膀胱壁等。

(四)直肠损伤

多为骶骨的骨折直接刺伤所致,少数可因骶骨、坐骨骨折移位使之撕裂。表现为肛门出血、下腹部疼痛和里急后重感,肛门指诊可以发现手套上的血迹或可以触及刺入直肠的骨折端,腹膜外破裂常发生肛周感染,腹膜内破裂常在早期就出现弥漫性腹膜刺激征。处理不当死亡率高,应当行急诊手术治疗,修补裂口,常规结肠造瘘,直肠周围引流,使用有效的抗生素。

（五）神经损伤

骨盆骨折并发神经损伤并不少见，但是早期容易被骨折的症状掩盖，而不能得到及时的诊断。损伤多为神经走行部位的骨折脱位牵拉、挫伤或者是血肿机化压迫所致。临床表现为该神经支配区不完全的感觉和运动障碍，男性可以有阳痿。一般的症状比较轻微，可以自行恢复，少数遗留永久的症状。以处理骨折脱位、消除神经的压迫为主。

（六）女性生殖道损伤

女性骨盆内脏器拥挤而固定，子宫及阴道位置隐蔽，只有在严重骨盆骨折移位时才能造成子宫阴道及周围脏器联合损伤。主要表现为下腹部会阴区疼痛、非月经期阴道流血、阴道指诊触痛明显、触及骨折端及阴道破裂伤口等。治疗上应及时有效控制出血，手术探查修复破裂的子宫和阴道。

第四节　股骨干骨折

股骨干骨折是指股骨粗隆下 2～5 cm 至股骨髁上 2～5 cm 的骨折，约占全身骨折的 6%，10 岁以下的儿童多见，男性多于女性，比例约为 2.8∶1。随着交通、工业等的发展，成人股骨干骨折呈现上升趋势。

股骨是人体中最长的管状骨，骨干由皮质骨构成，表面光滑，后方有一股骨粗线，是骨折切开复位对位的标志。股骨干呈轻度向前外侧突的弧形弯曲，其髓腔略呈圆形，上、中 1/3 的内径大体一致，以中上 1/3 交界处最窄。股骨干有轻度向前突出的弧线，这个弧线有利于股四头肌发挥其伸膝作用，治疗时应尽可能保持此生理弧度。

股骨干为 3 组肌肉所包围，其中伸肌群最大，由股神经支配；屈肌群次之，由坐骨神经支配；内收肌群最小，由闭孔神经支配。由于大腿的肌肉发达，股骨干直径相对较小，故除不完全性骨折外，骨折后多有错位及重叠，为不稳定性骨折。

股骨干周围没有足够的外展肌群，外展肌群位于臀部附着的大粗隆上，由于内收肌的作用，骨折远端常有向内收移位的倾向，已对位的骨折，常有向外弓的倾向，这种移位和成角倾向，在骨折治疗中应注意纠正和防止，否则内固定的髓内针、钢板，可以被折而弯曲、折断，螺丝钉可以被拔出或断裂。

股动、静脉在股骨上、中 1/3 骨折时，由于有肌肉相隔不易被损伤，而在其下 1/3 骨折时，由于血管位下骨折的后方，而且骨折断端常向后成角，故易刺伤该处的腘动、静脉。

一、病因病理

多数股骨干骨折由强大的直接暴力所致，如打击、挤压等；一部分骨折由间接暴力所致，如杠杆作用、扭转作用、高处跌落等。前者多引起横断或粉碎型骨折，而后者多引起斜面或螺旋形骨折。儿童的股骨干骨折可能为不完全或青枝骨折；成人股骨干骨折后，内出血可达 500～1000 mL，出血多者，在骨折数小时后可能出现休克现象，由挤压伤所致的股骨干骨折，有引起挤压综合征的可能性。

二、发生机制

（一）股骨干上 1/3 骨折

骨折近段因受髂腰肌，臀中、小肌及外旋肌的作用，而产生屈曲、外展及外旋移位；远骨折段则向后上、内移位。

（二）股骨干中 1/3 骨折

骨折端移位无一定规律性，视暴力方向而异，骨折端尚有接触而无重叠时，由于内收肌的作用，骨折向外成角。

（三）股骨干下 1/3 骨折

由于膝后方关节囊及腓肠肌的牵拉，骨折远端多向后倾斜，有压迫或损伤腘动、静脉和胫、腓总神经的危险，而骨折近端内收向前移位。

三、分类

（一）横形骨折

大多数由直接暴力引起，骨折线为横形。

（二）斜形骨折

多由间接暴力所引起，骨折线呈斜形。

（三）螺旋形骨折

多由强大的旋转暴力所致，骨折线呈螺旋状。

（四）粉碎性骨折

骨折片在 3 块以上者（包括蝶形的），如砸、压伤等。

（五）青枝骨折

断端没有完全断离，多见于儿童。因骨膜厚、骨质韧性较大，伤时未全断。

四、临床表现

伤后肢体剧痛，活动障碍，局部肿胀压痛，有异常活动，患肢短缩，远端肢体常外旋。特别重要的是检查股骨粗隆及膝部体征，以免遗漏同时存在的其他损伤，如髋关节脱位、膝关节骨折和血管、神经损伤。股骨干骨折，因暴力大、移位多、明显肿胀、畸形严重、异常疼痛，意识清醒的患者多能指出骨折部位，拒绝医师检查或移动肢体。因肢体重而长，杠杆作用力大，不适当的检查与搬动都可引起更多的软组织损伤，意识模糊的患者常提示有失血性休克或疼痛性休克或伴其他脏器损伤，应特别予以重视。

五、诊断要点

（一）外伤史

除了病理性骨折，其外伤暴力不明显，股骨干骨折均由强大暴力所致。

（二）疼痛

自觉疼痛剧烈，不能移动患肢，剧痛者可发生疼痛性休克；骨折端环形压痛。

（三）肿胀

完全骨折后，出血量多，可出现明显肿胀，24～36 小时内，因出血及炎性渗出等，组织肿胀更明显；若由挤压伤所致，因软组织损伤严重，可引起挤压综合征、急性肾功能衰竭。

（四）功能障碍

骨折后失去支撑，患者多不能直立及行走，产生移位者，出现患肢短缩、成角畸形。

(五)X线检查

X线片检查可以作出诊断。但要注意小儿青枝骨折或不全骨折,患者及其家属可能对受伤史叙述不清,且患儿症状体征均不明显,加之早期X线片可能无明显异常,要特别重视;要嘱咐家人定期带患儿复查,避免负重,1～2周后复查X线片时出现骨膜反应即可确诊。

同时还应特别注意检查股骨粗隆及膝部体征,以免遗漏同时存在的其他损伤。如髋关节错位、膝关节骨折和血管、神经的损伤。并常规做骨盆X线摄片检查。

六、治疗

股骨干骨折通常由高度暴力所致,故还可能伴有其他脏器损伤。如果不给予合适的治疗,能造成长期失用或残废。因此,合理地就地固定患肢非常重要,禁止现场脱鞋、脱裤,最简单的固定方法是将患肢与健肢用布条或绷带绑在一起。如有合适的木板,可在患肢的内外两侧各放一条,内侧达会阴部,外侧超过骨盆,再用布带或绷带绑住。捆绑时1人应把住踝部略加牵引而后再送X线室拍片。股骨干骨折的治疗方法很多,但必须考虑到骨折类型、部位、粉碎程度、年龄、经济情况及其他因素。

成人股骨干骨折很少能被整复和用石膏保持位置,因为股骨周围有强大的肌肉包围,能对骨片产生成角力量。而用于儿童则有所不同。成人股骨骨折后,早期采用石膏固定通常容易发生移位、成角和位置不良。骨骼牵引可在确定使用其他治疗前使用,例如在使用闭合插入髓内钉之前。在成人中已很少使用平衡牵引和滑动牵引的治疗方法,由于需要长期卧床易发生并发症和住院的经济问题,目前临床已经少用。

(一)儿童股骨干骨折

1.小夹板固定法

对无移位或移位较少的新生儿产伤骨折,将患肢用小夹板或圆形纸板固定2～3周。对移位较多或成角较大的骨折,可稍行牵引,再行固定。因新生儿骨折愈合快、自行矫正能力强,有些移位、成角均可自行矫正。

2.悬吊皮肤牵引法

适用于3～4岁以下患儿。将患儿的双下肢用皮肤牵引,两腿同时垂直向上悬吊,其重量以患儿臀部稍稍离床为宜。患肢大腿绑木板或小夹板固定。为防止骨折向外成角,可使患儿面向健侧躺卧,牵引3～4周后,根据X线片显示骨愈合情况,去掉牵引。儿童股骨横骨折,常不能完全牵开而呈重叠愈合。开始虽然患肢短缩,但因骨折愈合期血运活跃,患骨生长加快,约年余双下肢可等长。

3.水平皮肤牵引法

适用于5～8岁的患儿。用胶布贴于患肢内、外侧,再用绷带螺旋包住。患肢放于垫枕上或托马架上,牵引重量为2～3 kg,如骨折重叠未能牵开,可行两层螺旋绷带中间夹一层胶布的缠包方法,再加大牵引重量。对股骨上1/3骨折,患者应屈髋、外展、外旋,使骨折远端对近端;对下1/3骨折,须尽量屈膝,以使膝关节、腓肠肌松弛,减少骨折远端向后移位的倾向,注意调正牵引方向、重量及肢体位置以防成角畸形。4～6周可去牵引,X线摄片复查骨愈合情况。

4.骨牵引法

适用于8～12岁的患儿。因胫骨结节骨骺未闭,为避免损伤,可在胫骨结节下2～3横指处的骨皮质上穿牵引针。牵引重量为 3~4 kg,同时用小夹板固定,注意保持双下肢股骨等长,外观无成角畸形即可,患肢位置与皮肤牵引时相同。

(二)成人股骨干骨折

1.骨牵引

适用于各类型骨折的治疗,对股骨上及中 1/3 骨折,可选用胫骨结节牵引;下 1/3 骨折,可选胫骨结节或股骨髁上牵引。

对于斜形、螺旋形、粉碎性、蝶形骨折,于牵引中自行复位,横骨折的复位须待骨折重叠完全被牵开后才能复位,尤须注意发生"背对背"错位者,最后行手法复位。

牵引的要求与注意事项:①将患肢放置于带副架的托马架上或布朗架上,以利膝关节活动及控制远端旋转;②经常测量下肢长度及骨折的轴线;③复位要求:无重叠、无成角,横错位不大于 1/2 直径,无旋转错位。

优点:①适应证广,无手术痛苦及术后并发症的可能,可在基层医院普遍开展;②治疗费用相对低廉。

缺点:①需长期卧床及艰苦的膝、髋关节功能锻炼;②须在 X 线透视下监控治疗,否则骨折达不到理想对位对线,易畸形及短缩愈合;③长时间卧床极易出现并发症及针眼感染;④膝关节出现功能障碍,肌肉萎缩。

2.切开/闭合复位交锁髓内钉内固定术

(1)适应证:①股骨上及中 1/3 的横形、短斜形骨折,有蝶形骨片或轻度粉碎性骨折;②多段骨折。

(2)术前准备:术前先行骨牵引,重量为体重的 1/6,以维持股骨的力线及长度,根据患者全身状况,在伤后 3~10 天内手术。术前根据 X 线片选择长度及粗细适度的髓内针。

患者体位分为侧卧位及平卧位。①侧卧位:患者健侧平卧于骨折牵引台上,健肢伸直位固定在足架上,患肢髋屈曲 80°~90°,内收 20°~30°,中立无内外旋转位。对两下肢进行牵引,直到骨折端分离,在 X 线电视引导下,施手法至少获得一个平面复位;②平卧位:患者平卧于骨手术台上,两腿分开,插入会阴棒,阻挡会阴。躯干略向健侧倾斜,患肢内收 20°~30°,足中立位,固定于足架上。如此,可使大粗隆充分暴露,尽量向患侧突出,健肢呈外展、下垂或屈曲位,以不影响使用 X 线电视机透视患肢侧位为准。对患肢施以牵引,直到骨折断端分离,在透视下使骨折复位或至少在一个平面上得到复位。

(3)手术方法:在大粗隆顶向上做短纵行切口,长为 3~4 cm,显露大粗隆顶部。在顶端内侧凹陷的外缘,用开口器开口插入 65 cm 长的导针,进入股骨髓腔,达骨折线,X 线电视核准导针位置合适,然后把髓内针沿导针进至近骨折端。在 X 线电视下,以髓内针作为杠杆,撬动近骨折端,以与远骨折端对位,同时,助手也施以手法,撬动远骨折端,使骨折在另一平面下复位。复位后,先把导针插入骨折远折段髓腔,并沿导针打入髓内针通过骨折线进入远折端。当髓内针到达股骨髁上平面之前,放松患肢的牵引,屈膝对抗,以使骨折线嵌插。如针沟渗血多,可放置引流条,48 小时后拔除。如髓腔太细,小于 8 mm,应先扩髓至 9 mm 以上,再打入髓内针。透视位置良好后,锁入两端锁钉及加压钉。若在闭合下难以插入髓内钉,可在骨折处做一切口,在直视下复位并插入髓内钉。

优点:①固定牢靠,防止旋转,对骨折端有一定的加压作用,且对骨折部血运损伤相对较小,利于骨折愈合;②可早期功能锻炼及下地活动,减少卧床时间及其并发症。

缺点：①需一定的仪器设备及熟练的操作技能，难以在基层医院开展；②X线透视对医务人员身体健康有一定的损害；③术后患者使用不当，可出现断钉现象。

3. 自身加压钢板内固定术

适用于股骨干中、下1/3横形骨折、短斜形骨折。

AO方法自20世纪60年代起逐渐普及，可分为加压器钢板和自身加压钢板两种。

手术在侧位进行，大腿后外侧切口，在外侧肌间隔前显露股骨干外侧面，推开骨膜后，钢板上在股骨干外侧。

(1)加压器钢板操作方法：将骨折复位，以3爪骨固定器将钢板与骨折段固定，钢板中点对骨折线，然后按以下步骤操作。①在骨折一端距骨折线最近的钢板孔处，钻3.2 mm的孔，测深，以丝锥攻纹，旋进选好的皮质骨螺钉，在骨折另一端侧（如钢板端的近侧），用8 mm活动范围加压器的导钻钻3.2 mm的孔。用一螺丝将加压器固定于骨上，在固定前须将加压器钩先钩住钢板末端孔，然后固定；②用套筒扳手轻轻旋紧加压器，使骨折线接近，并注意保持复位；③将其他螺丝钉旋进第一骨折块，要对准钢板孔的中央，攻纹时一定要用丝锥套，以防止丝锥被卡或损伤软组织；④旋转加压器上的螺钉，使骨折线处产生加压，使骨折牢固固定，在加压过程中要注意复位情况，防止在加压的对侧骨折线出现张口；⑤一切妥善后，将加压器端的钢板各孔，除加压器钩孔外，都旋进螺钉；⑥最后取下加压器，用一枚螺丝固定钢板端孔，此螺丝常仅进入一层骨皮质。如此，承重下的应力，从骨骼的钢板区转到其他部位，成为逐渐过渡，使骨骼的弹性不致骤然消失。

(2)自身加压钢板的操作：该钢板的螺孔呈椭圆形，靠一端多斜坡状，当拧进螺丝时，螺帽沿斜坡向另一端滑动，带动其下的骨在钢板下移动，从而起到加压的作用。

将骨折复位，钢板中点对骨折线，在靠近骨折线一侧钢板孔上，用中立导钻的中央孔打孔，即在钢板孔的中央打孔，旋紧螺丝时，导致0.1 mm的移位，造成轻度轴向加压。

在骨折另一侧靠近骨折线的钢板孔上，用承重导钻钻孔，其孔偏心在椭圆孔的一侧，当旋紧螺丝时，可产生1 mm的位移，如骨折已复位，即可产生轴向加压力60~80 kPa。固定妥善后，置负压引流，缝合切口。

优点：①钢板较宽厚，螺丝粗，固定力较强，因而不需要外固定；有轴向加压力，有利于骨折愈合；②可达近似解剖对位。

缺点：切口较大，钢板坚强对骨折处产生应力掩护，使骨折处得不到生理刺激，外骨痂很少，除去钢板后，有些可发生再骨折。

七、康复指导

骨牵引后第2天开始练习股四头肌收缩及踝关节活动，第2周开始练习抬臀，第3周双手提吊杆，健足踩在床上，收腹、抬臀，使身体大、小腿成一直线，加大髋膝活动范围。从第4周开始可扶床架练可站立。骨折临床愈合，去牵引后逐渐扶拐行走直至X线片检查显示骨折愈合为止。术后加压钢板内固定，一般不需外固定，48~72小时除去引流。切口愈合后，可练习膝关节伸屈活动，再用拐保护下地，但在骨折未愈合前，应勿负重。

八、预后

骨折一般能按期愈合，但有些内固定术后患者或粉碎骨折伴有严重软组织损伤的患者可出现骨延迟愈合或不愈合，甚至有些钢板或髓内固定的粉碎骨折出现骨吸收、骨缺损现象。

第五节　胸椎间盘突出症

一、概述

胸椎间盘突出症(thoracic disc herniation,TDH)是指突出的胸椎间盘通过对脊髓的直接压迫和影响脊髓血运而产生一系列临床表现的综合征。胸椎间盘突出可通过对脊髓的直接压迫和影响脊髓血运而产生一系列症状,纤维环和后纵韧带受刺激可引起局部疼痛。这种疼痛常非局限性,难以确定痛点。侧方突出直接压迫神经根,中尖型突出通过硬膜囊压迫神经根引起放射性痛。胸椎的后突使硬膜外间隙变小,较小的间盘即可产生压迫,T_{11}、T_{12}水平腰膨大存在硬膜外间隙变小也易出现症状。Scott 报道,中度间盘突出引起神经障碍主要是循环因素,大的间盘突出对脊髓的直接压迫更重要。

第一例胸椎间盘突出症是由 Middiefon 于 1911 年尸检发现。胸椎间盘突出症这个名称由 Mixter 等在 1934 年首先提出。胸椎间盘突出症在临床上比较少见,其发病率每年不足百万分之一,在所有椎间盘突出症中占 0.25%～0.75%,近年来,随着对本病成像认识的不断深入及其影像学诊断技术的不断发展,尤其是磁共振(MRI)检查应用的日益广泛,目前对于本病的诊断率临床报道有逐渐增高的趋势。胸椎间盘突出症可见于胸椎各椎间隙,以下胸椎间盘($T_{9～12}$)为最多。胸椎间盘突出可发生在各个椎间水平,但更常发生在下胸椎,T_7 以下达 90%以上,大约 75%在 T_8～L_1,以 $T_{11～12}$ 椎间隙最为多见,与下胸椎靠近脊柱活动度最大的腰椎受到的扭转力最大有关。发病以 20～60 岁多见,但 10～12 岁儿童也有发生,中年劳动者发病较多。

二、病因病理

(1)脊柱损伤或慢性劳损:本病大多是由于脊柱受损伤或慢性劳损所致,创伤因素包括脊柱的扭转运动或搬重物等,据统计,50%的胸椎间盘突出症与创伤关系密切。

(2)胸椎退行性改变:退变是胸椎间盘突出症的发病基础,本病也可发生在较年轻的椎间盘退变不明显的患者,由于明显的外伤致椎间盘破裂、突出而发病。胸椎间盘突出症发病率高可能与该节段活动度大、间盘退变发生早有关。

(3)肋骨、胸骨、胸椎构成球形结构,使胸椎较颈、腰椎稳定,纵向的力量不能在间盘上产生剪力,下胸段位于球形物的末端,活动度大、发病率高。急性型多于外伤后发生,常见于年轻人,以软性间盘为主,胸背痛后很快出现脊髓受压症状,应尽早手术治疗。慢性型多见于中老年患者,多无明显外伤史,临床症状和体征出现缓慢且进行性的加重,突出间盘常出现钙化和骨赘形成,成为硬性间盘。按突出的解剖位置,将胸椎椎间盘突出症分为三类主要的临床综合征:①高位中央型突出表现为脊髓压迫综合征脊髓病;②低位突出(T_{11} 或 T_{12})损害圆锥或马尾出现马尾综合征,表现为背部、下肢痛合并括约肌松弛,大小便功能障碍;③后外侧型突出压迫神经根,主要表现为根性痛综合征伴有或不伴有脊髓征,出现放射痛、肋间神经痛、感觉障碍等。

三、诊断

(一)临床表现

(1)疼痛是最为常见的首发症状,可为腰痛、胸壁痛或一侧、两侧下肢痛。咳嗽、打喷嚏或活动增加均可使疼痛症状加重;休息后上述症状可减轻。也可发生不典型的根性放射性疼痛,如 $T_{11\sim12}$ 椎间盘突出可产生腹股沟及睾丸疼痛,易与髋部及肾疾患相混淆。中胸段胸椎间盘突出症可表现为胸痛或腹痛。$T_{1\sim2}$ 椎间盘突出可引起颈痛、上肢痛及霍纳综合征,也须与颈椎病相鉴别。

(2)感觉障碍。尤其是麻木,也是最常见的首发症状之一。

(3)肌力减退和括约肌功能障碍也时有发生。

(4)据统计,患者就诊时 30% 患者主诉有排尿功能障碍(其中 18% 同时伴有二便功能障碍),60% 的患者主诉有运动和感觉障碍。

(5)发病早期往往缺乏阳性体征,可仅表现为轻微的感觉障碍。随着病情的发展,一旦出现脊髓压迫症状,则表现为典型的上运动神经元损害表现:肌力减退、肌张力增高或肌肉痉挛、反射亢进、下肢病理征阳性、异常步态和感觉障碍。当旁中央型突出较大时尚可导致脊髓半切综合征(Brown-Sequard 综合征)。

(二)影像学检查

X 线平片对本病诊断有一定意义,可显示椎体边缘增生硬化、椎间隙变窄、间盘钙化等退行性改变。CT 和 CT 脊髓造影可直接显示椎间盘突出的部位有无钙化,并可清楚显示小关节增生、黄韧带或后纵韧带肥厚骨化所造成的狭窄,对了解骨性结构情况、设计手术路径有一定的参考意义。非侵入性和非放射性成像技术 MRI 的应用是诊断本病最有效的方法,它可在轴位和矢状位上获得清晰的立体成像,直接显示病变椎间盘的大致轮廓及其对硬膜囊脊髓和脊神经结构压迫的程度,对识别椎间盘退变和椎间隙感染最为敏感,为分型和手术方法的选择提供帮助,并可了解脊髓本身的变化,直接显示胸椎的病变,为胸椎间盘突出与其他胸段脊髓疾患提供鉴别诊断。

(三)实验室检查

Scott 和 Benson 均报道脑脊液可提示梗阻,但不能定位。

(四)诊断标准

由于本病的临床表现复杂多样且缺乏特异性,故容易发生误诊或漏诊。临床上一旦怀疑本病,若条件许可应进行 CT 或 MRI 检查,结合症状、体征多可得出诊断。

(五)分型

1. 依据发病急缓分型

(1)急发型:指在数天甚至数小时以内急骤发病并引起神经症状者,其中病情严重的病例甚至可以出现瘫痪,其中半数患者有外伤史。

(2)缓发型:为慢性逐渐发病,大多因椎节退变所致,患者在不知不觉中出现症状,并逐渐加重,晚期也可引起瘫痪。

2. 依据症状严重程度分型

(1)轻型:指影像检查显示胸椎间盘突出,但临床症状轻微,甚至仅有一般的局部症状者。

(2)中型:有明显的临床症状,除椎节局部疼痛及叩痛外,可有根性刺激症状或脊髓症状;

MRI检查可清晰地显示阳性所见。

(3)重型：主要表现为脊髓或圆锥受压症状甚至出现完全性瘫痪。其中半数发病较急尤其是年轻患者。

3.依据病理解剖分型

(1)外周型：因胸椎椎管狭小，髓核易向压力较低的侧后方突(脱)出，因此在临床上以侧型为多见，此型主要表现为单侧神经根受压，患者出现根性症状而无明显的脊髓症状。胸段的脊神经根在椎管内经过的距离甚短，仅为2～5 mm，一旦受压，可因感觉神经支和交感神经支的受累而引起剧烈的疼痛。

(2)中央型：此型是椎间盘向正后方突出，以脊髓受压为主并出现或轻或重的运动功能障碍以及疼痛和感觉异常。其产生机制主要是：①脊髓直接遭受压迫：是临床上最为多见的原因；②脊髓血供障碍：主要是突出物直接压迫脊髓前中央动脉所致，因脊髓的血供属终末式，侧支循环甚少，所以一旦血供障碍，即可导致急性截瘫，此时脊髓多呈横贯性损害；③当$T_{11\sim12}$椎间盘突出压迫脊髓圆锥和马尾时，患者除有胸椎疼痛及放射至下肢的疼痛外，括约肌功能也同时紊乱，以致在表现感觉、运动功能障碍的同时，大、小便功能及性功能均受累，或是仅仅表现为马尾受压的症状，此型在临床上较为多见。

(六)鉴别诊断

患者就诊时主诉涉及面较广且缺乏特异性，故应从脊柱源性和非脊柱源性疾患角度进行全面评估。与本病有类似首发症状的其他一些神经性疾患包括肌萎缩侧索硬化、多发性硬化、横贯性脊髓炎、脊髓肿瘤及动静脉畸形等。易与本病症状相混淆的非脊柱源性疾患包括胆囊炎、动脉瘤、腹膜后肿瘤及其他腹部或胸腔疾患。

1.胸椎管狭窄症

发育性因素或由椎间盘退变突出、椎体后缘骨赘及小关节增生、韧带骨化等因素导致的胸椎管或神经根管狭窄，引起相应的脊髓、神经根受压的症状和体征。

大多数胸椎管狭窄症患者年龄在40岁以上，隐匿起病，逐渐加重，早期仅感觉行走一段距离后，下肢无力、发僵、发沉、不灵活等，休息片刻又可继续行走，称为脊髓源性间歇性跛行，这与腰椎管狭窄症中常见的以疼痛、麻木为主要特征的神经源性间歇性跛行显著不同。随病情进展，出现踩棉花感、行走困难，躯干及下肢麻木与束带感，大小便困难、尿潴留或尿失禁、性功能障碍等。

2.肌萎缩侧索硬化症

又称渐冻人症，是运动神经元病的一种，是累及上运动神经元(大脑、脑干、脊髓)，又影响到下运动神经元(脑神经核、脊髓前角细胞)及其支配的躯干、四肢和头面部肌肉的一种慢性进行性变性疾病。临床上常表现为上、下运动神经元合并受损的混合性瘫痪。

(1)40岁以上的中老年多发，男女之比约为3:2，缓慢起病，进行性发展。

(2)以上肢周围性瘫痪、下肢中枢性瘫痪、上下运动神经元混合性损害的症状并存为特点。

(3)球麻痹症状，后组脑神经受损则出现构音不清、吞咽困难、饮水呛咳等。

(4)多无感觉障碍。

3.横贯性脊髓炎

非特异性，由于原因不明的感染直接引起或感染诱发所引起的脊髓功能失常，导致全部或大多数神经束的神经冲动传导阻滞,局限于数个节段的急性横贯性脊髓炎症。多数在急性感染或疫苗接种后发病。表现为脊髓病变水平以下的肢体瘫痪、感觉缺失和膀胱、直肠、自主神经功能障碍,是常见的脊髓疾病之一。发病可见于任何季节,但以冬末春初及秋末冬初更为常见。

四、治疗

无症状的胸椎间盘突出症不考虑外科手术,对轻微症状与 MRI 显示相符的患者可用保守治疗。但目前无常规可循,可接受包括卧床休息、物理治疗和非类固醇止痛药物治疗。对顽固性疼痛经保守治疗无效和有神经压迫症状体征患者应采用手术治疗,防止脊髓压迫而导致后遗症。

（一）非手术治疗

保守治疗适于无严重神经损害的患者,包括卧床休息、限制脊柱的屈伸活动、配戴支具等。同时应用非甾体消炎药控制疼痛症状,还包括姿势训练、背肌功能练习等。

1. 手法治疗

对有脊柱侧弯的外周型胸椎间盘突出症,可采用手法整复,以恢复胸椎的内外平衡关系。其中对上段($T_{1\sim6}$)胸椎间盘突出者,使用"端坐膝顶复位法"或"俯卧掌推法";对下段($T_{6\sim12}$)胸椎间盘突出者,使用"胸椎旋转复位法",每周 2~3 次;而对中央型的胸椎间盘突出症,手法治疗则须慎用。

2. 药物治疗

可给予非甾体抗炎药,以控制疼痛。

3. 物理治疗

中药离子导入、中短波等。

（二）手术治疗

由于胸椎间盘突出症较易导致脊髓及神经根的受压和缺血损害,故大多数研究者均认为胸椎间盘突出症一旦表现出脊髓损害征象即应尽早手术,唯有去除致压物方能恢复、改善受累脊髓的血供与功能。从临床表现而言,手术指征为:①进行性脊髓损害;②下肢无力或瘫痪;③大小便失禁;④节段性感觉障碍;⑤顽固性放射痛,保守治疗效果差。

手术方式包括:①后路椎板切除减压胸椎间盘切除术;②侧后方入路胸椎间盘切除术;③侧前方入路胸椎间盘切除术;④经胸腔镜胸椎间盘切除术;⑤关节突入路胸椎间盘切除术;⑥经皮穿刺椎间盘激光减压术(PLDD)。

五、转归和预后

本病预后差别较大,其预后主要取决于以下因素。

1. 病情严重程度

病情属轻中度者,预后多较好;但在病情严重的患者,尤其是已引起完全性瘫痪的病例,则预后差。

2. 发病速度

缓慢发病者大多因单纯性退变所致,预后较好;反之,如患者发病急骤,则表明椎节不稳定易因外伤等因素而加剧病情,因此预后较差。

3.椎管矢状径

凡胸椎椎管矢状径狭小者,因其无缓冲余地,易因外伤或其他因素而发生意外;而椎管宽大者则因其代偿间隙宽畅,预后一般较佳。

4.治疗是否恰当与及时

治疗是否及时有效与本病的预后直接相关,应加以重视,千万不可因经治医师对本病认识不足延误治疗时机而加重患者病情。

参考文献

[1]贺靖澜,张瑞英.外科学[M].北京:中国医药科技出版社,2017.

[2]王峰,宋鹏,汪灏,等.284例胃间质瘤临床特征及预后分析[J].中华普外科手术学杂志(电子版),2017,11(2):123-126.

[3]毛献双.肝癌患者手术治疗的临床研究进展[J].现代医学与健康研究电子杂志,2019,3(2):15-16.

[4]金中奎,钟朝辉,林晶.胃肠外科围术期处理[M].北京:人民军医出版社,2015.

[5]陈焕朝.结直肠癌的治疗与康复[M].武汉:湖北科学技术出版社,2016.

[6]李荣祥,张志伟.基层医院外科手术经验与技巧[M].北京:人民卫生出版社,2016.

[7]李开宗,岳树强.普通外科医师培训手册[M].北京:人民军医出版社,2015.

[8]秦懿,费健,王建承,等.胰腺囊腺瘤和囊腺癌165例临床诊治分析[J].肝胆胰外科杂志,2015,27(1):9-11.

[9]李南林,凌瑞.普通外科诊疗检查技术[M].北京:科学出版社,2016.

[10]张睿,苗壮,王永鹏,等.临床外科学理论与手术指导[M].长春:吉林大学出版社,2017.

[11]任雷,赵忠伟,王熙宸,等.临床外科疾病处置与并发症防治[M].长春:吉林科学技术出版社,2016.

[12]李留峥,彭联芳,向春明,等.胰头肿块型慢性胰腺炎手术治疗体会[J].肝胆胰外科杂志,2015,27(1):47-49.

[13]刘玉村,朱正纲.外科学普通外科分册[M].北京:人民卫生出版社,2015.

[14]王天宝.消化道手术复杂并发症防治策略[M].北京:人民卫生出版社,2016.

[15]黄伟.肝硬化合并胆结石的外科治疗效果研究[J].现代诊断与治疗,2016,27(17):3302-3303.

[16]李非.急性胰腺炎外科干预的时机及技术探讨[J].临床肝胆病杂志,2017,33(1):32-35.

[17]杨传盛,黄湛,王美姣,等.415例结节型桥本氏甲状腺炎的诊断和外科治疗的经验和教训[J].岭代临床外科,2016,16(1):60-62.

[18]李学锋,武欣,焦强,等.下肢静脉曲张的外科治疗[J].湖南中医药大学学报,2016,36:808.

[19]陈萌,刘东婷,李晓荣,等.外科疾病诊疗与并发症防治[M].长春:吉林大学出版社,2019.

[20]李光新,陈鑫,王志刚,等.外科手术学[M].长春:吉林大学出版社,2018.

[21]林锋,王文凭,马林,等.复杂性胸外伤成功救治一例[J].中国胸心血管外科临床杂志,2015,22(2):109.

［22］苗毅,李强.急性胰腺炎的综合治疗［J］.中国普外基础与临床杂志,2015,22(1):1-4.

［23］吕民,刘乃杰,陈琪,等.现代外科疾病手术学［M］.南昌:江西科学技术出版社,2018.

［24］钱锋.实用胃癌手术图解操作要领与技巧［M］.北京:人民卫生出版社,2015.

［25］颜晨,江勇,吴宝强,等.［J］.闭合性胰腺合并十二指肠损伤的急诊胰十二指肠切除术 4 例.肝胆胰外科杂志,2015,27(1):56-57.

［26］陈焕朝,甘宁.乳腺癌的治疗与康复［M］.武汉:湖北科学技术出版社,2016.

［27］张睿,曹文峰,宋国祥,等.现代临床外科疾病诊断与治疗［M］.北京:科学技术文献出版社,2017.